JN189324

野球肘検診 ガイドブック

編 集

松浦哲也
徳島大学

柏口新二
国立病院機構徳島病院／東京明日佳病院

能勢康史
NPO法人野球共育塾

文光堂

執筆者一覧 (執筆順)

高岸　憲二	山崎会サンピエール病院
田鹿　　毅	群馬大学大学院医学系研究科整形外科
能勢　康史	NPO法人野球共育塾
柏口　新二	国立病院機構徳島病院整形外科/東京明日佳病院整形外科
宮武　和馬	横浜市立大学医学研究科運動器病態学教室
松浦　哲也	徳島大学整形外科
石崎　一穂	社会福祉法人三井記念病院臨床検査部
濱中　康治	JCHO東京新宿メディカルセンターリハビリテーション室
梅村　　悟	東京明日佳病院リハビリテーション科
木田　圭重	京都府立医科大学整形外科
山本　智章	新潟リハビリテーション病院整形外科
木島　秀人	木島整形外科
望月　友晴	新潟大学整形外科
伊藤　雄人	スポキチクリニック
中澤　成史	なかざわスポーツクリニック
金田　和麻	なかざわスポーツクリニック
黒川　大介	JCHO仙台病院整形外科
石田　康行	宮崎大学医学部整形外科
帖佐　悦男	宮崎大学医学部整形外科
岩間　　徹	岩間整形外科
岡田知佐子	JCHO東京新宿メディカルセンター整形外科
木島　丈博	富士整形外科病院整形外科

序　文

　かねてより念願であった「野球肘検診ガイドブック」を出版することができました．本書作成にかかわってくださった多くの執筆者や文光堂の担当者のご協力に心より御礼申し上げます．

　少子化や子どものスポーツ離れの影響もあり，野球人口は低下の一途にあります．こういったなかで野球を選んでくれた子どもたちにエールを送りたいと思います．彼らが健康で元気に学童期を過ごし，さらに野球が好きになり，中学，高校でも野球を継続してもらいたい．上手になることは大切ですが，それ以上に身体を壊さないこと，ケガや障害で野球を断念することがないようにする．さらには野球を通じて人間形成をして社会に貢献する．そういう願いを込めて野球関係者と医療関係者が力を合わせて本書を作成いたしました．

　徳島県では1981年から県下の野球少年全員を対象に野球肘検診を行っており，松浦哲也先生に経験のなかで積み重ねたノウハウを詳細かつ簡潔に述べていただきました．また近年，検診の中核を担う超音波検査についてもパイオニアの1人である石崎一穂検査技師にコツとピットフォールを余すことなく述べていただきました．ここ10年あまりで野球肘検診を行っている地域が増えましたが，実施している都道府県はいまだ50％に届きません．各地で行われている検診の実態を報告していただき，地域に特化した工夫や問題点について述べていただきました．都市部への人口の集中に伴い，検診の対象となる子どもも都市部ほど多くなっています．しかし都市部では複雑な社会事情のために検診を開始することすら困難です．逆に地方では対象は少ないが，医療従事者が不足して検診を行えません．地域や学閥の枠を越えた"チーム中国・四国"や"チーム東北"のような連携・協力が必要です．本書がそのような活動の一助になることを祈念いたします．

平成30年春吉日

編集代表

柏口　新二

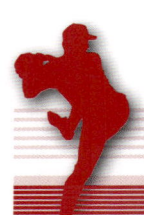

野球肘検診ガイドブック

目　次

INDEX

1. 学童期野球肘検診の意義と普及

1 学童期野球肘検診の意義

　野球は，学童より高齢者まで一生続けることができるスポーツであるが，少子化の影響を受けて小中学校の児童生徒の減少とともに野球を行う小中学生も減少している．また，野球をはじめて間もない野球少年にも肩・肘障害が発生することが報告されている．1995（平成7）年に日本臨床スポーツ医学会は，「青少年の野球障害に対する提言」を発表し，野球による肩・肘障害に対する注意を喚起している[1]．「野球肘の発生は11，12歳がピークである．従って，野球指導者はとくにこの年頃の選手の肘の痛みと動きの制限には注意を払うこと」と学童期における野球選手の肘障害を特別に取り上げるとともに，肩・肘障害を予防するために小学生，中学生，高校生における「練習日数」，「練習時間」および「全力投球数」を制限ならびに「定期的検診」の必要性についても言及している．しかし，日本臨床スポーツ医学会からの提言にもかかわらず野球の現場ではこの提言が守られているとはいいがたい．整形外科の外来には，現在でも多くの野球少年たちが肩や肘の痛みを訴えて来院し，そのなかには肩・肘障害のために野球を断念した選手もいる[2〜4]．近年，全国大会で多投した後に肩・肘障害が原因で投手生命が絶たれた選手の存在についても知られるようになり，全日本野球連盟や全日本軟式野球連盟，日本高等学校野球連盟なども障害予防に取り組むようになった．全日本軟式野球連盟は「少年部・学童部の投球制限について」として，「平成26年度の全国大会，各都道府県大会及び各都道府県末端支部大会より下記の通り投球制限を採用している．採用の目的は発育発達期における選手の投球における過度の負担を避けるためである．投手の投球制限については，肘・肩の障害防止を考慮し，**1日7イニングまでとする．ただし，タイブレーク方式の直前のイニングを投げ切った投手に限り，1日最大9イニングまで投げることができる．**なお，学童部3年生以下にあっては，1日5イニングまでとする．投球イニングに端数が生じたときの取り扱いについては，3分の1回（アウト1つ）未満の場合であっても，1イニング投球したものとして数える」との規則を設けている[5]．全国の多くの現場ではオーバートレーニングが続いていると考えられるが，現状について詳細は把握されてこなかった．その原因として野球チームを統括する組織がいくつにも分かれ，アマチュア野球の機構が複雑であるために全国的に統一した調査が行えなかったことがあげられる．

2 アンケート調査による野球肘検診の現状

　オーバートレーニングが懸念されていた小中学生野球チームの現状を把握して，肩・肘障害予防対策の基礎資料作成を目的として，2014（平成26）年度から3年間日本整形外科

学会および運動器の 10 年・日本協会は，全日本野球協会に所属する軟式ならびに硬式野球のチームの指導者，選手を対象にしたアンケート調査を実施した[6~8]．

　初回調査では，1 万人を超える選手の 57.5%が何らかの痛みを抱えていたが，このうち実際に整形外科に通院していたのは 11.0%にすぎなかった[6]．肩・肘の痛みについては，全体で 36.6%が経験していたが，投手の約 50%および捕手の約 40%が経験し，野手の約 25%に比べて多かった．また，指導者のアンケートでは，選手の身体の痛みチェックを半分程度しか行っていなかった．初年度に練習しすぎであることを報告したにもかかわらず翌年の調査でも初回調査に比べて 1 日ならびに 1 週間の全力投球数は減っていないことや，肩・肘痛がない選手は毎週月曜日に肩・肘関節のセルフチェックを十分に施行していないことがわかった．痛みがあっても投球を続けている選手や病院を受診していない選手も存在していた[7]．また肩・肘痛の発生は硬式野球と軟式野球との間には差はなく，高学年，投手や捕手のポジション，1 日の全力投球数が多いことなどが肩・肘痛と関連していた[8]．その結果をもとにして野球指導者，保護者ならびに小学生野球選手を対象にした「長く野球を楽しむための 10 の提言」を発表した[7, 8]．これは野球の指導者だけでなく，選手および選手の保護者も対象にして，いつまでも野球を続けることができるように選手の肩・肘障害発生防止を目標にしている．スポーツ障害の予防は，指導者・保護者の緊密な連携が大切であり，整形外科専門医の定期的な検診を受ける仕組みを設けることを推奨している．

　3 年目に行われた中学野球選手に対するアンケート調査では，小学生に対するアンケート調査と同様に 1 日ならびに 1 週間に数多くの全力投球をしている選手やシーズンオフを十分に設けずに，1 年中試合を行っている選手がいること，チームでの練習以外に自宅で長時間個人練習をしている選手が多いこと，毎週月曜日に肩・肘関節の可動域を調べるセルフチェックを施行していない選手が多いことがわかった．また，肩・肘痛があっても整形外科医を受診していない選手も存在している反面，指導者からは故障した選手を誰に診せたらよいかわからないとの声も寄せられた．地域によってはチームと整形外科医との関係を構築する必要がある．

　野球肘検診のなかで最も見逃してはならない疾患のひとつは離断性骨軟骨炎（osteochondritis dissecans：OCD）である．この疾患の治療のポイントは，①肘関節面の適合性を保つ解剖学的治癒を目指すこと，②早期に見つけて保存的に治療すること，③スポーツが支障なくできるだけではなく，将来発症する変形性肘関節症を防止することである．OCD は理学所見のみでは診断できず現在では超音波を用いて上腕骨小頭を検査することにより見つけ出すことができる[10]．野球肘検診の対象年齢の違いによる OCD の発生頻度は，小学生を対象にした Matsuura らの報告（平均 10.7 歳）によると 2.1%，中学生・高校生を対象にした Kida らの報告（対象の平均年齢 14.5 歳）では 3.4%であり，小中学生を対象にした自験例（対象の平均年齢 11.3 歳）では 2.6%である[3, 4, 11]．松浦によると，単純 X 線分類ごとの発見年齢のピークとしては，初期（透亮期）10 歳，進行期（分離期）12

歳，終末期(遊離期)14歳である．初期の透亮期に発見できると保存的治療によって解剖学的に治癒できる可能性が大きいので，学童から高校生を対象にした野球肘検診でも学童期の野球肘検診が OCD の予防の観点から重要になる．群馬大学の調査によると，検診で発見された OCD14 人と肘障害で来院した OCD14 人を比較すると，治療開始年齢は検診群平均 11.7 歳に対して外来群平均 14.4 歳であり，検診で OCD を指摘された群のほうが明らかに低年齢であり，その多くは学童(小学生)であった[11]．また，診断時の肘関節痛の有無については，検診群では 14 人中 11 人で肘関節痛がなく，外来受診した 14 人は全員肘関節痛を訴えていた．肘・肩関節可動域も外来群のほうが明らかに可動制限をきたしていた．単純 X 線変化では，検診群は 14 人中分離期 3 人，遊離期 2 人であったが，外来群は透亮期 2 人，分離期 6 人，遊離期 6 人と明らかに進行していた．検診群は 11 例に対して保存的治療が行われたが，外来受診群は 12 人が手術適応であった．岩瀬らは 305 人の上腕骨小頭障害(OCD)を調査し，検診で見つかった 99 例のうち 95％は初期であり，スポーツ外来で見つかった 206 人のうち初期はわずか 30％で，70％は分離期や遊離期に進行していたと報告している[12]．このように，検診では疼痛のない初期の OCD を発見することができ，保存的治療で解剖学的治癒を達成する率が高く，野球肘検診を行う意義は非常に大きい．

3 「運動器の10年・日本協会」成長期スポーツ障害予防委員会の取り組み

　徳島大学整形外科学教室は 1981(昭和 56)年より野球少年の肘検診を続けている．日本全国から多くの整形外科医，理学療法士，トレーナー，検査技師が徳島の検診に参加し，それをもとにして新潟県，宮崎県，京都府，群馬県など全国各地で学童期野球肘検診が広がりつつある．

　小学生の野球選手に発症する OCD は将来にわたり後遺症が残ることもあり，初期の段階で発見することが重要である．早期発見のためには定期的な検診を受ける必要があり，この予防活動をさらに普及させていく必要がある．全国的に野球肘検診を普及させるためにはいくつかの課題がある．第一に，野球界全体の協力が必要である．まずは公式試合を行うにあたって各チームの選手に野球肘検診を義務づけるなどのルール作りが必要である．次に，全国の学童ならびに少年野球の指導者に「野球肘」を理解してもらうことが必要である．野球による肩・肘障害を選手が起こすこと，OCD が起こると野球ができなくなるとともに変形性肘関節症など大きな障害を遺すことにもなること，軟式野球であっても硬式野球と同様に肘障害を起こすことなど，現場の指導者へ野球肘を防止することの必要性を認識してもらうために講習会が必要になる．指導者が認識をもたない限り，現場を巻き込んでの野球肘検診を普及させることはできない．現在，全国的に教材を統一して系統立てて行われている講習会として，運動器の 10 年・日本協会の成長期スポーツ障害予防委員会の活動がある．運動器の 10 年・日本協会は，日本整形外科学会，日本理学療法士協会および全日本軟式野球連盟と共同して毎年全国 9 ブロックにて野球指導者，保護者を

対象に成長期スポーツ障害(主に野球肘)について講習会を開催し，障害防止の啓発活動を行っている．これらの講習会で講師を務める開催地在住の整形外科医や理学療法士が中心となって現場と医師との間の信頼関係と連携が形成されていくことを期待する．また，現在は野球肘障害撲滅に情熱をもっている医師や理学療法士などの有志がボランティアとして検診を行っているが，検診に対する経済的支援を行うシステムを早期に構築することも急務である．

　検診を行う側の問題として，アンケート調査や理学検査および超音波検査で必要最小限の項目を選定した検診マニュアルを作成する必要がある．また，トレーニングなど検診の質を担保するために，検診に参加する医師への教育が必要であり，講義だけでなく検診先進県の見学や実地体験を行う体制を構築する必要がある．

　学童期野球肘検診が全国に普及していくうえで必要な事項をあげたが，これらの検診を行っていくことにより OCD の発症要因を明らかにすることが可能になると考える．全国統一した検診により 1 人ひとりの選手のデータを蓄積することにより適切な練習方法，投球数なども現場に提言することができ，それにより野球肘障害で苦しむ野球少年が 1 人でも少なくなることを期待している．

文　献

1) 日本臨床スポーツ医学会学術委員会：青少年の野球障害に対する提言．日臨スポーツ医会誌 13(Suppl), 2005. http://www.rinspo.jp/pdf/proposal_03-1.pdf(2017 年 8 月閲覧)
2) Harada, M et al：Outcome of nonoperative treatment for humeral medial epicondylar fragmentation before epiphyseal closure in young baseball players. Am J Sports Med 40：1583-1590, 2012
3) Kida, Y et al：Prevalence and Clinical Characteristics of Osteochondritis Dissecans of the Humeral Capitellum Among Adolescent Baseball Players. Am J Sports Med 42：1963-1971, 2014
4) Matsuura, T et al：Elbow Injuries in Youth Baseball Players Without Prior Elbow Pain：A 1-Year Prospective Study. Orthop J Sports Med 1：2325967113509948, 2013
5) 全国軟式野球連盟 連盟適用ルール：平成 27 年度本連盟新規取り決め事項．http://jsbb.or.jp/rules/rule(2017 年 10 月閲覧)
6) 全日本野球協会ほか：平成 26 年度少年野球(軟式・硬式)実態調査　調査報告(平成 27 年 4 月 5 日)．https://www.joa.or.jp/media/comment/pdf/2014_survey_childrensbaseball.pdf
7) 全日本野球協会ほか：平成 27 年度少年野球(軟式・硬式)実態調査　調査報告(平成 28 年 5 月 24 日)．https://www.joa.or.jp/media/comment/pdf/2016_survey_childrensbaseball.pdf
8) Takagishi, K et al：Shoulder and elbow pain in elementary school baseball players：The results from a nation-wide survey in Japan. J Orthop Sci 22：682-686, 2017
9) Takagishi, K：Recommendations to prevent shoulder and elbow injuries due to over training in elementary school baseball players. J Orthop Sci 22：809-810, 2017
10) Takahara, M et al：Sonographic assessment of osteochondritis dissecans of the humeral capitellum. Am J RoentgenoL 174：411-415, 2000
11) 田鹿毅ほか：肘関節のスポーツ損傷　上腕骨小頭離断性骨軟骨炎の様態と対応病態に即した治療を目指して OCD の保存・手術療法の実態　検診群と外来群の対象の違いから．日整外スポーツ医会誌 35：436, 2015
12) 岩瀬毅信ほか：スポーツ少年団の整形外科的メディカルチェック─少年野球の野外検診より．臨スポーツ医 13：1081-1085, 1996

（高岸憲二・田鹿　毅）

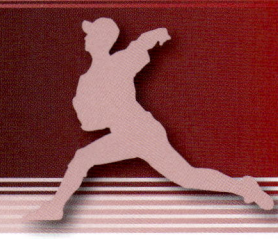

2. 子どもの育成と野球肘検診
―野球現場と医療の共存を目指して

1 子どもの育成における野球肘検診の位置づけ

　野球に取り組む目的は何か？　それは野球を通じて強い心と体を育み，野球で培った経験を生かして社会の役に立つことではないだろうか．障害予防は目的ではなく手段であり，野球肘検診(以下，検診)は「子どもの健全育成」という理念のもとに行われるべきである．検診の意義は野球と医療にかかわる人々が集うことにあり，検診を通じて野球人口減などの課題に向き合い，大人が子どもの未来に何ができるのかを考えていくことが大切である．そのためには，野球活性化のための施策と検診を組み合わせた企画が必要で，それが地域の子どもの未来につながることが理想である．すでに高校野球選手が検診にかかわり，将来学童期の指導者(障害への理解のある)として地域の子どもを支え，野球人口を増やそうという取り組みもある．

　検診のやり方はチーム単位や大会での多人数の検診などさまざまであるが，子どもを預かるチームの指導者や保護者が，医師と良好な関係を築いたうえで実施するのが理想的である．そうすれば，医師は継続して子どもを診ることが可能で，仮に検診で異常がなくその後障害が発生しても迅速な対応が可能である．検診は野球と医療のそれぞれの信頼関係が前提で，子どもの未来を考えて選手に向き合う指導者が存在して成り立つ．適正な野球指導とは，子どもの未来を考え，野球の楽しさを経験させながらも礼儀を身につけることと身体を守ることを両立させていることで，検診を受けさせることも適正な指導といえる．適正な指導者のチームに選手が集まるような流れになれば，野球人口減にも歯止めがかかると信じている．

2 野球肘検診の広がりと課題

　徳島県では1981(昭和56)年より検診を開始し，2002(平成14)年から他県の方々が参加するようになり，その後にほかの地域でも検診が行われるようになった．2015(平成27)年ごろから特に多くの地域で検診が行われるようになり，現状を把握することが困難なほど広がっている．検診が広がることはよいことではあるものの，その反面問題点も出てきている．最も重要なことは検診を行うことではなく，その内容である．検診を受けたにもかかわらず上腕骨小頭障害を発生したケースが散見されるようになった．検診の質を保つためには先人に学ぶ姿勢が大切で，検診経験の豊富な医師がかかわる検診に参加してその姿勢と技術を学び，最初の検診は経験のある医師の指導のもとで開催するのが望ましい．

　各地の検診の運営面での課題について，人材の確保と検診後のフォローアップ体制をあげていることからも，検診の質は最重要課題である．一次検診は県や市などの単位で多人

数の選手を対象に，いくつかの場所で行う場合は多くの人がかかわるためにエラーの確率も多くなる．なかでも上腕骨小頭障害を対象とした超音波検査の質は重要で，ダブルチェックできるシステムが望ましい．経験の浅い検者が行い，迷ったときには経験豊富な医師がフォローできるようなシステムづくりができるとよい．二次検診だが，これは最後まで選手に向き合える本気の人が行うのが基本といえる．二次検診の実施施設として，複数の医療機関でフォローするシステムで行っている地域があるが，本当によいのか疑問である．地域での人間関係など種々の要因はあるとは思うが，選手主体で考えるなら真に子どもの身体がわかる医師が担うべきである．一次検診は興味のある経験の浅い人が集まる場として位置づけてもよいが，二次検診は責任をもって結果を診断できる経験豊富な医師が担うべきである．

　もう1つの課題として，人材と経費の面があり，継続するうえで大切な要因であることは間違いない．筆者は本気で子どもに向き合い検診を継続していく人が多くいるとは思っておらず，各都道府県に1人でも存在すれば検診の質は担保されると思う．大切なのは本気かどうかだけで，本気で行おうとする人は地域のネットワーク構築のために自ら動き，周りを巻き込んでいくはずである．経費の面では受益者負担は保護者などにお願いするのは当然だが，1人 1,000 円前後が妥当ではないかと思う．そのためには，地域の篤志家や企業などから寄付金をいただくことも必要で，依頼訪問する過程で検診を地域のキーパーソンに知ってもらうことにもつながる．開かれた検診にして，子どもの育成に貢献するためにも野球や医療の枠を越えて，地域の方々の賛同をいただく努力が必要だと思う．

　最後に，ほとんどの少年野球の指導者はボランティアで携わり，年間を通じて土日の休みを子どものために尽くしている．同じように，医療面でも子どもへの愛情が根底にある人が本気で取り組み続ければ，検診の質も担保されるのではないかと思う．

3　野球肘検診マップの必要性

　検診マップ作成の目的は，「全国で行われている検診の実施状況を調べ，どの地区で行われているかを野球関係者に知ってもらい，検診の普及につなげる」ことである．また，検診マップの作成を機に，「各地で子どもの育成や検診に取り組んでいる方々のネットワークをつくり，情報を共有し野球選手の活動環境の向上に貢献すること」につなげられればと考えている．子どもの身体や野球に思い入れがないにもかかわらず，検診を実施する人がいたり，なかには医師がかかわらずに検診を行っているケースもあるのが残念でならない．広がっていく過程では本気で行おうとする人とそうでない人に分かれていくが，正しく検診を行っている施設や人の情報を得られる必要があると考え検診マップを作成し，NPO 法人野球共育塾のホームページに 2011（平成 23）年から掲載している．

　検診マップ掲載の条件を**表1**に示し，**表2**には検診後の適切なフォローのために必要な医療機関の条件を示した．一次検診をして終わりではなく，検診後のフォローが大切であ

表1　検診マップ掲載の条件

①初回の検診を実施してから1年以上経過し，野球関係者より「検診をしたい」という申し出があった時に対応できる体制がある．
②検診の責任者が整形外科医師で，検診後に対応できる医療機関がある．さらに成長期の野球肘を診察・治療できる整形外科医がいる．
③検診に超音波検査を導入できる．責任者の医師が日常の診療で超音波検査を用い，取り扱いに精通している．
④経験が豊富な医師が行う検診に参加し，取り組む姿勢と技術を学び，最初の検診は経験ある医師の協力のもとで開催することが望ましい．

表2　野球肘検診後に対応できる医療機関の条件

①子どもの成長や発育に理解があり，野球少年の保護者や指導者とコミュニケーションがとれる．
②野球肘の診療経験の多い整形外科医と連携している（非常勤として診察，セカンドオピニオンを受けられるなど）．
③リハビリテーションを重視し，野球現場のニーズに応えられる治療を心がけている．
④積極的に学会・研究会・セミナーに参加し，医療人としての資質の向上に努めている．

る．最後は人なので，野球肘がわかる整形外科医の条件についても示した．検診マップを作成した当初は**表1**の①〜③の内容で，「④検診経験が豊富な医師が行う検診に参加しその姿勢と技術を学び，最初の検診は経験のある医師の指導を仰ぎながら開催している」は掲載していなかった．検診が広がり始めた2013（平成25）年ごろまでは，④についてはすべての検診実施場所で当たり前のこととして行われていた．しかし，2015年ごろから検診が加速的に広がり，先人に学ぶことをせずに検診を実施している場所が増えてきたため④の条件を追加した．今後，野球肘検診が各地で広がっていくと思うが，これは長い間研鑽を積み重ねた先人のお陰であるといえる．先人の努力を次の世代につなぐためにも各地で検診に参加している方々が集い，縦と横のネットワークが正しく広がることを願って止まない．

（能勢康史）

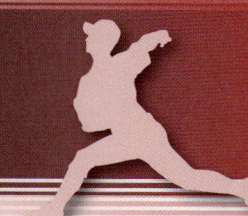

3. 成長と野球肘

1 子どもの野球肘と成人の野球肘

①成長期の骨はどうなっているか

　子どもが大人と違う点は，「成長途上にあり，骨が伸びている」ということである．図1に示したように，子どもの長管骨は中央の筒状の部位が骨幹で，両端の膨らんだ部位が骨端となっている．骨端と骨幹の境目には成長軟骨板があり，ここで新しく骨がつくられる．幼少期の骨端は軟骨が多く，中央部分に骨端核と呼ばれる骨がある．X線写真を撮ると骨端の軟骨部分は写らないのでぽつんと種のような骨端核が離れて見える．フルーツインゼリーというお菓子にたとえるとゼリー（軟骨）の中にサクランボ（骨端核）が入っているような状態である．

　一般的には骨は全体が大きく伸びて膨らむようなイメージをもっているようだが，そうではない．実際は大腿骨や上腕骨では，骨の両端にある骨端線や骨端で長軸方向に伸び，横軸方向には骨を包んでいる骨膜が作用して太くなる（図2）．

　次に発育とともに進む骨の成長過程を説明する．図3は長管骨の成長過程を4段階に分けて模式図で示したものである．生まれたときは骨端全体が成長軟骨層で軟骨期と呼ばれ，しばらくすると成長軟骨層の中に果物の実のように二次骨化中心が現れる．これが骨端核であり，風船が膨らむように大きくなり，骨端の骨化が進む（骨化中心拡大期）．やがて成長軟骨層は骨端と骨幹の間の骨端線（成長軟骨帯）のみとなり，本来の固有の形態となる（固有形期）．さらに年齢が進み，性ホルモンが盛んに分泌されるようになると骨端線も

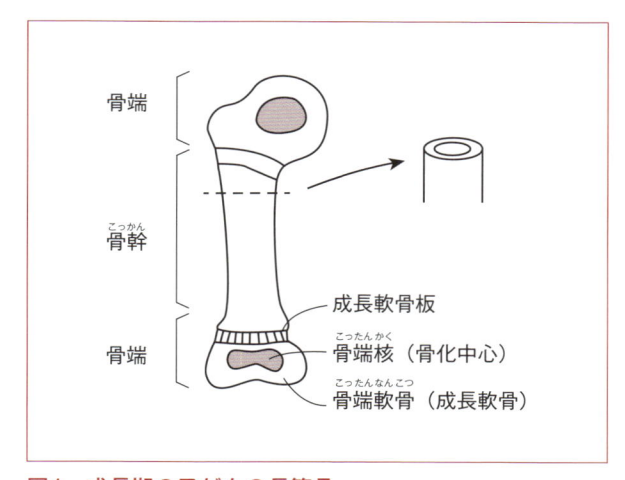

図1　成長期の子どもの長管骨
長管骨は両端に骨端，中央に骨幹がある．両者の境に成長軟骨板があり，骨端の中央には骨化中心がある．

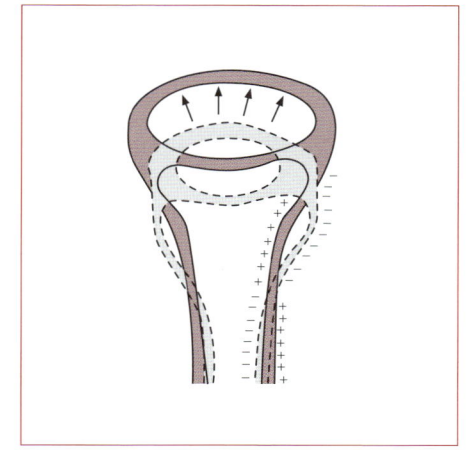

図2　骨のリモデリング
骨は端で伸びて，リモデリングという過程を経て本来の形に整えられていく．

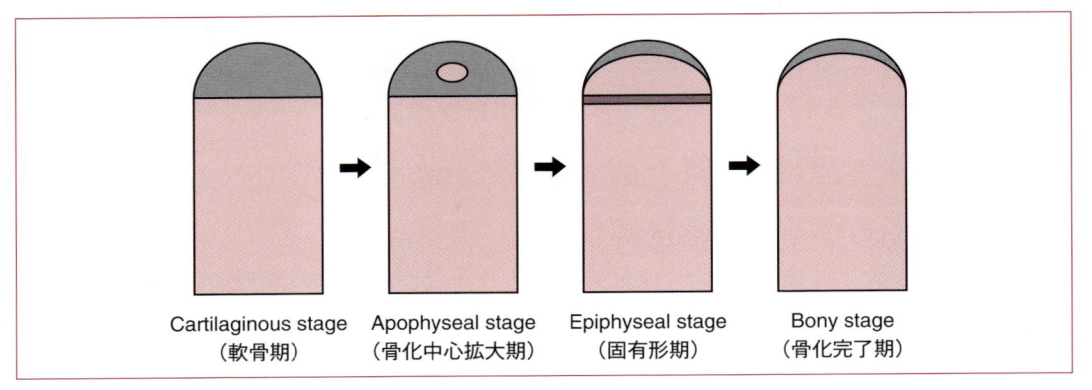

Cartilaginous stage（軟骨期） Apophyseal stage（骨化中心拡大期） Epiphyseal stage（固有形期） Bony stage（骨化完了期）

図3　骨端の内軟骨性骨化の進行過程の模式図
グレーの部分が軟骨，ピンクの部分が骨である．長管骨は軟骨期，骨化中心拡大期，固有形期，骨化完了期を経て成人の骨になる．

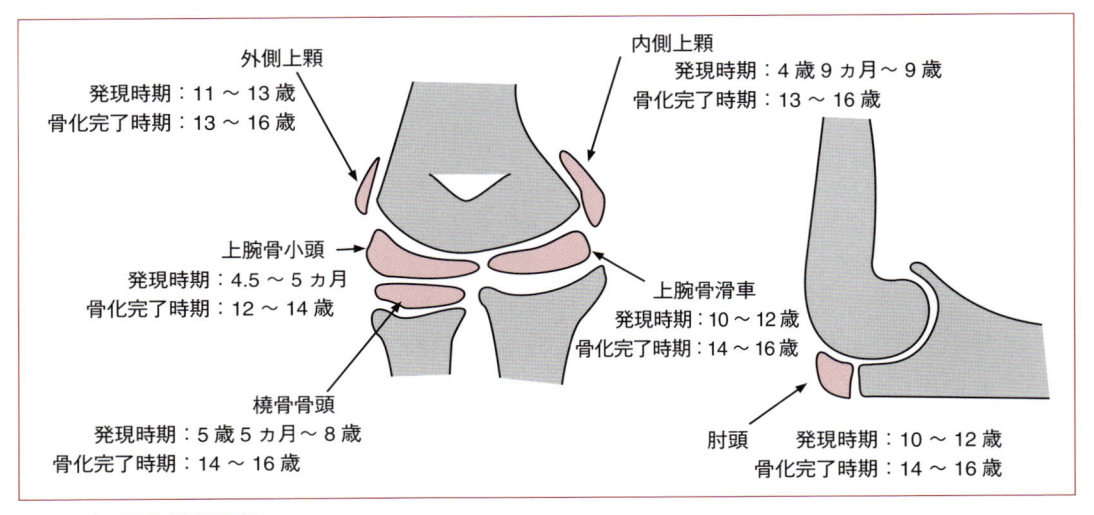

外側上顆
発現時期：11 ～ 13 歳
骨化完了時期：13 ～ 16 歳

内側上顆
発現時期：4 歳 9 ヵ月 ～ 9 歳
骨化完了時期：13 ～ 16 歳

上腕骨小頭
発現時期：4.5 ～ 5 ヵ月
骨化完了時期：12 ～ 14 歳

上腕骨滑車
発現時期：10 ～ 12 歳
骨化完了時期：14 ～ 16 歳

橈骨骨頭
発現時期：5 歳 5 ヵ月 ～ 8 歳
骨化完了時期：14 ～ 16 歳

肘頭　発現時期：10 ～ 12 歳
骨化完了時期：14 ～ 16 歳

図4　肘の骨化進行過程
肘関節には6つの骨端があり，それぞれの骨化中心の発現時期と骨化完了時期を示した．
（文献3）より引用）

閉鎖して骨化が完了する（骨化完了期）．こういった過程を経て大人の成熟した骨になる．

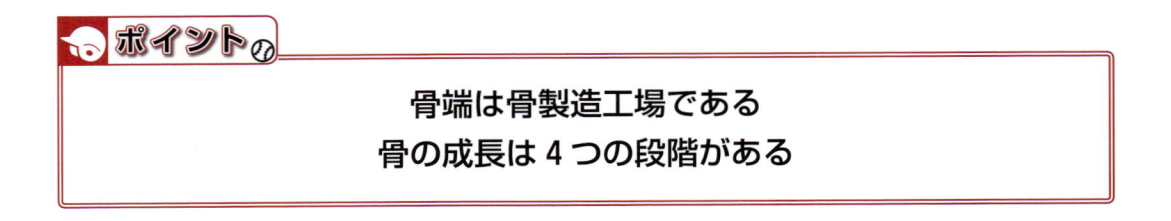

ポイント

骨端は骨製造工場である
骨の成長は4つの段階がある

　肘には図4に示したように6ヵ所に骨端があり，それぞれの骨化中心の発現時期と骨化完了時期が異なる[1]．外側上顆と上腕骨小頭，内側上顆と滑車は連続しており，それぞれ

外側骨端複合体，内側骨端複合体とまとめることもできる．

　それぞれの骨端で発現時期と完了時期が異なっている．例えば上腕骨小頭は生後 5 ヵ月ころから出現し，10 年以上かけてゆっくりと骨化が進行し 12 〜 14 歳で骨化が完了する．一方，滑車や肘頭は骨化中心の出現が 10 〜 12 歳と遅く，2 〜 3 年の短期間で骨化が進行，そして完了する．骨化過程のどの時期に障害が起こるかによって病態や予後が異なる．成長期の障害を診断するには正常の骨化進行過程を知っておく必要がある．

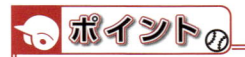
ポイント

肘には 6 つの骨端があり，骨化過程が異なる

②年齢と障害されやすい部位

　外部から力が加わって物体が壊れるときは最も弱い所から壊れるという建築や材料工学の原則がある．この最も弱い所を専門用語では weakest linkage（最脆弱部）と呼ぶ．この破壊の原則は人の身体に起こる外傷や障害にも当てはまるが，身体の最脆弱部は年齢によって変化する．筋骨格系における最脆弱部は，骨化が完了するまでは骨端の成長軟骨である．一方，骨化完了後は筋肉や腱，そして靱帯といった軟部組織が最脆弱部になる．アキレス腱断裂や肉ばなれが学童期にみられないのはこのためである．したがって，野球肘といっても成長期，特に 12 歳までの学童期では骨端の外傷や障害が中心となる．骨化が完了して成熟した大人，だいたい 17 歳前後からは軟部組織である筋・腱・靱帯・神経の障害が増える．加齢とともに筋力の増加やオーバーユース，さらには加齢変性が加わり骨や軟骨といった硬組織の新たな障害も追加されるようになり，成人では軟部組織と硬組織の傷害発生頻度が相半ばするようになる．

③野球肘をどう捉えるか

　さまざまな分類があるが，1968 年に Slocum が発表した分類が基本となる[2]．この分類に成長や経過という時系列の観点を加えたものが，図 5, 6 である．例えば内側側副靱帯損傷であれば，成人期野球肘の軟部組織傷害で靱帯という項目に該当する．内側上顆の分離・分節であれば，成長期野球肘の骨・軟骨傷害で内側という項目に該当する．上腕骨小頭の離断性骨軟骨炎であれば，成長期野球肘の骨・軟骨傷害で外側という項目に該当する．

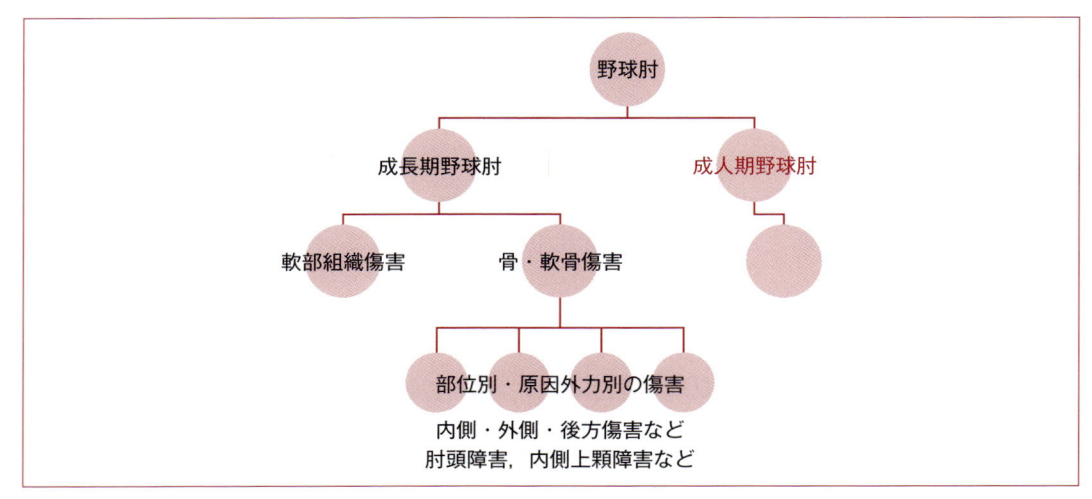

図5　成長期野球肘の分類
成長期の野球肘も軟部組織傷害と骨・軟骨傷害に分けることができる．成長期の軟部組織にも力学的ストレスは加わっているが，傷害が顕在化することはまれである．骨・軟骨障害は内側，外側，前方，後方傷害と部位別に細分したり，内側上顆の牽引性骨端障害や肘頭のvulgus extension overload syndnome（外反伸展障害）などとメカニズムに基づいて細分したりすることもできる．

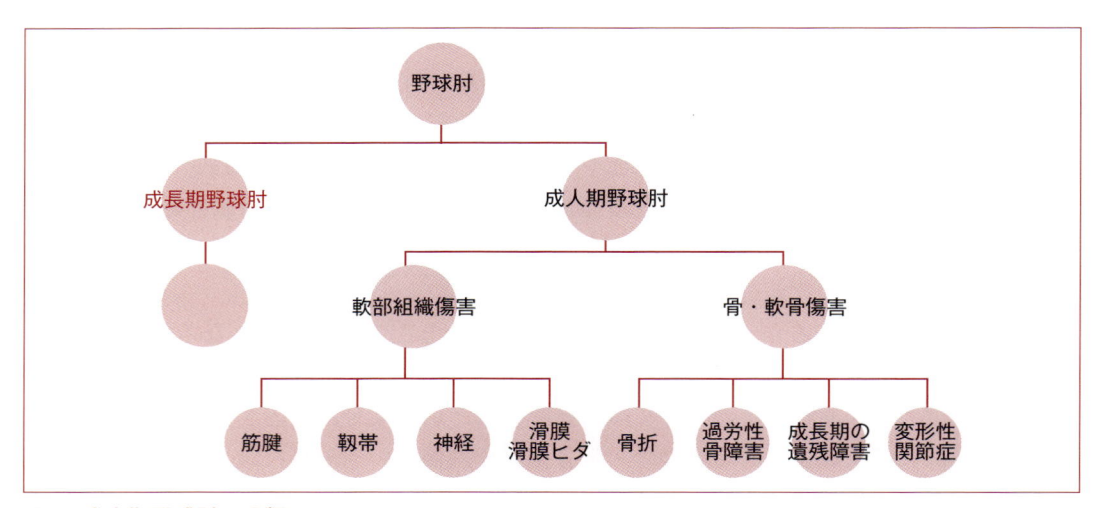

図6　成人期野球肘の分類
成人期の野球肘も軟部組織傷害と骨・軟骨傷害に分けることができる．さらに軟部組織は筋腱，靱帯，神経，滑膜ヒダなどに細分され，骨・軟骨傷害は骨折などの外傷，過労性骨障害（疲労骨折），成長期の遺残障害，変形性関節症に細分できる．

コラム：検診と健診，メディカルチェックの違い

　混同して使用されることの多い「検診」と「健診」の違いは何だろうか．広辞苑を見てみると，健診とは健康診断の略と記載されている．健康診断（health check）とは，「身体にどこか悪いところがないか，検査して"網羅的"に調べる」ことである．健康であるか否かを確かめるもので，そもそも「特定の病気」を発見していくものではない．一方で，検診は検査診断（medical screening）の略である．検査診断とは，「ある"特定の"疾患にターゲットを絞って患っているかどうかを調べる」ことである．乳がん検診に代表されるように，生活に重大な支障をきたすような特定の疾患をターゲットにしている．

　それでは，メディカルチェックはどうだろうか．メディカルチェックは和製英語で，正確には medical checkup という．日本語訳すると健康診断と翻訳されるので，さらに混同してしまう．しかし，スポーツ選手においては，メディカルチェックと健診の意味は少し異なる．健診はあくまでも障害を見つけることが目的であるが，メディカルチェックは障害を見つけるだけでなく，アライメント，柔軟性，関節の弛緩性など，選手の身体特性も調べるものである．障害を起こしやすいかなどをある程度予測することも可能である．つまり，検診や健診とは異なり，二次予防だけでなく一次予防もターゲットにしている．しかし，1人に対して数十分〜数時間，場合によって数日かかるため，大人数を対象にするのには不向きであり，プロ野球選手などが入団時に行っている．

　3つの言葉は非常に似ており，混同してしまいがちだが正確に使い分けることが検診を普及させるためにも重要である．

　それでは野球肘「検診」はどうだろうか．野球肘検診は野球を行っている全国の子どもという大人数を対象にしているため，すべての地域でメディカルチェックをすることは困難である．また，網羅的に障害を診断していくことも時間的にもマンパワー的にも難しい．そのため「スポーツに重大な支障をきたすような特定の障害」をターゲットにした検査診断を行う．野球の障害において最も重大な障害はもちろん離断性骨軟骨炎（osteochondritis dissecans：OCD）である．OCD は一次予防ができず，悪化すると日常生活にまで支障をきたす重篤なスポーツ障害だからである．

　しかし，マンパワーに余裕のある地域では，内側支持機構障害，肘後方障害，さらには肘だけでなく，上腕骨近位骨端線障害，腰椎分離症，膝伸展機構障害などもターゲットにした検診や，メディカルチェックなどを行うこともある．目的や規模に応じて使い分けるが，学童期の野球肘検診は「OCD を早期に発見し早期に治療を行う」という本来の目的を見失ってはならない．

（宮武和馬）

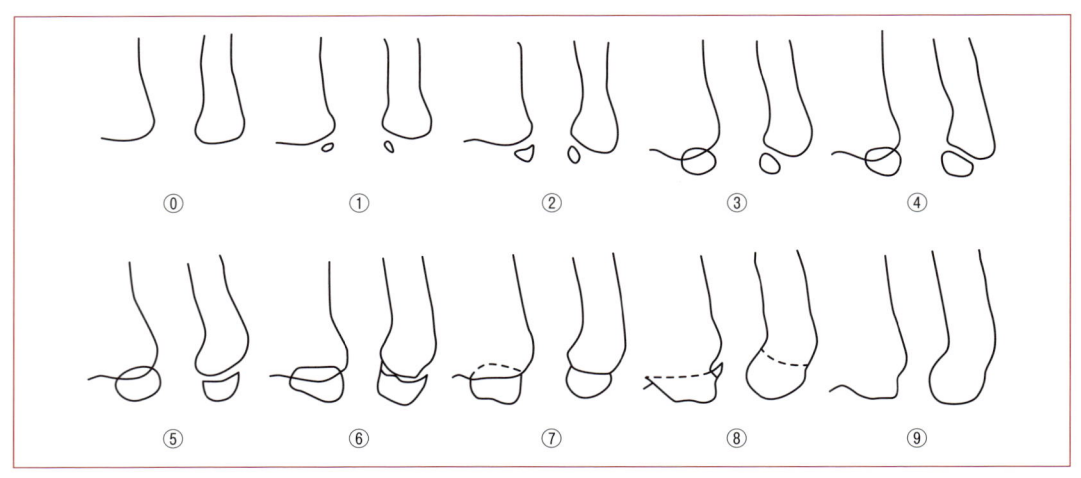

図7 上腕骨小頭の骨化進行過程
10段階に細かく分類しているが，骨化は正面では外側中央寄りから内外側へと進み，側面では前方から後方に進む．
（文献3）より引用）

2 上腕骨小頭の骨化進行過程と離断性骨軟骨炎（osteochondritis dissecans：OCD）

①上腕骨小頭の骨化進行過程

　上腕骨小頭の骨端核は生後5ヵ月前後から現れ，ゆっくりと時間をかけて成長し12歳ころに骨化が完了し，肘の6ヵ所の骨端のなかで最も長い経過をたどる．この過程を村本は10段階に分けて表している（図7）[3]．

　⓪骨端核未出現．

　①点状陰影として正面・側面像に出現する．

　②正面・側面像ともに明瞭な小円形状となる．正面像では骨端核陰影は骨幹端と重ならない．

　③正面像にて骨端核陰影は骨幹端と重なりはじめ，側面像では半円形状を呈するが，辺縁はなお不明瞭で骨端軟骨部は広い．

　④正面像は楕円形となる．側面像では半円形状となり骨端軟骨面には濃厚陰影が現れるが，その後方はなお広い骨端軟骨を残す．

　⑤正面像では④と同様であるが，側面像において骨端軟骨面に凹凸を生じ，骨端核の後部は上方に向かって突出する．骨端軟骨部後方は前方に比べてなお広い．

　⑥骨端核は固有形となり，正面像でも丸みがなくなり，側面像では骨幹端とほぼ同じ幅となり，狭い帯状の骨端軟骨部を残す．

　⑦癒合中で，側面像では骨端軟骨後方になお狭い裂隙を認める．

　⑧癒合はほぼ完成するが，なお1本の横線を認める．

　⑨癒合は完成し骨化完了．

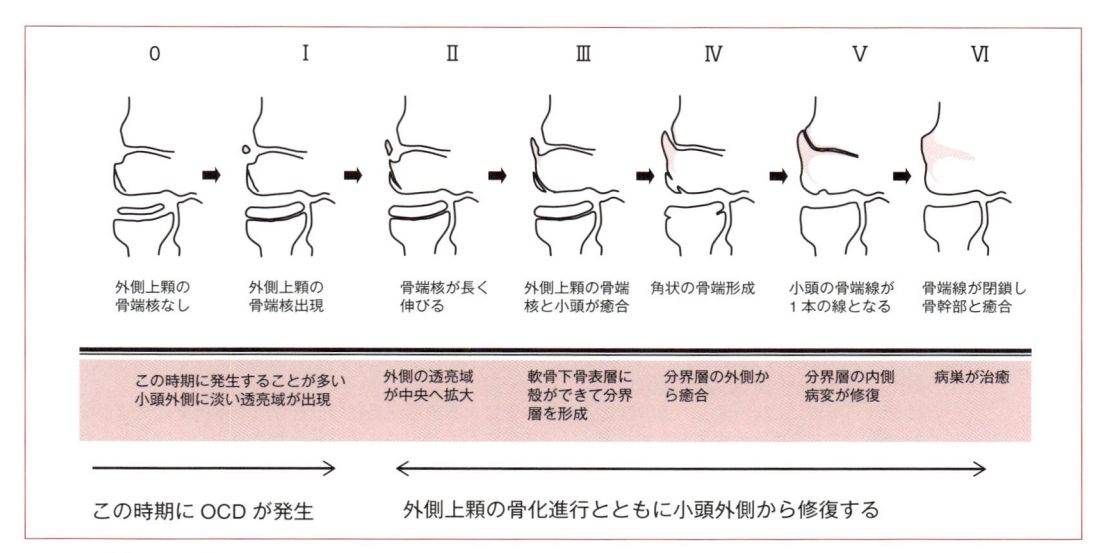

図8　外側上顆・小頭の骨化過程と小頭OCDの修復過程
外側上顆と小頭の骨化過程を10段階に分けて，小頭OCDの修復過程と合わせて模式図にした．

　上腕骨小頭が上腕骨軸に対して45度前後傾いているため，村本の観察では上腕骨小頭の骨端核と骨幹部が重なって見えている．タンゼンシャル像での観察であればさらに正確な情報が得られたと思われる．正面から見ると中央よりやや外側寄りに骨端核が出現してゆっくりと時間をかけて大きくなり，骨化完了前に内側では滑車と，外側では外側上顆と癒合する．側面像では前方寄りに骨端核が出現し，徐々に後方に向かって成長する．

②外側上顆・小頭の骨化進行と小頭OCDの関係

　小頭OCDの修復過程をみると，病巣の修復と上腕骨外側上顆ならびに小頭の骨化進行とが連動しているようにみえる．この連動する骨化進行過程は10段階に分けることができる（図8）．外側上顆と小頭の骨化状況と病巣の状態をみることによって保存的治癒の可能性を予測することができる．骨化があまり進んでいないステージ 0 ～Ⅲの場合はOCDの病期も進行しておらず保存的対応での治癒が期待できる．すでに発見時に骨化がステージⅣやステージⅤの段階ではOCDの病巣も広範となっており，保存的対応での治癒の可能性が低く手術治療を考える必要がある．保存的対応の適応となる条件として，まず①病期が初期（骨吸収期）あるいは進行期（分離前期）であること，そして②骨年齢では外側上顆と小頭の骨端が開いていてステージ 0 ～Ⅳであることが必要である．

> **ポイント**
>
> ## 病巣の修復と上腕骨外側上顆ならびに
> ## 小頭の骨化進行は連動する

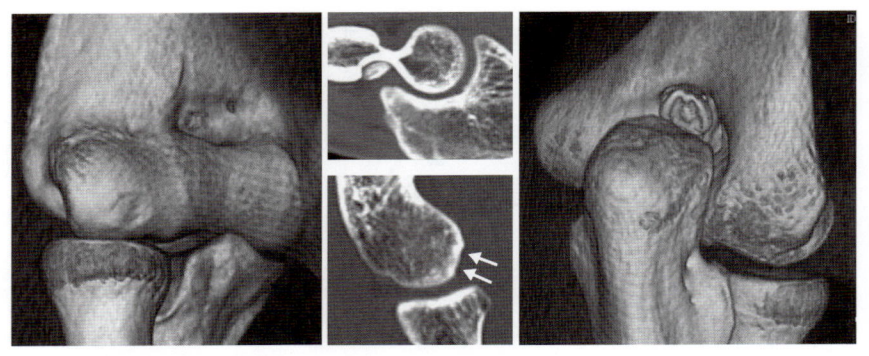

図9　骨軟骨骨折後の遊離体
10歳から半年に1回の頻度で理学検査とX線検査による検診を受けていたが，異常所見に気づかなかった．本人の痛みの訴えもなかった．15歳の夏に最大伸展時に違和感を覚えるようになり，精査のCTにて肘頭窩の遊離体と小頭の扁平化が見つかった．

3　OCDと骨軟骨骨折の区別

　OCD以外にも関節内に遊離体を形成するものに，骨軟骨骨折や骨軟骨腫症（osteochondromatosis）がある．Osteochondromatosis（骨軟骨腫症）は多数の遊離体を形成するため鑑別は難しくない．骨軟骨骨折は外傷だから容易に判別できそうだが，実際は簡単ではない．内側上顆の裂離骨折や骨端線離開のように発生時に激烈な痛みを伴えば，エピソードと症状からも診断がつく．しかし小頭の場合は，ロッキングを起こして診断がつくこともあるが，通常はロッキングや激烈な疼痛はない．本人もいつ起こったのか気づかないことが多い．遊離体も軟骨成分がほとんどを占めるので，画像検査で診断することは難しい．X線写真には写らず，何とかCT，MRIや超音波検査で捉えることができる程度である（図9）．

　筆者は臨床経験からではあるが，骨軟骨骨折による遊離体は10歳前後にできるのではないかと考えている．骨化進行の早い時期では成長軟骨が多く残り，関節表面の軟骨と合わせると軟骨層が厚くなっている．このためわずかな外力でも加わり方によっては軟骨下骨との境界で削ぎ落とされるように遊離体が形成されると考えられる．そのためか骨軟骨骨折が生じた部位は表面が線維軟骨で覆われて治癒しても，CTで精査すると軟骨下骨の表面は平らで丸みがみられない（図9）．一方，OCDが保存的に治癒した場合は関節面の形状は本来の曲率に丸みを帯びて治ることが多い．OCDと骨軟骨骨折は発生時や術前には区別が難しいが，術中の遊離体の状態と術後の母床の経過をみると区別できることがある．

> 🦅 **ポイント**
>
> ### 肘に遊離体を形成する外傷・障害にはOCDと骨軟骨骨折がある

4 検診対象となる障害

　小学生，中学生，高校生で野球肘検診の対象となる障害は変わる．小学生では上腕骨小頭の OCD である．この年代の肘の各部位における障害発生頻度では，上腕骨内側上顆障害が圧倒的に多い．それなのにどうして上腕骨小頭の OCD が主な対象となるのか．その理由は 2 つある．1 つ目の理由は，上腕骨内側上顆障害は障害を発見しやすいためである．発生初期から痛みがあり，症状が出てから医療機関にかかっても手遅れにならない．一方，上腕骨小頭の OCD の発生初期は症状がないため医療機関の受診が遅れる．症状が出たときには進行し，保存的治療の効果が少なくなる．これが 2 つ目の理由である．保存的な治癒を目指すためには野球肘検診で無症状の早期の OCD を見つける必要がある．

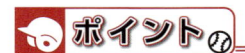 **ポイント**

> **上腕骨内側上顆障害は症状が早期から出るが，
> 上腕骨小頭の OCD は初期では無症状**

　中学生，高校生でも身体的，体力的，技術的な理由で発生しやすい障害，しかも選手生命にかかわる障害がある．詳細は本書の別の項で後述する．いずれの年代でも 1 人の選手に対して詳しく診たいが，大勢が集まる検診では時間的制約がある．そのために対象とする障害を絞って行うこととなる．検診（スクリーニング）はメディカルチェックとは違うことを忘れてはならない．また，対象の子どもが多い地域では検診を行う側のマンパワーの問題で対象を絞ろうとすることがある．しかし検診はすべての選手に行うからこそ意味があり，効率化を求めるあまりにサンプリングになってはいけない．

ポイント

> **検診はスクリーニングであり，サンプリングではない**

文　献

1）南正夫：肘関節形成各骨骨端核の発現期並びに化骨期に就いてのX線学的検索．日整会誌 3：74, 1926
2）Slocum, DB：Classification of elbow injuries from baseball pitching. Tex Med 64：48-53, 1968
3）村本健一：肘関節部骨年齢評価法．日整会誌 63：192-203, 1965

（柏口新二）

4. 学童期野球選手の検診

1　検診とは？―検診，健診とメディカルチェック

　本書のテーマは検診であり，まず検診について解説する．「けんしん」には「検診」と「健診」があり，両者ともに疾患の予防を目的とする点は同様であるが，それぞれの位置づけは異なっている（**表1**）．予防には疾患の発生や発症を予防する「一次予防」と，すでに発生・発症した疾患の早期発見・早期治療を目指した「二次予防」がある．「健診」は「健康診断」または「健康診査」の略語であり，一次予防に相当する．選手の健康状態を知り，疾患のリスクを見出しリスク管理によって発生・発症を予防する位置づけとなる．一方，二次予防に相当するのが「検診」で，ある特定の疾患のスクリーニングという位置づけとなる[1]．学童期野球選手の「けんしん」では，肘の離断性骨軟骨炎（osteochondritis dissecans：OCD）に絞って早期発見し早期治療につなげることを目的としているので，「検診」とするのが適当である．

　また，よく似た言葉に「メディカルチェック」がある．本書でも，トップレベル選手に対しては「検診」ではなく「メディカルチェック」を行うこととしている．スポーツ選手に対するメディカルチェックは，選手が競技をするうえで身体に何か不都合な問題がないかどうかをあらかじめ評価することである．具体的には，①スポーツ活動前の健康状態，コンディションレベルのチェック，②スポーツ禁止や制限の有無の判断，傷害を受けやすい状態か否かの判断，③傷害からスポーツ復帰する際の状態チェックの3つがあげられる．①は健診，②は検診の意味合いを含むが，基本的にはいずれもパフォーマンスの向上を目的としている点が特徴である．したがって，成長段階にある小・中・高校生が対象の場合はパフォーマンス向上よりも安全性を優先すべきなので「検診」を行い，トップレベル選手ではパフォーマンス向上が安全性より優先されるので「メディカルチェック」を行うのが適当である．スポーツ外傷・障害に対するメディカルチェックに関しては大久保らの総説[2]に詳述されているので参照していただきたい．

😊 ポイント

検診，健診，メディカルチェックの違いを知る

表1 健診，検診とメディカルチェックの違い

健診	疾患の発生や発症を予防（一次予防）
検診	発生・発症した疾患の早期発見・早期治療（二次予防）
メディカルチェック	パフォーマンスの向上を目的とした身体チェック

表2 スクリーニングのウィルソン基準

1. 目的とする疾患が重要な健康問題である
   その疾患の頻度が高い
   緊急な対応が必要
2. 早期に発見すれば適切な治療法がある
3. 確定診断の手段がある
4. 潜伏期あるいは無症状期がある
5. 適切なスクリーニング法がある
   費用や判定に要する時間も考慮する
6. 検査方法が集団に対して適用可能である
7. 疾患の自然経過がわかっている
8. フォローアップシステムが確立している
9. 診断・処置にかかる費用の対費用効果が高い
10. スクリーニングの意味，内容が受診者に周知されている

（文献3）より引用）

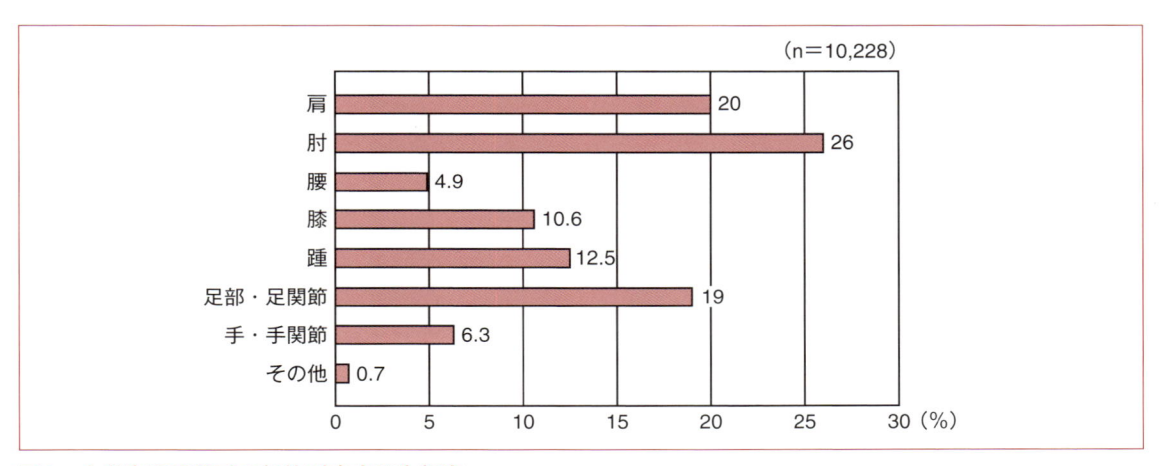

図1 小学生野球選手の部位別疼痛発生頻度
（文献4）より引用）

2 検診でターゲットとすべき疾患は？

　検診は前述のとおりスクリーニングで，簡便に行える検査や手技を用いて無自覚の疾病または障害を暫定的に識別することである．スクリーニングの対象疾患となる条件に関しては，1968（昭和43）年に世界保健機構（WHO）が発表したウィルソン基準[3]が基本となっている（**表2**）．この基準に準じて検診の対象とすべき疾患について考えてみたい．

　ウィルソン基準のなかで最も重要なのは項目1の「目的とする疾患が重要な健康問題である」点である．具体的には"頻度が高く，緊急性を要する疾患"ということになる．2014（平成26）年度に日本整形外科学会および運動器の10年・日本協会が全国1万人以上の少年野球選手を対象としたアンケート調査を行った結果，肘関節痛の発生頻度が最も高く26％であった（**図1**）[4]．部位別では内側が最も多く62.7％であった（**図2**）[4]．学童期野球選手の内側痛で多いのはリトルリーグ肘とも呼ばれる内側上顆障害で，全選手の17％にみ

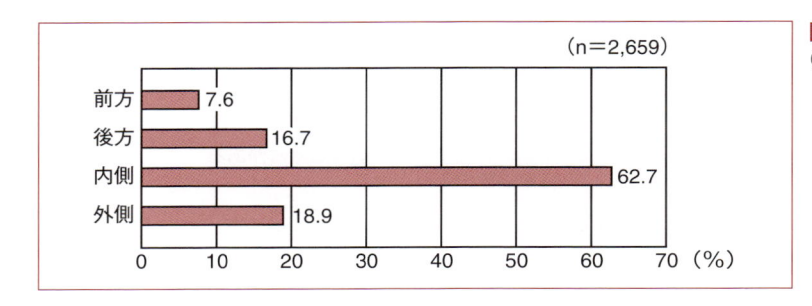

図2 肘関節痛の部位別頻度
(文献4)より引用)

(n=2,659)

部位	%
前方	7.6
後方	16.7
内側	62.7
外側	18.9

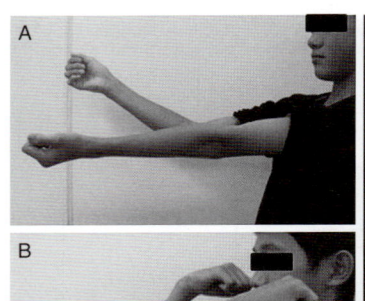
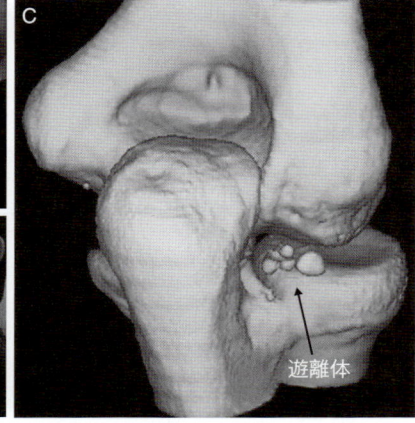

遊離体

図3 肘OCDによる遊離体（C：→）で右肘の伸展制限（A）と屈曲制限（B）を生じた選手

られる[5]．内側上顆障害の治療は保存療法が主体であり，仮に遊離骨片を形成しても機能的予後は良好なケースが多い[6]．一方，内側上顆障害とともに代表的な骨軟骨障害のひとつである OCD は，10 〜 12 歳の選手の約 2％と頻度は少ないが[7]，進行すれば野球のみならず日常生活にも支障をきたす疾患である（**図3**）．前述のとおり，成長段階では何よりも安全性を重視すべきなので，内側上顆障害よりも OCD が検診のターゲットに適した疾患といえる．ただし，OCD は「学童期野球選手の約 2％」の頻度であり，すべての学童のなかで占める割合はきわめて少ない．したがって，現行のような整形外科を中心とした医療界主体での運営には無理があり，野球界が主体的に運営し野球に理解のある医療人が協力する体制の構築が望ましい．

　ウィルソン基準の項目 2 〜 10 について検討してみると，2 は早期に発見すれば保存療法という適切な治療法がある[8, 9]．3 の確定診断は X 線，CT，MRI を駆使すれば可能である．4 の無症状期については自験例では約 2 年半であった．5 と 6 については超音波検査の出現で解決されつつあるが，費用や全国的な浸透度については未解決の部分がある．7 〜 10 については明らかにされつつあるが，今後解決されるべき項目である．なお，ウィルソン基準は 40 年にわたってブラッシュアップが行われ，2008（平成 20）年に Andermann らがウィルソン基準以降に出現した新しい基準[10]を報告している（**表3**）．OCD に対

表3　ウィルソン基準以降に出現した新しい基準

1. プログラムは需要の認識に対して行われるべきである
2. 目的は最初の時点で定義されるべきである
3. 明確に定義された対象集団が存在すべきである
4. プログラムの有効性について科学的な証拠が存在すべきである
5. プログラムは教育，検査，臨床サービス，プログラム管理を統合すべきである
6. 潜在的なリスクを最小化するメカニズムを含む質の保証が存在すべきである
7. プログラムは十分な情報提供を伴ったうえでの選択，信頼性，患者の自律性の尊重を確証すべきである
8. プログラムは対象集団全体に対して公平なアクセスを推進すべきである
9. 結果からプログラムの評価が計画されるべきである
10. 利益は有害事象を上回っているべきである

図4　四肢・脊椎にみられる代表的骨軟骨障害

（文献11）より転載）

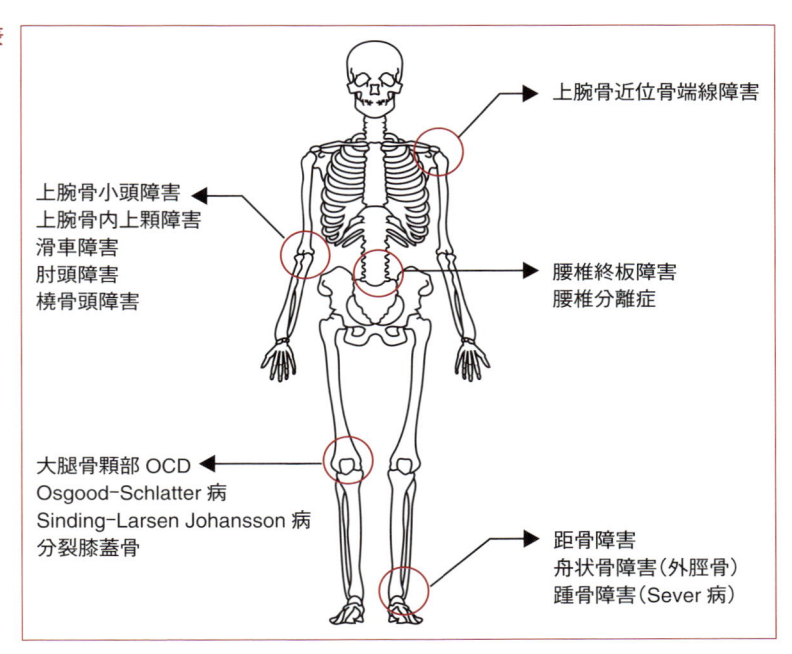

上腕骨近位骨端線障害

上腕骨小頭障害
上腕骨内上顆障害
滑車障害
肘頭障害
橈骨頭障害

腰椎終板障害
腰椎分離症

大腿骨顆部 OCD
Osgood-Schlatter 病
Sinding-Larsen Johansson 病
分裂膝蓋骨

距骨障害
舟状骨障害（外脛骨）
踵骨障害（Sever 病）

する検診の意義を考える場合，ぜひとも考慮すべき項目であり，特に 4 〜 10 は今後展開すべき方向性を示唆してくれる内容と思われる．

　前述したとおり肘の OCD が主たるターゲットではあるが，検診では成長途上にある骨端や骨端線が障害されるその他の骨軟骨障害の検出にも努めている（**図4**）[11]．なかでも進行すれば上腕骨長の成長障害をきたしうる上腕骨近位骨端線障害（**図5**）[12]，腰椎すべり症へと進行する可能性のある腰椎分離症（**図6**）[13] は特に注意すべき疾患である．

⚾ポイント

野球肘検診のターゲットは OCD である

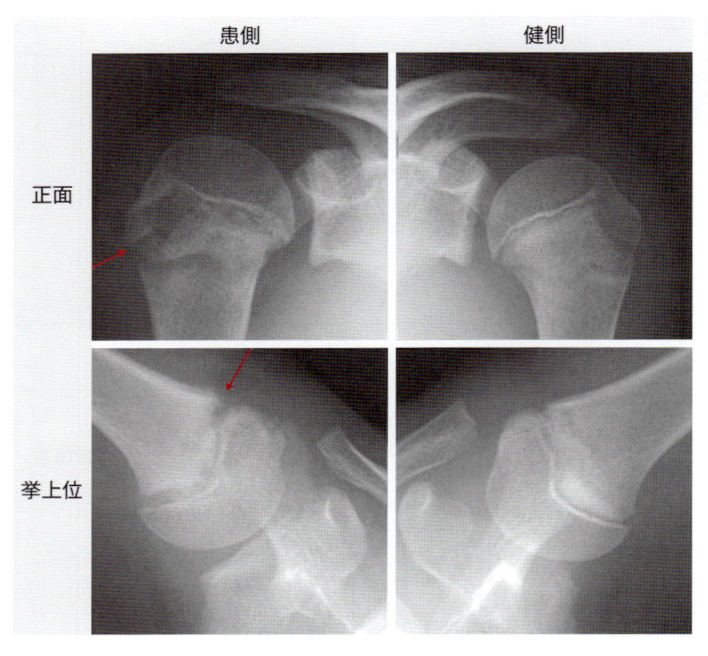

図5　上腕骨近位骨端線障害の単純Ｘ線像
正面，挙上位のＸ線像で健側に比べて上腕骨近位
骨端線の開大（→）がみられる．

患側　　健側

正面

挙上位

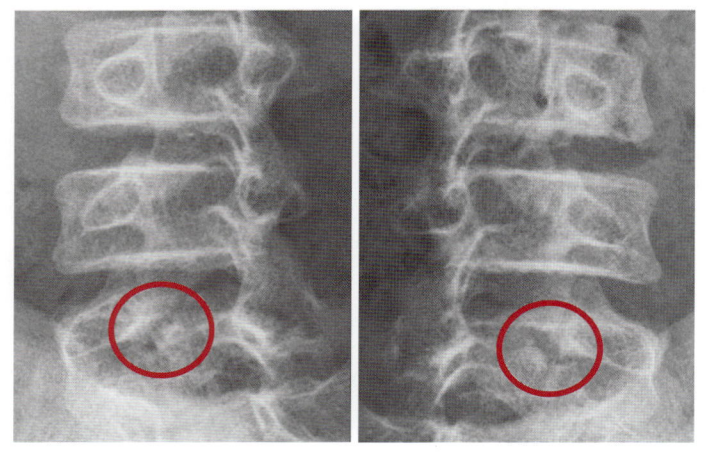

図6　腰椎分離症
Ｘ線斜位で関節突起間部の分離像（○）がみられる．

3　検診のながれ

　検診の全体的なながれについて説明する（図7）．まずアンケート用紙による問診を行い，ついで超音波検査と身体所見による一次検診，最後にＸ線検査を主体とした二次検診を行う．また，検診を実施する際には事前準備と一次検診，二次検診後の対応も重要である．以下に徳島県で行っている検診のながれについて紹介する．

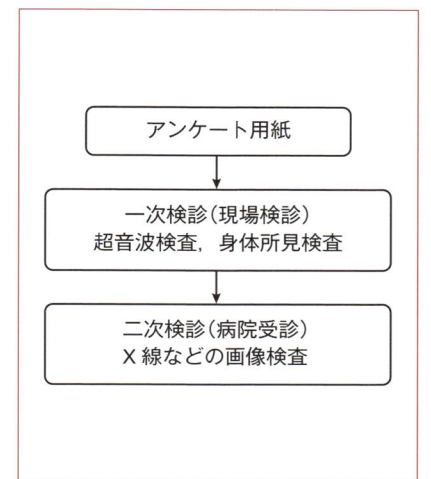

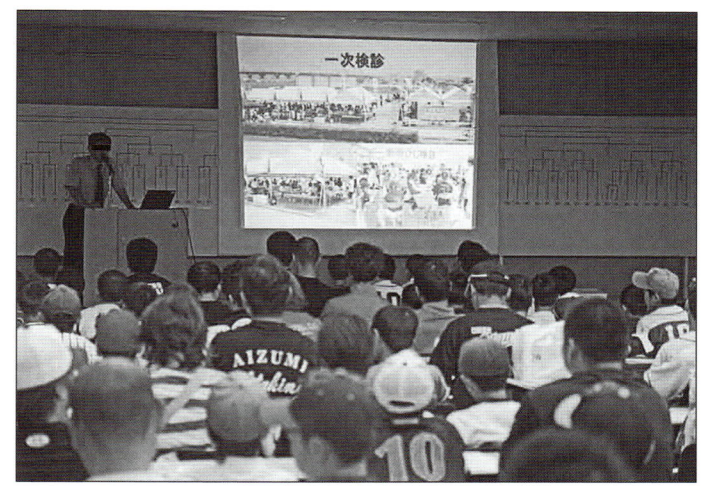

図7　検診のながれ

図8　抽選会で各チームの主将，指導者や保護者への検診の説明

4　事前準備

　検診の主体となる一次検診は，比較的多数の選手を対象に限られた時間内で実施しなければならないので，事前に周到な準備をすることが要求される．検診の成否は事前準備にかかっているといっても過言ではない．事前準備は選手，保護者や指導者といった被検者側と，医師，トレーナー，理学療法士(PT)や学生アルバイトといった検者側のそれぞれについて行っている．

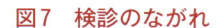

①被検者側（選手，保護者や指導者）

　一次検診は7月に行われる地元新聞社主催のトーナメント大会で行っており，例年開催初日の2週間前にトーナメントの抽選会が開かれる．抽選会には各チームの主将と指導者あるいは保護者代表の出席が義務づけられている．したがって，検診の趣旨や実際のながれを説明するには絶好の機会であり，スライドを使ってプレゼンテーションを行っている（図8）．プレゼンテーションの際に重要なポイントは**表4**のとおりであり，専門用語は使わず，手短に話すことを心がけている．また，抽選会場では選手名鑑が配布される．この選手名鑑のなかで，抽選会に参加しなかった選手，保護者や指導者にも検診の意義について解説している（図9）．

🧢ポイント

被検者側に検診の目的と内容をわかりやすく説明する

表4　検診の趣旨説明で重要なポイント

1. 10〜15分以内で飽きさせない
2. 専門用語は使わない
3. スライドは平仮名と図を多用する
4. 投手や高学年のみならず全選手の受診を勧める
5. 去年異常なしと判断された選手にも受診を勧める
6. アンケート用紙を大会が始まる前に郵送で返却するよう依頼する

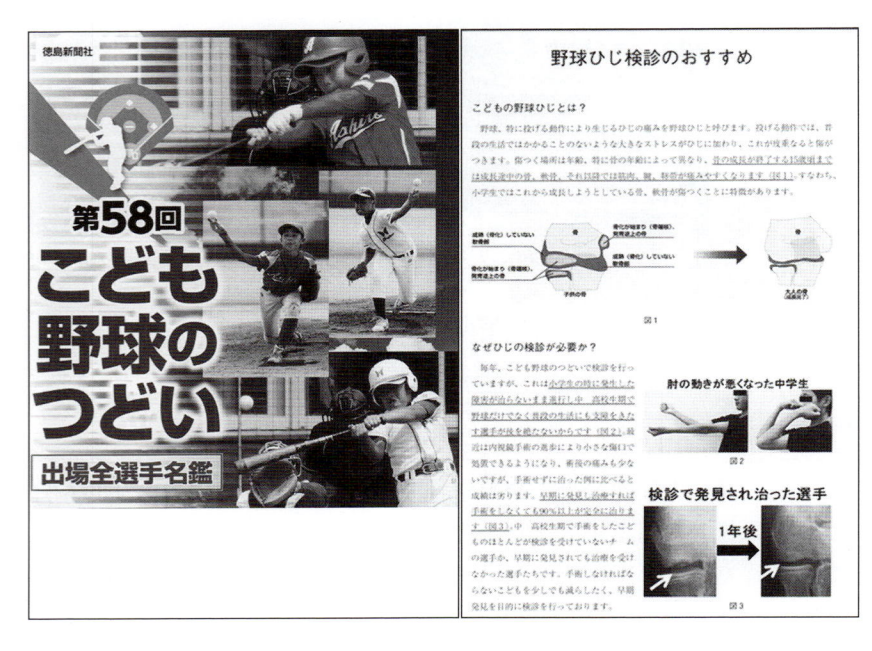

図9　選手名鑑での検診の説明
検診の意義と全体的なながれについて説明している.

②検者側（医師，トレーナー，PTや学生アルバイト）

　スタッフは医師，トレーナー，PT，超音波検査の検査技師と学生アルバイトから構成されている．学生アルバイトは将来トレーナーやPTを志す専門学校生から希望者を募っている．毎年，学生アルバイト経験者数人が新人トレーナーとして検診に参加しており，スタッフ数の維持・拡充につながっている．図10はスタッフ構成比率の経年的変化であり，検診開始当初は医師の占める割合が高かったが，現在ではトレーナーと学生の占める割合が高くなっている．トレーナーや学生のなかには経験の浅いスタッフもおり，現場検診に向けての教育が必要となる．そこで現場検診の始まる数週間前に参加スタッフを集めて勉強会を開催している．トレーナーに対しては学童期に好発する骨軟骨障害に関連した身体所見の実技指導を行っている（図11）．一方，学生にはスポーツ障害一般に関する講義とともに，検診現場での業務内容を説明している（図12）．

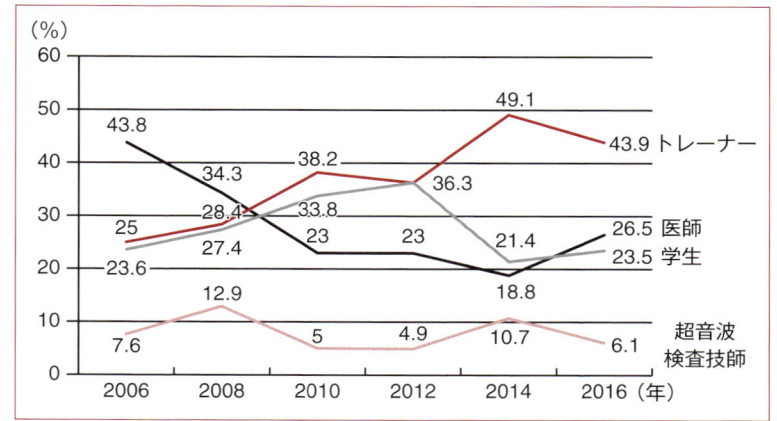

図10　検診スタッフ構成比率の経年変化
検診開始当初は医師の占める割合が高かったが，近年ではトレーナー（理学療法士を含む）の占める割合が高い．

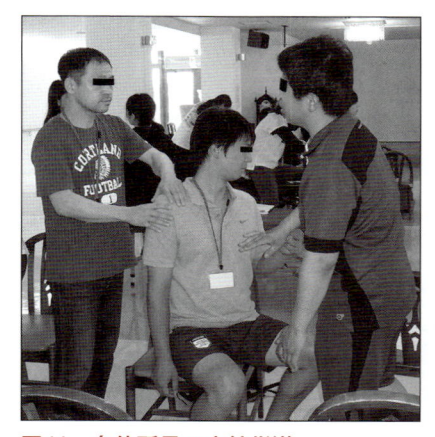

図11　身体所見の実技指導
事前研修会でベテラントレーナー（右）が経験の浅いトレーナー（左）に対して実技指導を行っている．

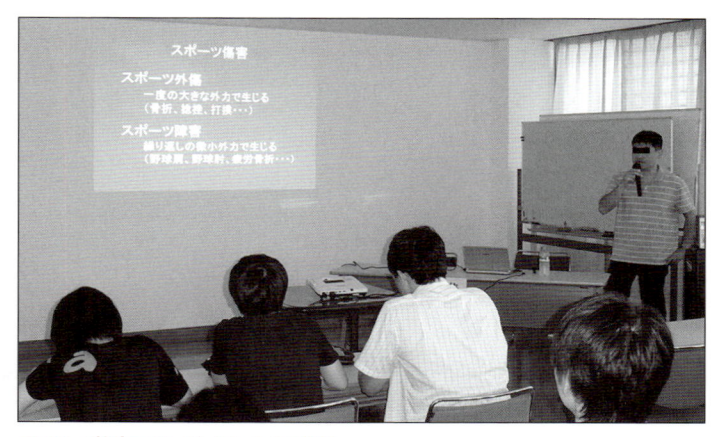

図12　学生アルバイトへの講義
検診責任者（右端）が学生にスポーツ障害一般に関する講義とともに，検診現場での業務内容を説明している．

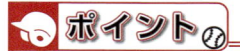 **ポイント**

事前に勉強会を開催して検者間の共通認識をもつ

5　アンケート調査

前述したトーナメントの抽選会で選手，保護者や指導者に検診の趣旨を説明する際に，チーム監督・代表者宛の趣意書（図13）とアンケート用紙を 20 部ずつ配布している．趣意書には二次検診後の対応までを含めた全体像を紹介し，抽選会でプレゼンテーションした内容を改めて記述している．アンケートでは年齢，投球側，ポジション，疼痛部位，肘関

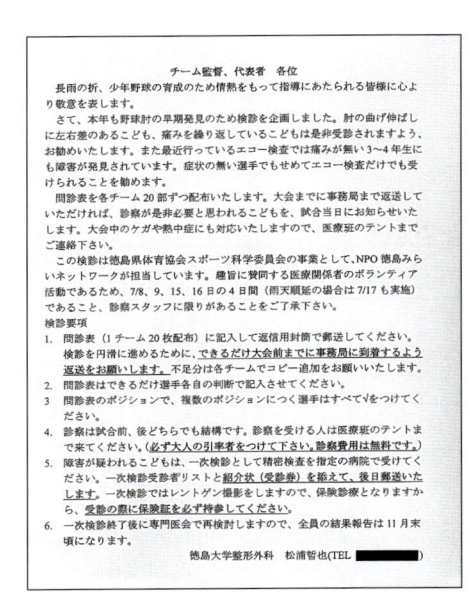

図13　チーム監督・代表者宛の趣意書

野球検診受診者リスト（要一次検診）

チーム名　

	氏名	学年	部位
1			肩・肘・その他（　　　）
2			肩・肘・その他（　　　）
3			肩・肘・その他（　　　）
4			肩・肘・その他（　　　）
5			肩・肘・その他（　　　）
6			肩・肘・その他（　　　）
7			肩・肘・その他（　　　）
8			肩・肘・その他（　　　）
9			肩・肘・その他（　　　）
10			肩・肘・その他（　　　）
11			肩・肘・その他（　　　）
12			肩・肘・その他（　　　）
13			肩・肘・その他（　　　）
14			肩・肘・その他（　　　）
15			肩・肘・その他（　　　）

図15　要一次検診リスト
問診で疼痛既往のある選手と投手および捕手の経験がある選手をピックアップしている.

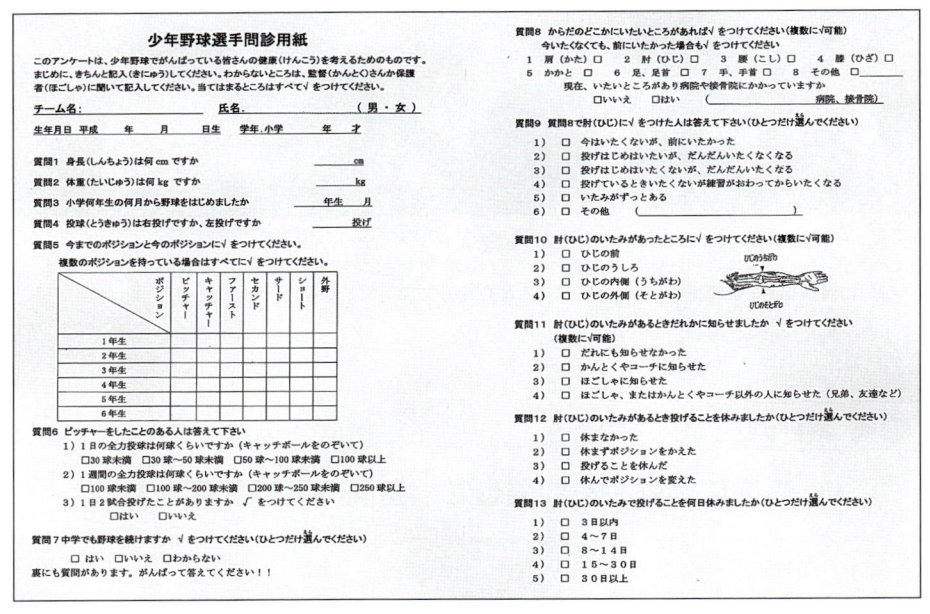

図14　問診用紙
年齢，投球側，ポジション，疼痛部位について質問している.

節痛については痛かった時期や部位などを尋ねている（図14）. できるだけ平易な表現で漢字は使用せず，必要最小限度の質問項目にしている. アンケートはできるだけ選手が答えるようにし，選手が質問の意図を理解できない場合は保護者や指導者の助けを借りてい

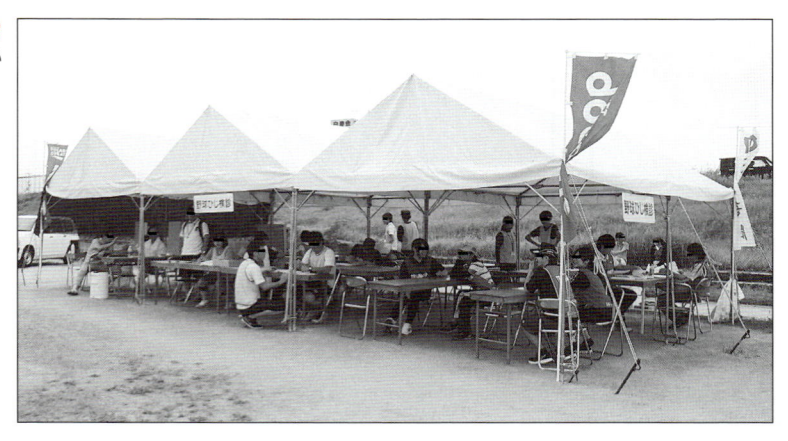

図16 一次検診でのテント設営
大きなテントを3張りほど使用している.

る. アンケート用紙は抽選会のときに配布した封筒で，大会が始まるまでに郵送で返却してもらっている. 返却してもらったアンケート用紙はスタッフが目を通し，疼痛既往のある選手と投手および捕手の経験がある選手を一次検診で身体所見チェックが必要な選手としてピックアップしている(図15). 返信できずに一次検診の現場にアンケート用紙を持参するチームもあるので，その場合は現場で手早くチェックするようにしている.

⚾ ポイント

問診は平易な表現で，必要最小限の項目とする

6 一次検診

①現場の設営

検診は吉野川の河川敷グラウンドで行われる大会会場に設けられたテントの下で行っている. 受診者およびスタッフが100人程度に達することもあるので，大きなテントを3つほど使用している(図16). テント内の概略を図17に示すが，大きく事務作業(受付を含む)，超音波検査，身体所見検査の3つのセクションに分かれる.

②検診開始前の打ち合わせ

試合開始30分前にスタッフに集合してもらっている. スタッフの服装はTシャツ，短パンに帽子などが平均的で白衣の着用はしない(図18). 日ごろ顔なじみでないスタッフもいるので名札も着用している. まず，統括者が大まかな注意点を周知させている(図19)，その際の主な注意点を表5に示す. この後で事務，超音波検査，身体所見検査それぞれのセクションでリーダーを中心に細かな打ち合わせを行っている. 検診は試合の前後いつ受けてもよい状態にしているので，受診チームが殺到する時間帯と比較的余裕のある時間帯がある. 忙しいのは午前10時〜午後1時と午後3時〜4時ごろである. 前者は昼

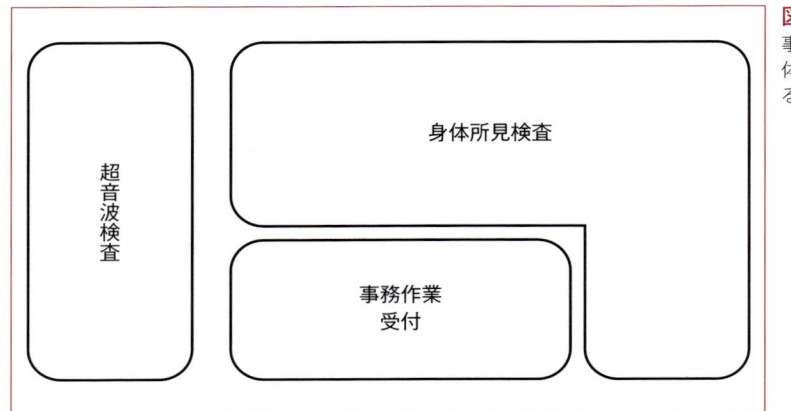

図17 テント内の概略
事務作業（受付を含む），超音波検査と身体所見検査の3つのセクションに分かれる．

図内ラベル：
- 超音波検査
- 身体所見検査
- 事務作業 受付

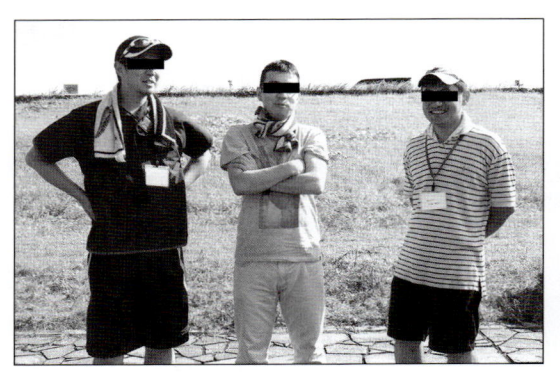

図18 屋外での一次検診時の一般的な服装
Tシャツ，短パンに帽子着用．

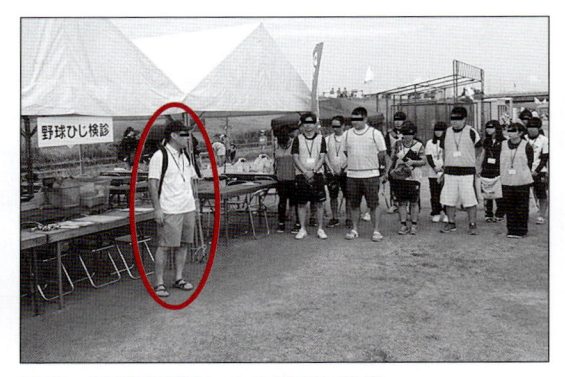

図19 統括者（○）による説明と注意

食時と重なるので，各セクションのリーダーはスタッフが交替で食事を摂れるように気を配っている．なお，昼食と飲料水は主催者側で用意している．

③各チームへの検診受診の勧め

　回収したアンケート調査で，疼痛既往のある選手と，投手および捕手の経験がある選手をチームごとに記入する（図20）．大会が始まるまでに回収できたチームは，事前にスタッフがこの作業を行っている．そして学生アルバイトが記入した用紙を各チームに渡している．グラウンドは5面（A，B，D，Eと野）を使用しているので，検診のテントから遠いグラウンドもあり（図21）自転車を使用している．渡すのは指導者か保護者で，試合や練習の妨げにならないタイミングを見計らっている．また，超音波検査については疼痛，ポジションや学年に関係なく，全選手が受診するように勧めている．

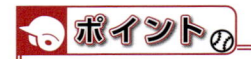　**ポイント**

試合の進行や試合前の練習を妨げないタイミングで受診を促す

表5　一次検診の現場で統括者がスタッフに伝えるポイント

1. 水分・食事は十分に摂って自己の体調管理に努める
2. 体調不良を感じたら統括者に申告する
3. トイレとゴミ箱の位置を確認する
4. 選手が超音波検査，身体所見検査ともに受診するよう注意する
5. 検査票が風に飛ばされないように注意する（文鎮などを使用）
6. 作業で不明な点があれば，まず各セクションのリーダーに尋ねる

少年野球検診受診の勧め

＿＿＿＿＿＿＿＿チーム監督殿

下記の選手の検診をお勧めいたします。対象は、アンケート調査で過去に痛みのあった選手、投手、捕手経験者としています。また、リストにあげていない選手も、超音波検査だけは受けることをお勧めいたします。

	氏名	検診部位
1 .		
2		
3		
4		
5 .		
6 .		
7		
8 .		
9		
10		
11		
12		
13		
14		
15		
16		
17.		

検診に要する時間は一人あたり 3～5 分です。受診は試合前、後いずれでも結構ですので、検診テントまでお連れください。その際、代表の保護者の方が付き添うようにお願いいたします。

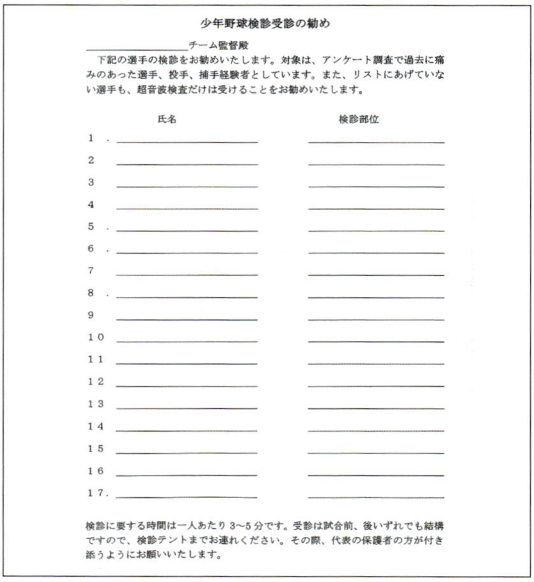

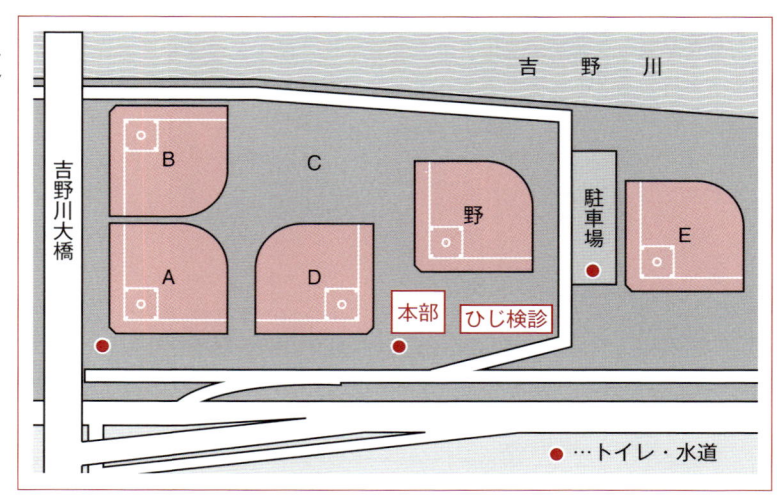

図20　一次検診受診の勧め
問診で，疼痛既往のある選手と投手および捕手の経験がある選手をチームごとに記入し，一次検診を勧める．

図21　グラウンドの配置図
試合は5面（A，B，D，Eと野）を使用しており，BやEグラウンドは検診のテントから遠い．

④受付

保護者あるいは指導者に伴われた選手たちは，まず受付に立ち寄る．受付では検査表にチーム名や名前などを記入してもらう（図22）．試合の合間となるような時間帯では多くの選手が集まるため，あらかじめアンケート用紙を返送されている場合にはスタッフが記入しておくほうが望ましい．試合前に受診するチームはできるだけ早く検診が終了することを望んでいるので，受付で長時間待たせるのは避けたい．

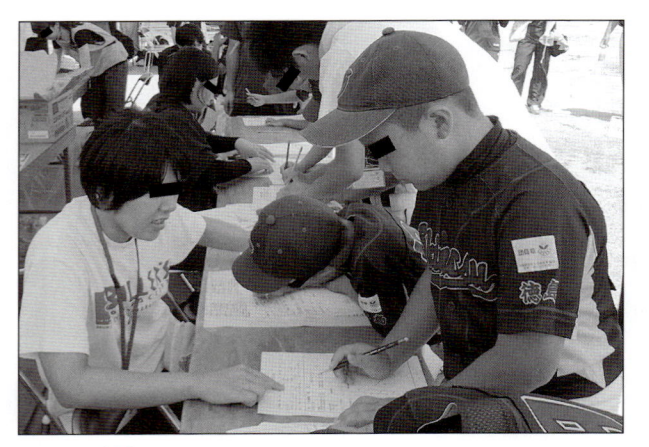

図22　受付
受付で検査表にチーム名や名前などを記入している選手たち.

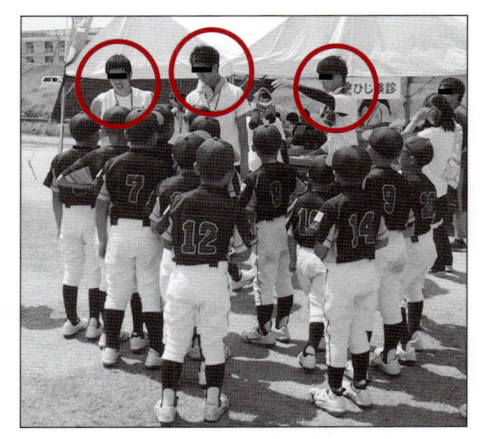

図23　誘導係の学生アルバイト
選手たちを超音波検査と身体所見検査にうまく振り分ける誘導係の学生(○).

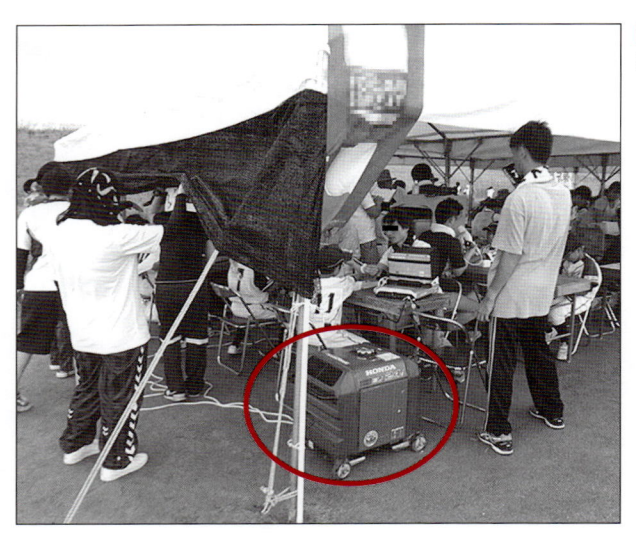

図24　超音波検査のための発電機
電源不足に陥らないように発電機(○)を用意している.

ポイント

検診を待っている間に両側の腕まくりをしておく

⑤選手誘導と検査票の回収

　受付を済ませた選手は超音波と身体所見の2つの検査を受けることになる. 選手たちをうまく振り分け, 漏れなく2つの検査を受けさせることが必要で, 誘導係の学生アルバイトがこの役割を果たしている(図23). また, 検査の進行スピードに差が生じることもあり, 待機する選手が一方に偏ることがないようにしている. さらに検査が終了した選手の

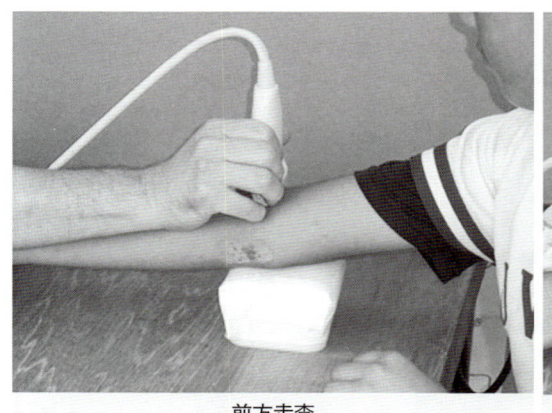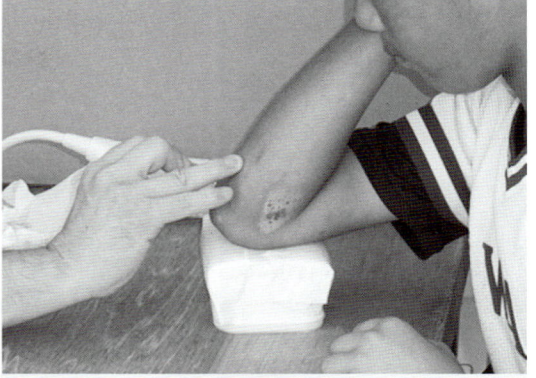

前方走査 　　　　　　後方走査

図25　超音波検査の実際

検査票を回収することも誘導係の仕事である.

⑥超音波検査

　超音波検査は原則的に肘の OCD のみをターゲットにしている. 常時6台を使用し, 電源不足に陥らないように発電機を用意している(図24). 猛暑のなか, また明るい屋外での読影を可能にするため, 段ボール箱や黒いシートを用いて対応している. 検者は経験の豊富な者と経験の浅い者の2人一組で検査している. 検査の実際は前方走査と後方走査で(図25), 両側小頭の長軸像と短軸像を描出している(図26). 画像検査の基本は少なくとも2方向での撮影であること, 小児では両側の比較が重要であることを踏まえ, 投球側のみや前後どちらか一方のみの走査や, 長軸像, 短軸像いずれかのみの描出といったことは行わない. 超音波検査の実際については「5. 超音波検査(エコー検査)の実際　1. 原理と手技 p52」を参照していただきたい. OCD は小頭の外側から発生するため, 小頭の辺縁部は慎重に観察する. 通常, すべての行程を終了するのに3分もかからず, できなければできるように研鑽をつむべきである.

　正常の小頭では関節を覆う関節軟骨が均質な無エコーに描出され, その後方に軟骨下骨表層の線状高輝度超音波像があり, さらにその後方が海綿骨になる. 軟骨下骨の不整がある場合には, 石崎らの分類[14]に準じて不整が軟骨下骨表層にとどまる S, 軟骨下骨直下の海綿骨まで及んでいるが軟骨下骨表層の連続性が保たれている I, 軟骨下骨表層の連続性が絶たれている II に分けている. S ではさらに表面不整像のみがみられる Sa と, 小さな囊胞状の変化がみられる Sb に分けている(図27)[7]. 超音波検査所見の判定は検者の経験や力量で異なることが危惧されるが, 自験例での検者間信頼性は高く[15], 判定の相違は少ない. さらに軟骨下骨の不整を認める S, I, II の場合には, 経験豊富なスタッフが再度検査(ダブルチェック)を行い最終的な診断を行っている.

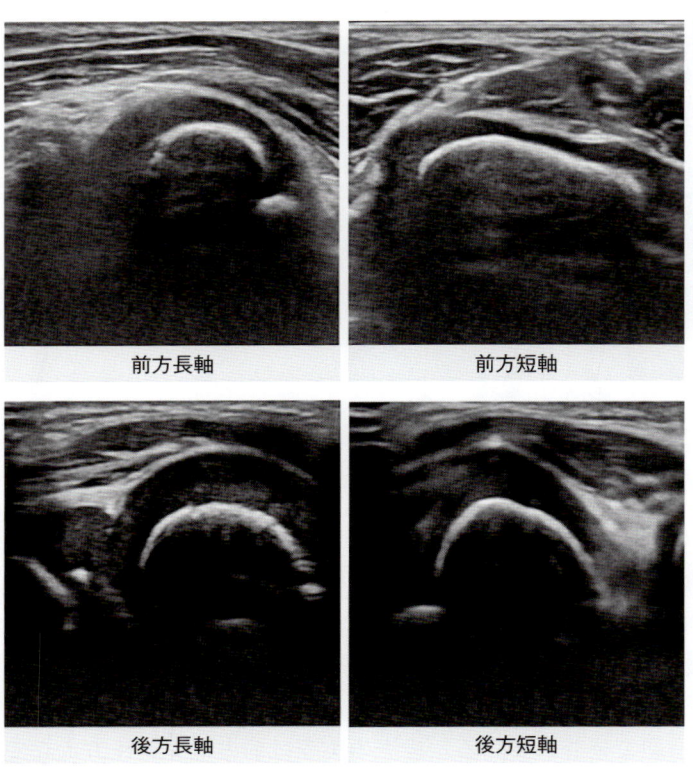

図26　超音波画像の実際
小頭の長軸像と短軸像を前方走査と後方走査で描出.

前方長軸　　　　前方短軸

後方長軸　　　　後方短軸

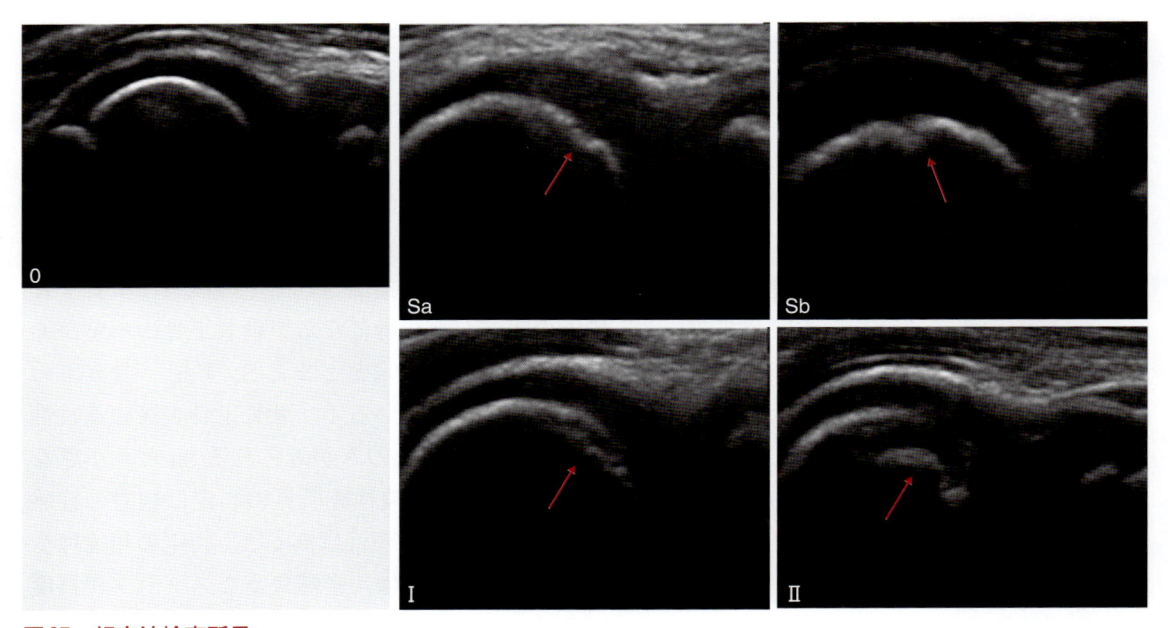

図27　超音波検査所見
軟骨下骨の不整がみられないO,　不整が軟骨下骨表層にとどまるS,　軟骨下骨直下の海綿骨まで及んでいるが軟骨下骨表層の連続性が保たれているⅠ,　軟骨下骨表層の連続性が絶たれているⅡに分ける.　Sではさらに表面不整像のみがみられるSaと,　小さな嚢胞状の変化がみられるSbに分ける.

32

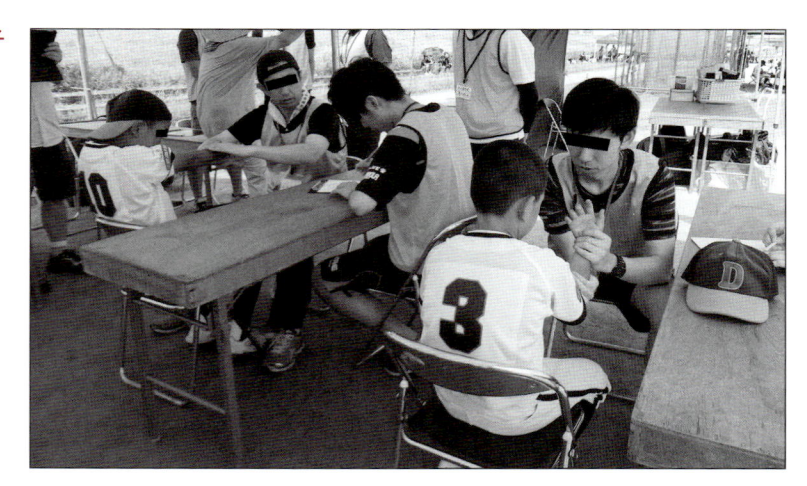

図28　身体所見検査の様子

🔴 ポイント 🔴

超音波検査は必ず両肘の前方と後方から行う

⑦身体所見検査（図28）

　肘の可動域制限，圧痛，外反ストレス痛の有無をチェックしている[16]．可動域は伸展・屈曲について調べ，特に伸展制限の有無に注意を払っている．具体的には肩関節を90度前挙し，前腕を回外して両肘を比べることでわずかな伸展制限も見逃しにくい（図29）[16]．圧痛の有無は，内側上顆，腕橈関節，肘頭のそれぞれについてチェックしている．内側上顆の筋・腱・靱帯付着部に相当する内側上顆の前下端に多くみられるが，骨端核の後方や前方，さらには前腕屈曲回内筋群そのものにある場合もあるので，丹念に調べる必要がある（図30）[16]．外反ストレステストは肘30度屈曲，60度屈曲，90度屈曲位で行い，痛みが出現しないかチェックする（図31）[16]．

　また前述のごとく疼痛既往のある部位については，肘以外でも可動域制限や圧痛の有無をチェックしている（図32）．

🔴 ポイント 🔴

可動域制限，特に伸展制限に注意する
圧痛は指の先端で丁寧に診る

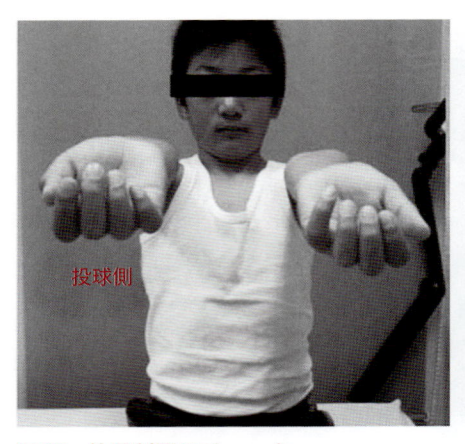

図29　伸展制限のチェック
肩関節を90度前挙し，前腕を回外して両肘を比べることでわずかな伸展制限も見逃しにくい．
（文献16）より転載）

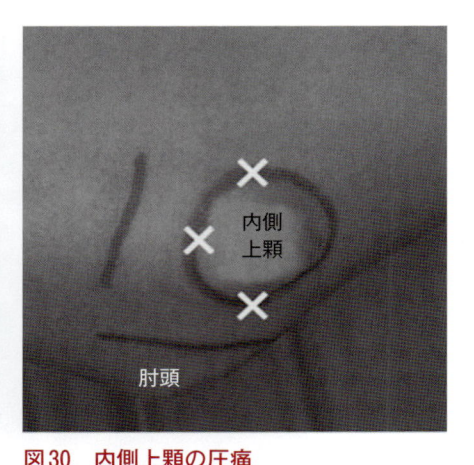

図30　内側上顆の圧痛
内側上顆の筋・腱・靱帯付着部に相当する内側上顆の前下端に多くみられるが，骨端核の後方や前方，さらには前腕屈曲回内筋群そのものにある場合もあるので，丹念に調べる必要がある．
（文献16）より転載）

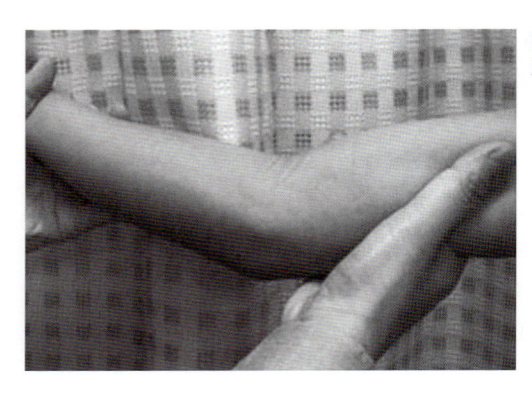

図31　外反ストレステスト
肘30度屈曲，60度屈曲，90度屈曲位で行っている．
（文献16）より転載）

⑧悪天候などへの対応

　7月の徳島は暑く，前述のとおり熱中症対策が重要であるが，同時に梅雨の終盤の時期でもあり毎年のように雨の影響を受けている．少々の雨なら検診に支障をきたさないが，ゲリラ豪雨に見舞われると中断を余儀なくされる（図33）．特に超音波機器や検査用紙などの紙類の扱いには細心の注意を払っている（図34）．水はけの悪いグラウンドでの現場検診なので，雨が止めばスタッフ一同で検診再開に向けて検査場所の確保に努めている（図35）．

　また，河川敷グラウンドで行っているので晴天時でも風は強く，紙類が風で飛ばされないようにバインダーや文鎮を使用している（図36）．

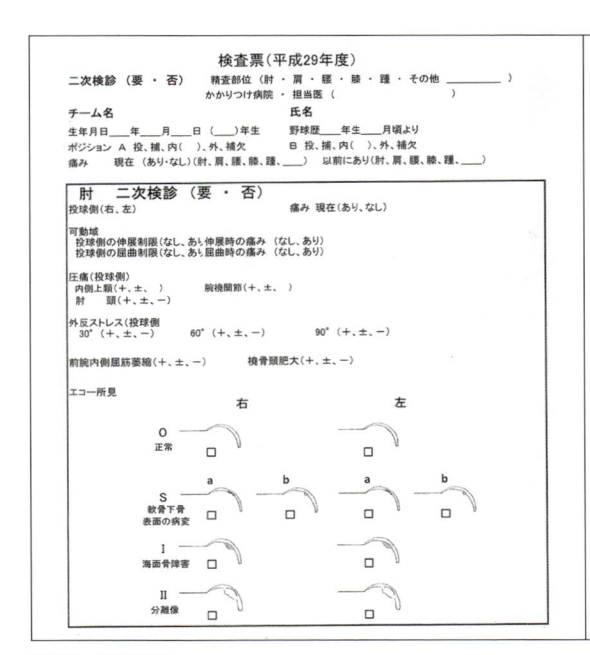
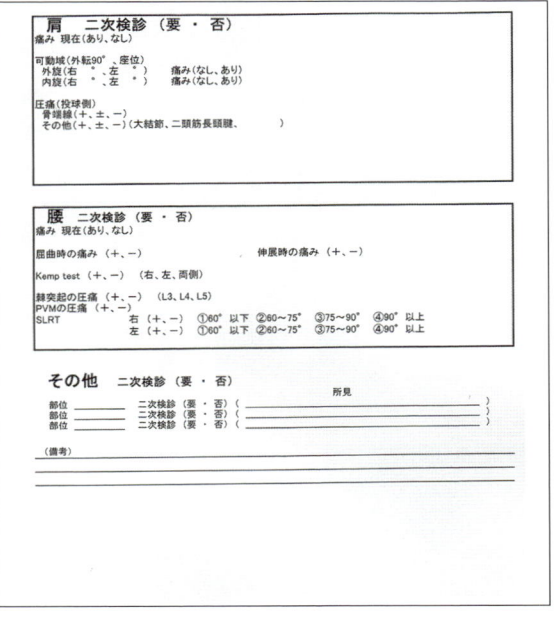

図 32　検査票
疼痛既往のある部位については，肘以外でも可動域制限や圧痛の有無をチェックしている.

図 33　ゲリラ豪雨で中断となった検診現場

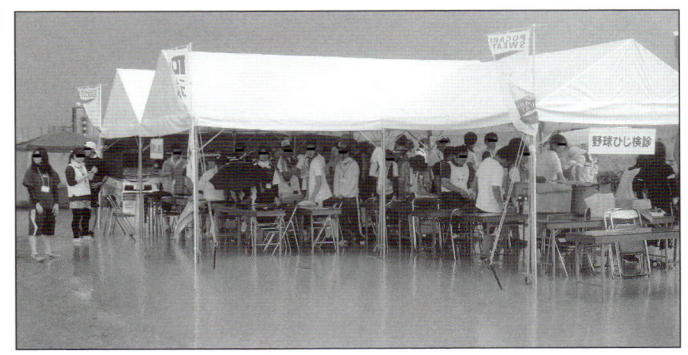

図 34　雨天時の超音波機器への対応
超音波機器を雨にさらされない場所に退避させ（A），データの保存を行っている（B）.

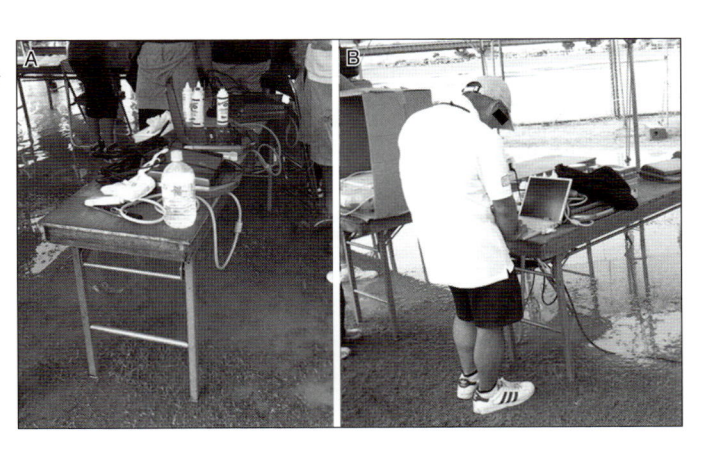

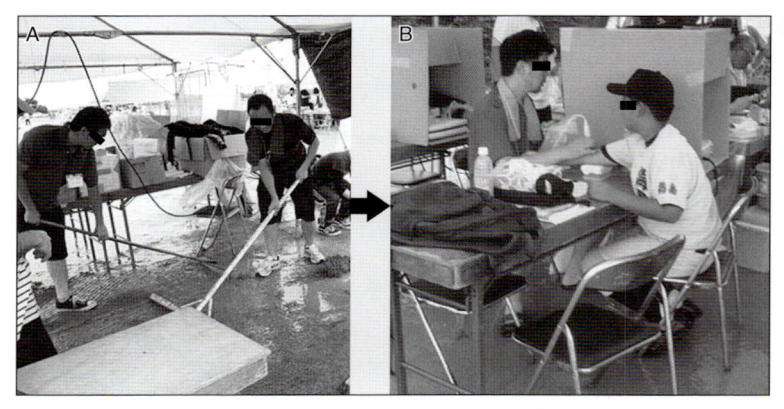

図35　検診現場の復旧
雨が止めばスタッフ一同で検査場所の確保に努め(A)，可及的早期に再開する(B)．

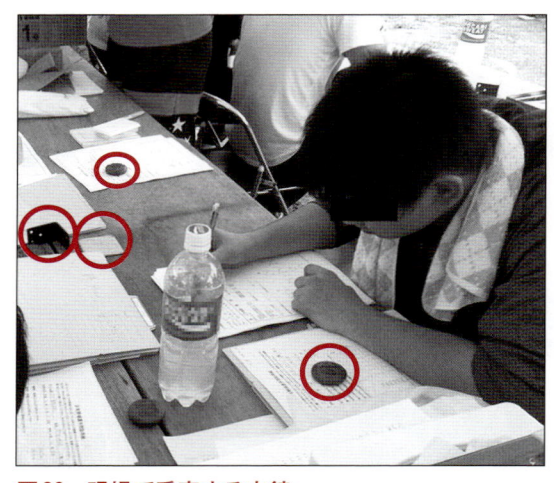

図36　現場で重宝する文鎮
紙類が風で飛ばされないようにバインダーや文鎮(○)を使用している．

表6　超音波所見陽性者への対応

Sa	小学4年生以上の選手のみ二次検診を勧める
Sb	学年にかかわらず二次検診を勧めない
I	小学4年生以上の選手のみ二次検診を勧める
II	小学4年生以上の選手のみ二次検診を勧める

🔖 **ポイント**

あらゆる事象を想定して準備し，臨機応変に対応する

7　一次検診後の対応

　一次検診で陽性であった選手には二次検診(病院受診)を勧めるが，超音波所見陽性者と身体所見陽性者で対応を分けている．以下にそれぞれについて詳述する．

①超音波所見陽性者への対応(表6)

　現在では小学4年生以上でSa，I，IIの選手のみを対象として二次検診を勧めている．

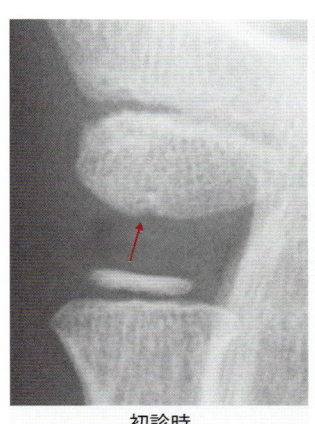
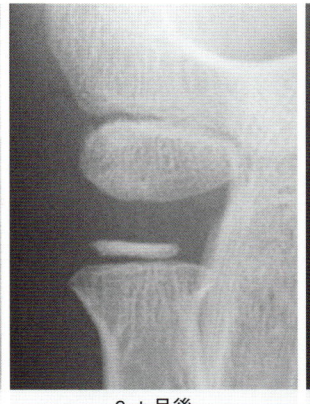
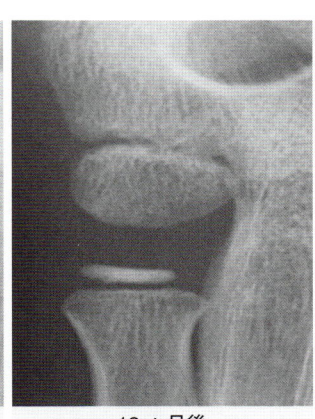

図37　超音波検査でSbのX線経過

X線ではspot状の軟骨下骨の不整がみられ（→），経時的に不整が消失する.

初診時　　　　　　6ヵ月後　　　　　　12ヵ月後

図38　超音波検査でOCDが疑われた選手と保護者への説明

超音波検査でOCDが疑われる場合には，選手と保護者に対して直接超音波画像を示しながら病状を説明し，病院受診を勧めている.

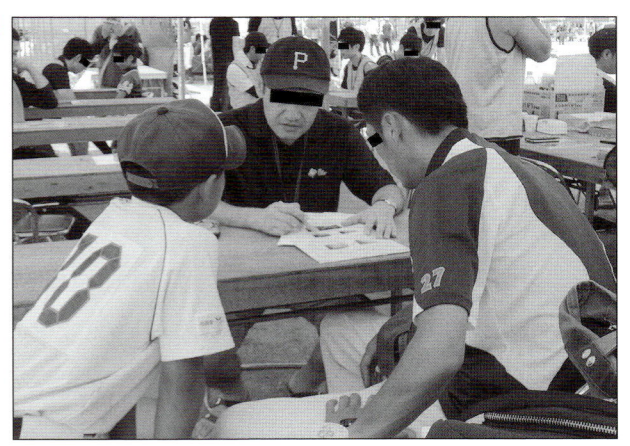

　検査開始当初は学年にかかわらず Sa，Sb，Ⅰ，Ⅱであれば二次検診を勧めていたが，現在の方式に至った過程を紹介する.

　学年に関しては，これまで経験した OCD は小学 4 年生以上のみなので小学 3 年生以下には二次検診を勧めていない.　ただし，徳島での検診は 7 月に開催しているので，1 〜 3 月に開催する地域では小学 3 年生も二次検診を勧めたほうがよいと思われる.　Sb に関しては，X 線像は spot 状の軟骨下骨不整像である.　経時的に経過観察しても OCD を呈する選手を経験していないので（**図 37**）[7]，現在では二次検診を勧めていない.

　二次検診を勧める場合には，選手と保護者に対して直接超音波画像を示しながら病状を説明し病院受診を勧めている（**図 38**）.　説明する対象は指導者ではなく保護者にすることが重要で，保護者がいない場合にのみ指導者に説明を行っている.　超音波検査導入当初は，後述する身体所見陽性者同様，検診終了後に郵送で紹介状を送付していたので病院受診率も 50 ％程度であった.　しかし現場で選手と保護者の両方に直接説明することで受診率は 90 ％以上となった.　超音波検査の正常像と比較しながら異常所見を指摘し，診断確

表7　超音波検査でOCDが疑われた選手および保護者への説明で重要なポイント

1. 可能な限り保護者の立ち合いを求める
2. 超音波検査での異常所見を正常像と比較して説明する
3. 超音波検査のみでの診断は難しく，病院でのX線検査が必要であることを伝える
4. できれば受診病院と日時を決める
5. 仮にOCDであったとしても保存療法で予後良好な例が多いことを説明する
6. 理解しやすいように，ゆっくりと説明する
7. 質問には誠心誠意答える
8. 落ち込む選手・保護者も少なくないのでシビアになりすぎない

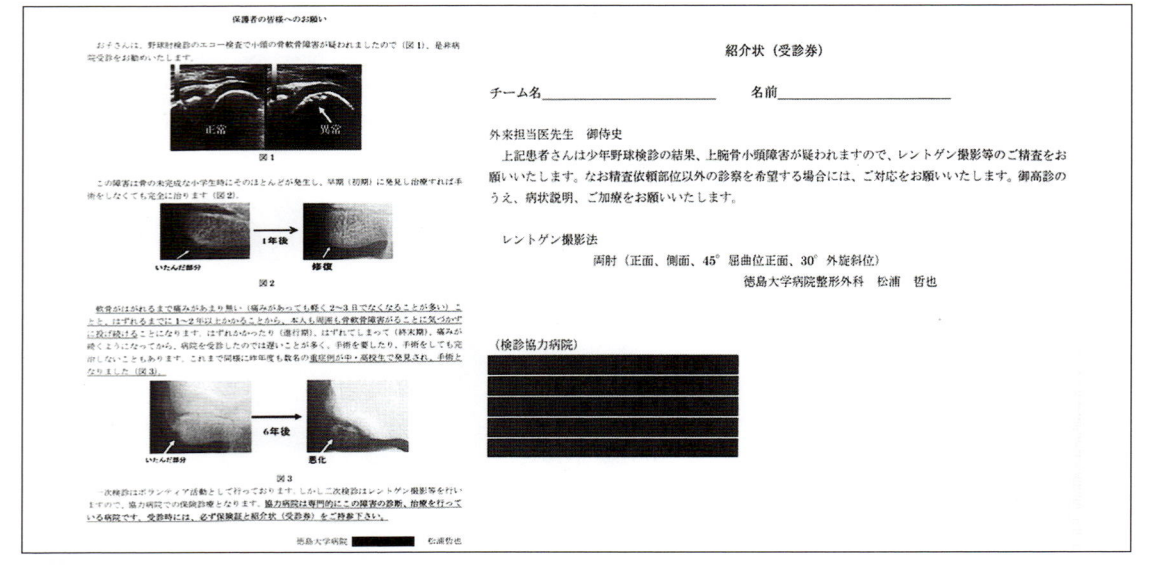

図39　超音波検査でOCDが疑われた選手への紹介状
OCDについての簡単な説明を加えた紹介状.

定のためには病院でのX線検査が必要であることを説明する．落ち込む選手，混乱する保護者や状況を軽く考える保護者もいるので，相手の表情などをうかがいながら説明することを心がけている．また，OCDと診断確定した場合でも，投球中止を主体とした保存療法で90％以上修復することを伝え病院受診を勧める．説明の際のポイントをまとめると**表7**のようになる．

　最後にOCDについての簡単な説明を加えた紹介状（**図39**）を手渡す．なお，指定する病院はOCDについての専門的診療ができる数施設のみとしている．

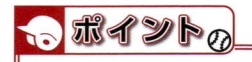ポイント

超音波検査の結果は選手と保護者（できれば母親）に直接，丁寧に説明する

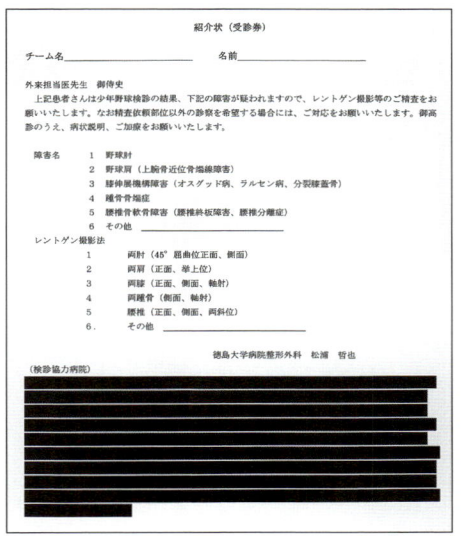

図40 二次検診受診のお勧め
各チームの監督・代表者に，身体所見陽性者に対して二次検診受診を勧める
文書．

図41 二次検診の紹介状

②身体所見陽性者への対応

　各チームの代表者に身体所見陽性者に対して二次検診受診を勧める文書（**図40**）ととも
に各選手の紹介状（**図41**）を郵送している．身体所見陽性は肘のみならず肩，腰，膝，足
関節，足部などに圧痛や可動域制限を認めた場合も含めている．肘で身体所見陽性とは，
投球側が非投球側に比べて伸展あるいは屈曲が5度以上制限される，内側上顆，腕橈関節
や肘頭に圧痛を認める，外反ストレステスト陽性のいずれかに該当する場合としている．
以前は小学6年生や投手・捕手に関しては肘の身体所見陰性でも受診を勧めていたが，現
在は超音波検査でOCDが疑われない選手には受診を勧めていない．また，小学3年生以
下では骨年齢が低いため，X線検査が主体となる二次検診は勧めていない．

　紹介状の作成作業は一次検診の半ばから開始し（**図42**），検診終了後1週間以内に郵送
を終了できるようにしている．受診する病院については超音波所見陽性者とは異なり，県
内各地の約60病院を指定している．指定する病院は検診の前に医師会などを通じて依頼
し（**図43**），応じてくれた施設としている．応じてくれた施設には受診時のマニュアル（**図
44**）を送付している．マニュアルでは代表的疾患の病態，X線撮影法や対応法について解
説し，施設間の対応に違いが生じないように努めている．

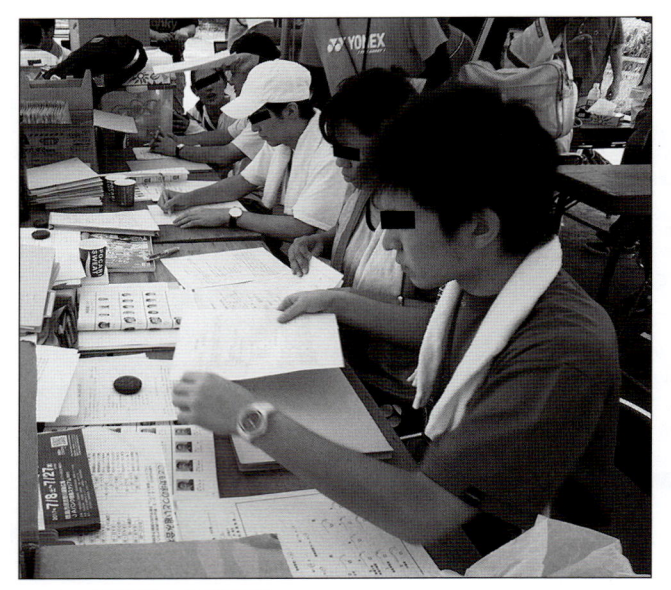

図42　紹介状の作成作業
一次検診の現場で行っている紹介状の作成作業.

病院整形外科
　　　　　　　　先生

拝啓
　入梅の候、先生には忙しくご活躍のことと存じます。
　さて、今年も少年野球、サッカーの検診の時期が近づきました。検診では、
問診と診察により障害の疑われるこどもには、一次検診を勧めております。
遠方のこどもには近隣の病院で一次検診を受けることができればとの配慮によ
り、貴院の周辺のこどもの一次検診をお願いいたしたく存じます。ご多忙の
折、まことに恐縮ではございますが、何卒ご協力賜れますようお願い申し上
げます。ご協力いただける場合には、別紙に記入のうえ、FAX にて返信いた
だければ幸甚に存じます。
　なお、検診は今年も徳島県体育協会スポーツ医科学委員会の事業として、
NPO 徳島みらいネットワークが担当する運びとなりました。下記の要領にて
検診を行いたく、ご迷惑をおかけしますが宜しくお願い申し上げます。

（1）期間　　野球：7 月 10 日〜10 月 31 日まで
　　　　　　　サッカー　8 月 21 日〜10 月 31 日まで
（2）内容　　画像検査ならびに運動器身体所見
（3）対象者　検診者には紹介状を持参させます。持参し忘れた場合も診
　　　　　　　察をお願いいたします。
（4）費用　　対象は一次検診を受けており、有症状者に精密検査を勧め
　　　　　　　ておりますので、患者として保険診療でお願いいたします。
（5）診察、説明
　　　　　　　レントゲン像の結果説明と障害への対応をお願いいたしま
　　　　　　　す。また撮影しましたレントゲンフィルムを後日に拝借さ
　　　　　　　せていただきたく思いますので、その節はご協力のほど、
　　　　　　　よろしくお願い申し上げます。**なおフィルムレスで CD が**
　　　　　　　必要であれば御指示ください。当方で用意させていただき
　　　　　　　ます。
　　　　　　　　　　　　　　　　　　　　　　　　　　　　敬具

　　　　　　　徳島みらいネットワーク　野球担当　松浦哲也

図43　各病院への二次検診依頼文書
一次検診の前に県内各地の病院に送付する依頼状.

病院整形外科
　　　　　　　　先生

拝啓
　大暑の候、先生にはご清祥のこととお慶び申し上げます。
　さて、このたびは少年野球の一次検診にご協力いただけることになり、ま
ことにありがとうございます。
　先日ご連絡させていただきましたように、二次検診は 7 月 10 日〜10 月 31
日までを予定しており、検診者には紹介状を持参させます。(持参し忘れた場
合も診察をお願いいたします。)対象は一次検診を受けており、有症状者に精
密検査を勧めておりますので、患者として保険診療でお願いいたします。ま
た撮影しましたレントゲンフィルムを後日に拝借させていただきたく思いま
すので、その節はご協力のほど、よろしくお願い申し上げます。診察マニュ
アルを同封いたしますので診察の一助にお役立て下さい。
　ご迷惑をおかけしますが宜しくお願い申し上げます。
　　　　　　　　　　　　　　　　　　　　　　　　　　　敬具

　　　　　　　徳島大学医学部整形外科　松浦哲也

野球肘診断マニュアル

1　X 線撮影ならびに読影において、次の点よろしくお願い申し上げます。
　＊　両側撮影により、骨端核の分節、分離、骨端核の拡大や骨軟骨の硬化像を比較
　　　する。
　　　骨端核の形状は個人差があるため、両側の比較と圧痛の有無でご確認をお願
　　　いいたします。どちらかがあれば、疑いの病名でご説明下さい。

　＊　45° 屈曲位正面の X 線像
　　　上腕骨小頭や内側上顆では肘を 45° 屈曲させると、障害部が接線方向に撮
　　　影されるため、わずかな変化も捉えることができます。

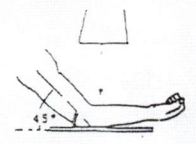

　＊　障害部位
　　　障害部位を内側、外側、後方、(前方) に分けています。内側障害は内側上
　　　顆と滑車、外側障害は小頭と橈骨頭、後方障害は肘頭の障害が含まれます。
　　　鈎状突起、鈎状窩、橈骨窩の骨棘、骨塊は小学生ではみられませんので、前
　　　方障害は除いています。

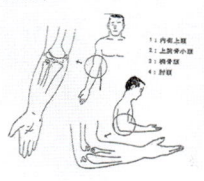

図44　二次検診マニュアル
マニュアルでは，代表的疾患の病態，X線撮影法や対応法について解説している.

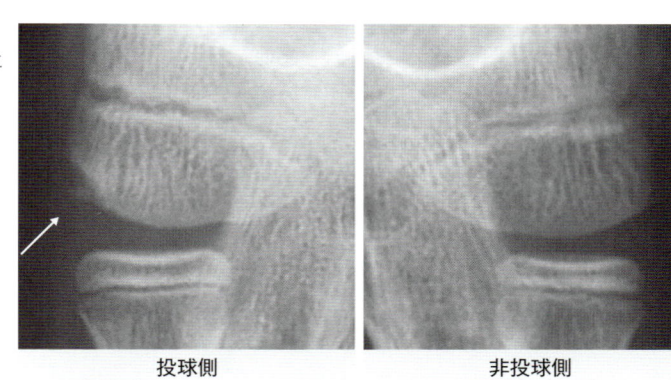

図45 X線の両側撮影
両側を比較することで，わずかな変化を見逃しにくく，選手や保護者が理解しやすい．
（文献17）より転載）

投球側　　　　　　　　非投球側

図46 45度屈曲位正面像の撮影方法
肘関節を45度屈曲させて前腕を回外位にし，前腕をカセッテにのせ，管球を上から当てるようにする．
（文献17）より転載）

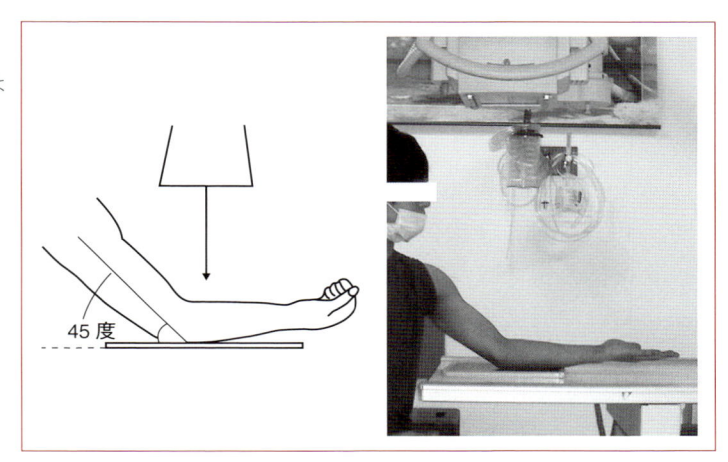

45 度

8 二次検診受診時の対応

　一次検診同様，超音波所見陽性者と身体所見陽性者で対応が異なるので，それぞれについて述べる．

①超音波所見陽性者

a. OCD の有無の確定

　まず，両肘関節の正面，側面，45度屈曲位正面，30度外旋斜位の4方向X線撮影を行う．両側撮影を行う理由は，わずかな病変を見逃しにくく，両側を比較することで選手や保護者が理解しやすい（図45）ことがあげられる[17]．4方向の撮影では45度屈曲位正面と30度外旋斜位の2つが特に有用である．

　45度屈曲位正面像の撮影方法は，肘関節を45度屈曲させて前腕を回外位にし，前腕をカセッテにのせ，管球を上から当てるようにする（図46）[17]．

　30度外旋斜位像の撮影方法は，肘関節を完全伸展させて前腕を回外位にし，肘関節を

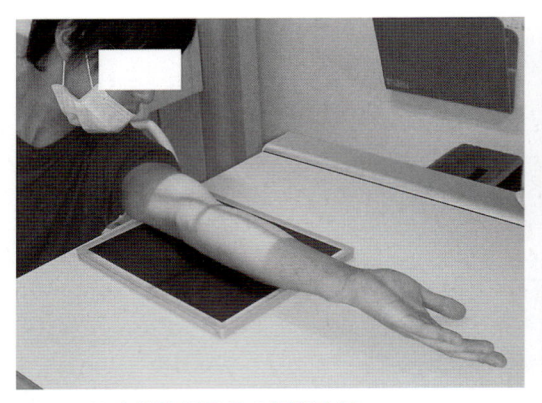

図47 30度外旋斜位像の撮影方法
肘関節を完全伸展させて前腕を回外位にし，肘関節をカセッテにのせ，管球を上から当てるようにする．
（文献17）より転載）

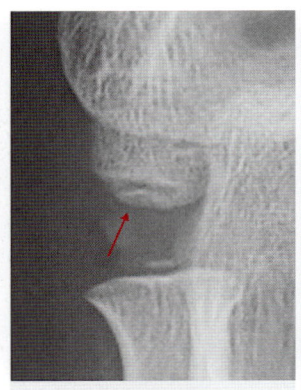
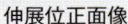
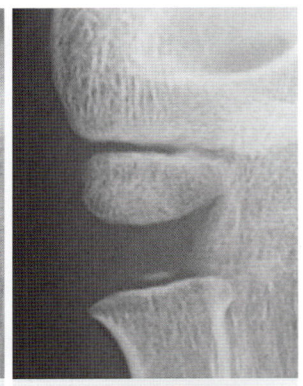

伸展位正面像　　　　　　　　45度屈曲位正面像

図48 伸展位正面像が有用な例
伸展位正面像では小頭の中央に分離したような像（→）がみられるが，45度屈曲位正面像では小頭の下半分にわずかな濃淡差がみられるにすぎない．
（文献17）より転載）

カセッテにのせ，管球を上から当てるようにする（図47）[17]．

　45度屈曲位正面像と30度外旋斜位像がOCDの診断には有利であるが，ときに伸展位正面像と側面像が有用になる場合がある[17]．図48[17]は同じ選手に対し，同じ日にX線撮影した伸展位正面像と45度屈曲位正面像である．伸展位正面像では小頭の中央に分離したような像がみられるが，45度屈曲位正面像では小頭の下半分にわずかな濃淡差がみられるにすぎない．この症例は非投球側の伸展位正面像でも同様の所見がみられ，側面像では後方寄りに分離したような像が確認できる（図49）[17]．注目したい部分が後方寄りにあるため，45度屈曲位正面像に比べて伸展位正面像のほうが適している．こうした症例はPanner病あるいは類似した病態が推測され，骨年齢の低い場合に多い．X線で小頭の骨端線が明らかに開存している骨年齢の幼弱な症例では，伸展位正面像と側面像の撮影を考慮すべきである．

　軟骨下骨表面がわずかに扁平化あるいはX線の透過度が増している症例では，ほかの検査を追加している．追加する検査法としてMRIとCTがあり，被曝を避けたいのでMRIを第一選択としている．MRIでは矢状断のproton dense（PD）fat saturation（FAT-SAT）で高輝度変化がみられればOCDと診断できる（図50）．ただ，小児では閉所で恐怖感を訴える例を少なからず経験しており，その場合はCTを撮っている．OCDならCTで鋸歯状変化がみられる（図51）．症例数を重ねるとX線のみで診断できるようになるが，選手や保護者への説明ではMRIやCTの助けを借りると説得力が増す．

　X線でわずかな変化すら確認できない症例の多くは，超音波所見でSaに相当する．前述のようにMRIやCTを追加する場合と，3ヵ月程度して再度X線検査を行う場合がある．いずれかを選択するかは保護者との話し合いで決定している．

図49　側面像が有用な例

図48と同じ症例で，側面像では後方寄りに分離したような像（→）が確認できる．
（文献17）より転載）

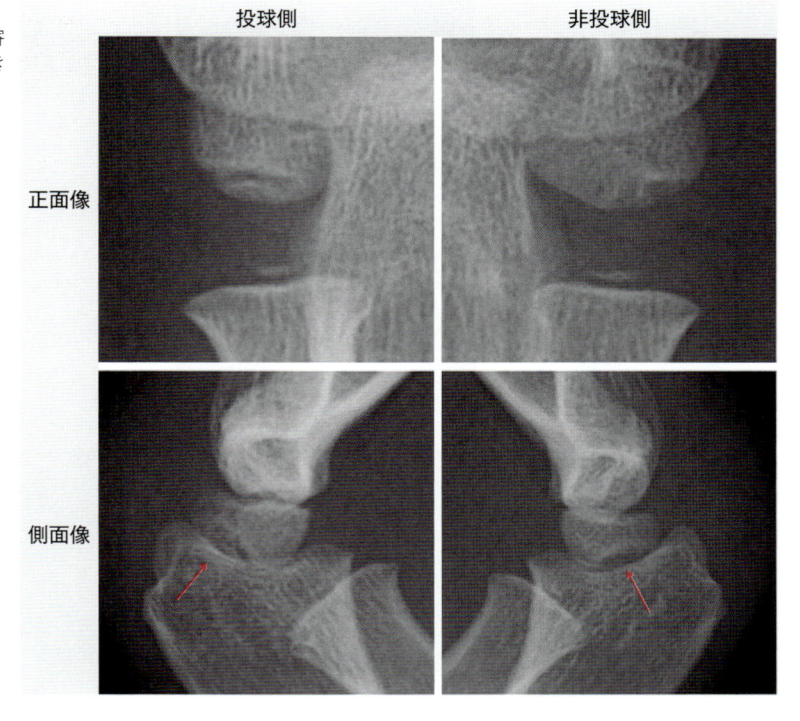

投球側　　非投球側

正面像

側面像

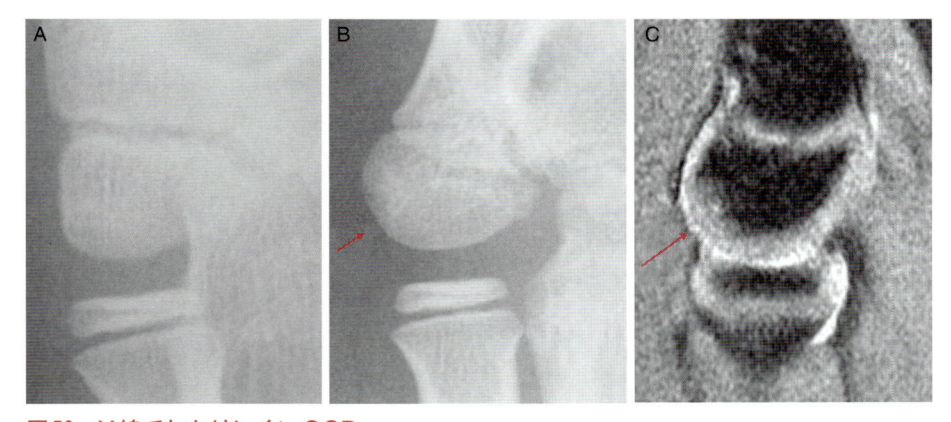

A　B　C

図50　X線でわかりにくいOCD
45度屈曲位正面像（A）では異常を指摘できず，30度外旋斜位像（B）で軟骨下骨のわずかな不整像（→）を認めた．MRI矢状断のproton dense（PD）fat saturation（FAT-SAT）（C）で高輝度変化（→）を認めた．

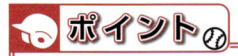　ポイント

保護者へは MRI や CT を見せて説明する

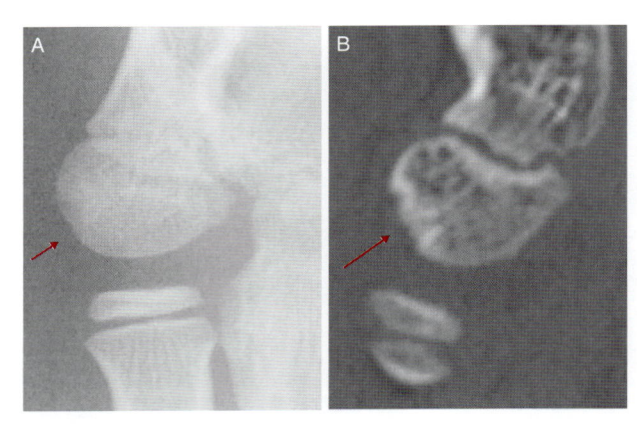

図51 OCDのCT像
30度外旋斜位像（A）で軟骨下骨のわずかな不整像（→）が，CT（B）では明らかな鋸歯状変化（→）としてみられる．

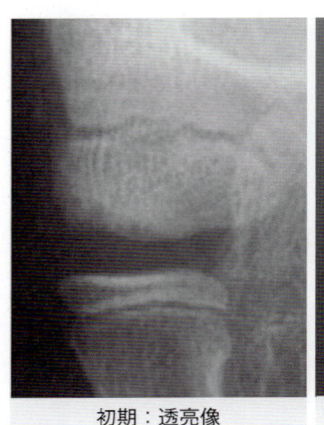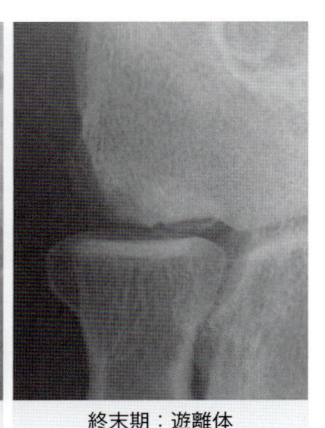

初期：透亮像　　　　　　進行期：離断像　　　　　　終末期：遊離体

図52 OCDのX線病期分類
初期では透亮像，進行期では離断像，終末期では遊離体が特徴である．
（文献17）より転載）

b. 病期診断と治療法の決定

OCDと診断が確定すれば直ちに治療を開始する．治療開始にあたって最も重要なことは，正しく病期診断することである．病期診断の基本はX線であり，X線の読影能力が医師の画像診断能力を反映している．X線の読影能力が低ければCTやMRIを撮っても無駄であり，まずはX線の読影能力を磨くべきである．X線における病期分類は初期，進行期，終末期の3期に分けられる[8]．各病期の特徴的所見として，初期では透亮像，進行期では離断像，終末期では遊離体があげられる（**図52**）[17]．ただし，この特徴的所見は小頭病巣部の局所所見であり，基本的にはOCDの自然経過のなかでどの時期に相当するかを考慮して総合的に判断しなければならない．したがって，OCDの自然経過を理解することが重要であり，局所所見とともに小頭や外側上顆の骨端核の成長状況が参考となる[18]．自験例で病期と小頭骨端核の成長段階の関係をみてみると，初期では骨端核が固有形から骨端線が癒合開始，進行期では骨端線が癒合中，終末期では骨端線が閉鎖する時期に相当

図53　病期と小頭骨端核の成長段階

初期では小頭骨端核が固有形から骨端線が癒合開始，進行期では骨端線が癒合中，終末期では骨端線が閉鎖する時期に相当する．

（文献18）より転載）

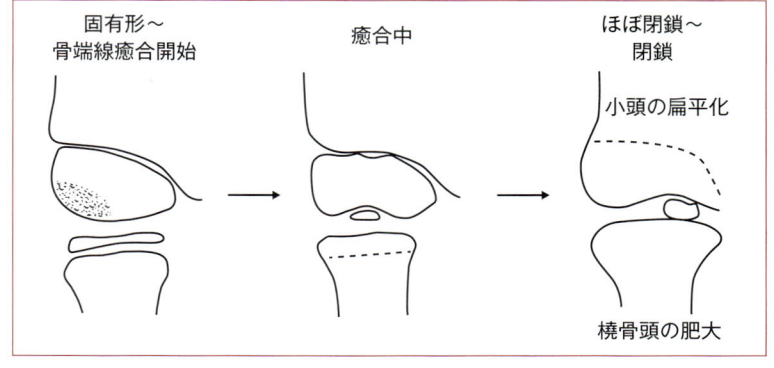

固有形〜
骨端線癒合開始

癒合中

ほぼ閉鎖〜
閉鎖

小頭の扁平化

橈骨頭の肥大

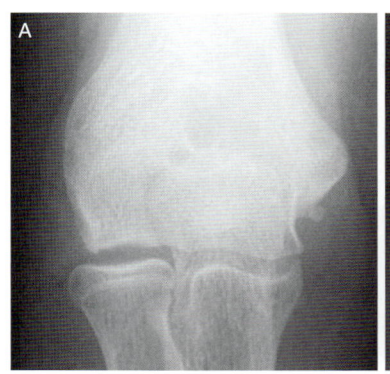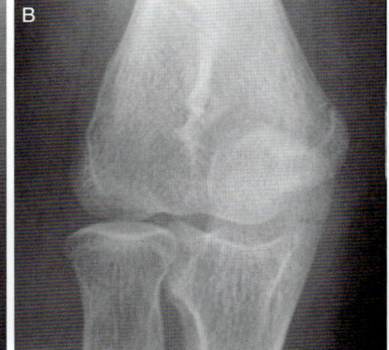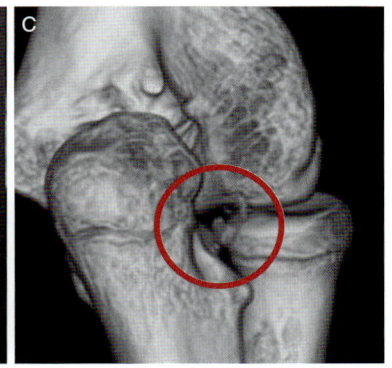

図54　遊離体の描出に優れたCT

45度屈曲位正面（A）や30度外旋斜位（B）によるX線では明瞭でない遊離体がCT（C）では一目瞭然である．

する（図53）[18]．小学生では骨端線が未閉鎖なので進行期までにとどまる例が大半であるが，骨端線が閉鎖し症状を有していればCTを追加する．すでに遊離体を形成している場合があり（図54），多くは腕橈関節後方にあるのでX線のみではわかりにくい．骨成分が乏しく，軟骨成分に富んだ場合はCTよりMRIが有利であるが，そのような症例は少ない．

　初期か進行期と判断されれば，保存療法の適応となる．OCDに対する保存療法の基本は投球中止を主体とした局所安静である[8, 9]．具体的には投球はもとより打撃，腕立て伏せや重量物挙上なども禁止し，かなり制約の強い対応といえる（図55）[16]．超音波検査導入後，検診で発見される症例の大半は疼痛のない無症候例であり，制約の強い対応をすべきか否か検診開始当初は迷うことが多かった．しかし，自験例のデータを解析した結果，現在は制約の強い図55のように対応している．以下にその理論的根拠を示す．

　検診で発見した初期か進行期の38人に対して投球中止を主体とした保存療法を勧めたところ，投球中止に応じてくれた（中止群）のは47.4%で，投球側やポジションを変更した（変更群）のが36.8%，投球を継続した（継続群）のが15.8%であった．2年後のCTにおける修復状況をみてみると，完全修復，不完全修復，非修復に分けることができた（図

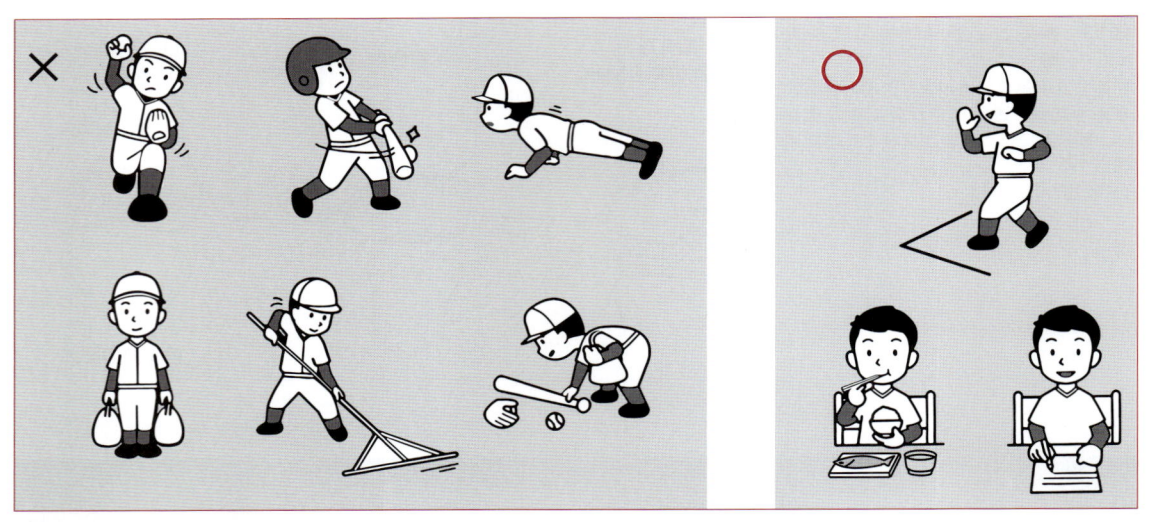

図55　OCDに対する保存療法
投球はもとより打撃，腕立て伏せや重量物挙上なども禁止する．
（文献16）より引用改変）

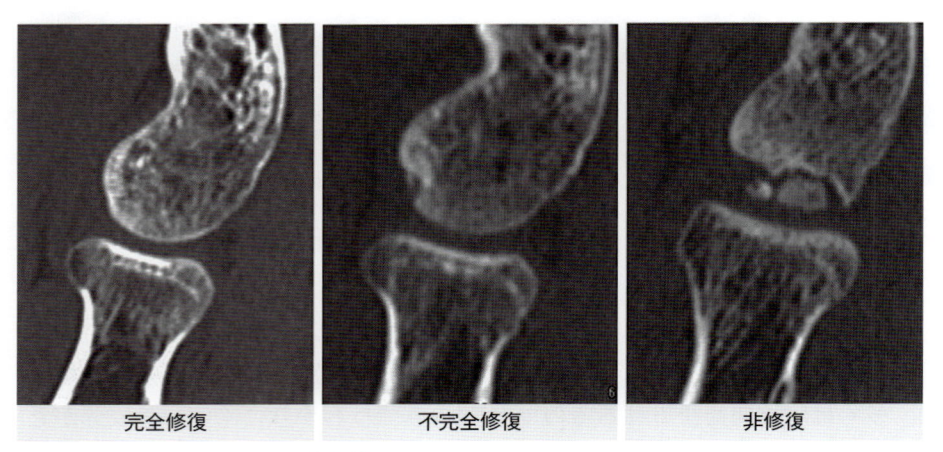

完全修復　　　　　　不完全修復　　　　　　非修復

図56　CTにおけるOCDの修復状況
完全修復，不完全修復，非修復に分けられる．

56）．活動性と修復状況の関係をみてみると，中止群では完全修復94.4％，不完全修復5.6％で非修復はなかった．変更群では完全修復が42.8％にとどまり，不完全修復が28.6％で非修復も28.6％にみられた．さらに継続群では完全修復，不完全修復ともに16.7％で，非修復が66.7％にみられた（図57）．さらに修復状況と臨床症状の関係をみると，完全修復では全例症状がなく，不完全修復では83.3％に症状がなく，疼痛やひっかかり感といった症状を有するのは16.7％にすぎなかった．一方，非修復例では全例に症状がみられた（図58）．以上の結果から，無症候性の症例に対しても投球中止を主体とした保存療法を勧めている．

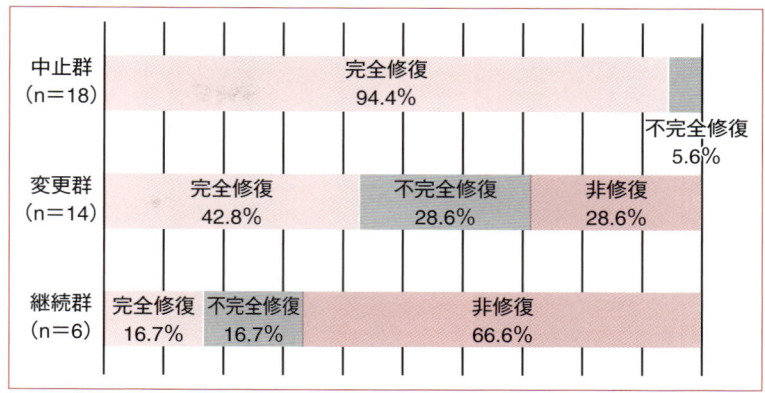

図57 投球レベル別の修復状況（2年経過）

中止群に比べると，継続群の修復率は明らかに低い．

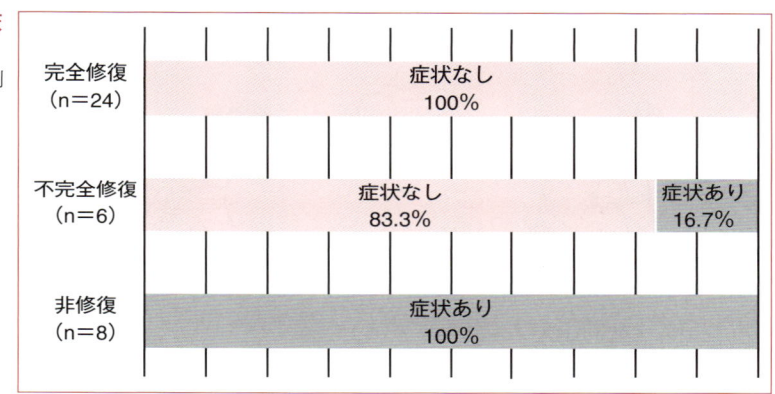

図58 X線での修復状況と臨床症状（2年経過）

完全修復では全例症状がなく，非修復例では全例に症状がみられた．

🔴 **ポイント**

OCD の自然経過（治癒と悪化）の理解と病期判定が重要
治療の大原則は上肢の運動負荷の中止

---

②身体所見陽性者

　身体所見陽性は前述のとおり肘以外の部位も含めているが，ここでは肘のみについて述べる．超音波所見陽性者と異なり主なターゲットとなる疾患は内側上顆障害である．ただし，超音波検査で見逃している可能性もあるので，OCD の有無については必ずチェックするようにしている．内側上顆障害には fragmentation（内側上顆骨端核下端の分離・分節像）と separation（骨端核と骨幹端の間の離解）があるが[19]，多いのは fragmentation である．fragmentation は筋・腱・靱帯の付着部に生じる病変で，付着部は内側上顆の前方下端に位置する．一般的な肘正面像では病変部より後方の正常部分と重なるので，OCD 同様，45 度屈曲位正面像が有用である[20]．実際には両肘関節の 45 度屈曲位正面像と側面

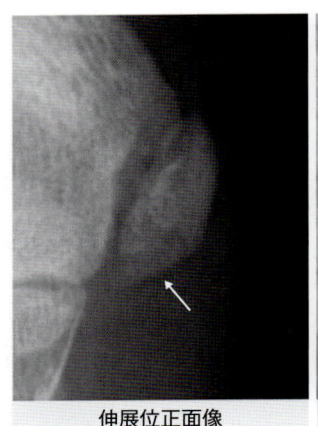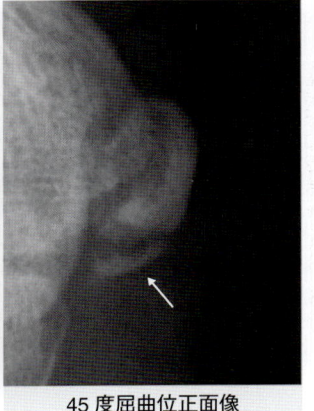

伸展位正面像　　　　45度屈曲位正面像

図59　内側上顆障害における45度屈曲位正面像の有用性
45度屈曲位正面像では内側上顆の下端に骨片（→）がみられ，伸展位正面像に比べて病像を的確に捉えている．
（文献21）より転載）

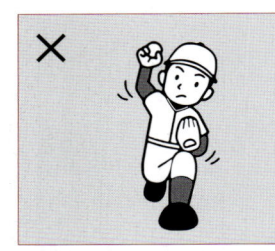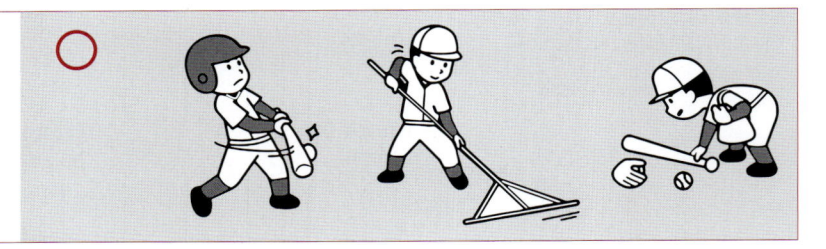

図60　内側上顆障害に対する保存療法
症状を有する期間のみの投球中止や制限とし，打撃や重量物挙上などは許可している．
（文献6）より引用改変）

像の2方向撮影を行っている．**図59**[21]は同じ選手を同じ日に撮影方法を変えて撮った2枚のX線像である．45度屈曲位正面像では内側上顆の下端に骨片がみられ，左の正面像に比べて病像を的確に捉えている．

　内側上顆障害と診断すれば保存的に対応するが，OCDに比べて制限は強くない．具体的には症状を有する期間のみの投球中止や制限とし，打撃や重量物挙上などは許可している（**図60**）[6]．併せて投球動作に影響する肩甲胸郭機能や骨盤・体幹機能の改善を図ることも大切である．X線での修復には2〜3年かかることも珍しくないので，約3ヵ月ごとにフォローアップしている（**図61**）[6]．

ポイント⑪

内側上顆障害でも45度屈曲位正面像が有効
治療は疼痛時の投球中止と身体機能の改善

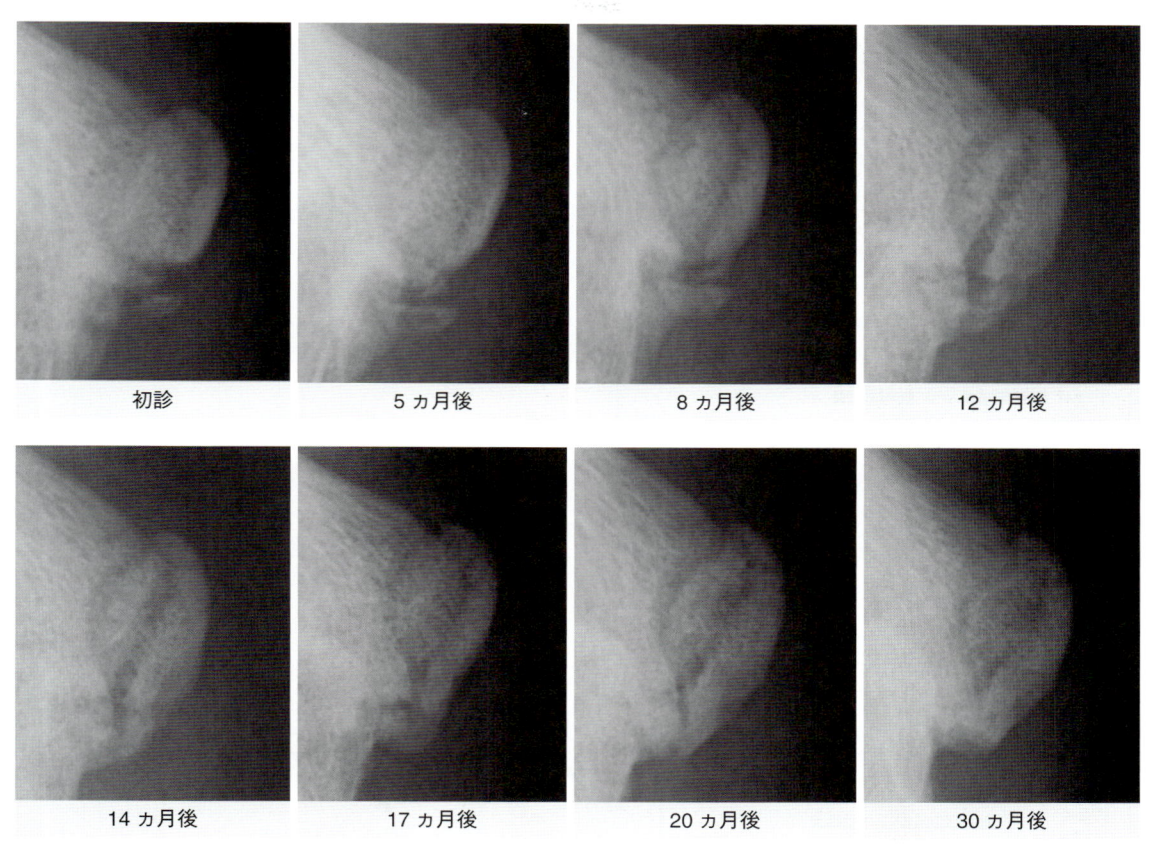

初診	5ヵ月後	8ヵ月後	12ヵ月後
14ヵ月後	17ヵ月後	20ヵ月後	30ヵ月後

図61　内側上顆障害の修復経過
X線での修復には2～3年かかることも珍しくないので，約3ヵ月ごとにフォローアップしている．
（文献6）より転載）

9　二次検診結果の報告

　　二次検診は10月末まで行っており，終了すると検診を依頼していた病院に受診者の有無を確認する（図62）．受診者がいればX線のフィルムやデータを回収する．回収したデータを責任者が読影し最終診断を下す．診断結果はチームごとにまとめてチーム責任者に郵送で送付している（図63）．送付するのは12月上旬～中旬を目標にしており，障害のなかで最も多い内側上顆障害のフォローアップを冬休みに行えるようにしている．また，二次検診を受診していない選手の受診を促すように喚起している．

ポイント

> 検診結果の判定は検診の責任者が行う
> 検診結果をチーム責任者へ必ず報告する

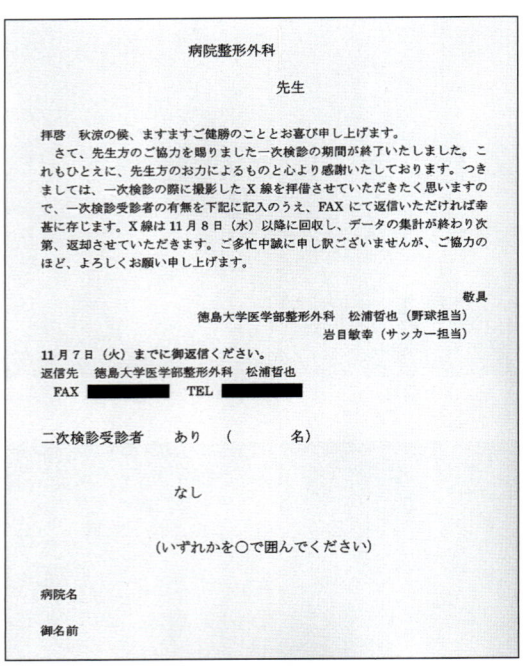

図62 二次検診受診者の有無を確認する文書

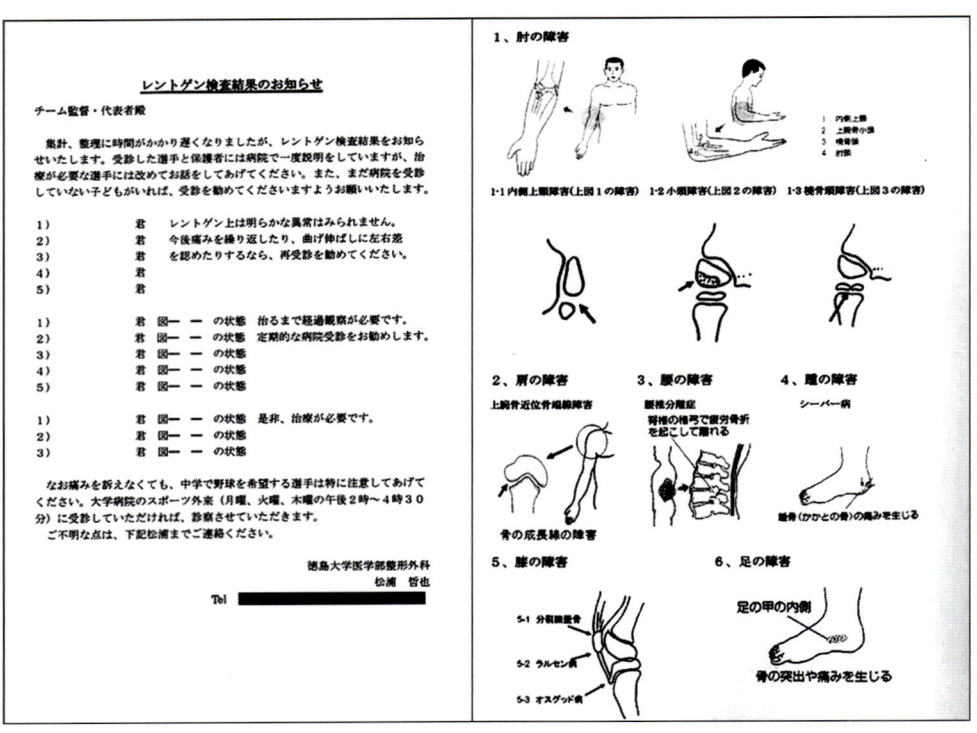

図63 二次検診診断結果の報告
各チームのチーム責任者に二次検診受診での診断結果を郵送で送付している.

文　献

1）武藤芳照：「健診」と「検診」の意味．学校における運動器検診ハンドブック，武藤芳照ほか編，南江堂，東京，34，2007
2）大久保　衛ほか：スポーツ外傷・障害に対するメディカルチェックの意義と課題．整・災外 53：1557-1565，2010
3）Wilson, JM et al：Principles and practice of mass screening for disease. Bol Oficina Saint Panam. 65：281-393, 1968
4）平成26年度少年野球（軟式・硬式）実態調査　調査報告．https://www.joa.or.jp/media/comment/pdf/2014_survey_childrensbaseball.pdf
5）岩瀬毅信：スポーツ障害の予防・診断・治療—少年野球肘について—．小児外科 28：703-710，1996
6）松浦哲也：内側上顆障害の保存的対応—形態と機能的修復—．よくわかる野球肘　肘の内側部障害—病態と対応—，山崎哲也ほか（編），全日本病院出版会，東京，164-170，2016
7）Matsuura, T et al：Prevalence of Osteochondritis Dissecans of the Capitellum in Young Baseball Players：Results Based on Ultrasonographic Findings. Orthop J Sports Med 2：2325967114545298, 2014
8）岩瀬毅信ほか：上腕骨小頭骨軟骨障害．整形外科MOOK 54．柏木大治（編），金原出版，東京，26-44，1988
9）Matsuura, T et al：Conservative treatment for osteochondrosis of the humeral capitellum. Am J Sports Med 36：868-872, 2008
10）Andermann, A et al：Revisiting Wilson and Jungner in the genomic age：a review of screening criteria over the past 40 years. Bull World Health Organ. 86：317-319, 2008
11）柏口新二ほか：スポーツによる骨軟骨障害の予防．THE BONE 19：407-412，2005
12）柏口新二ほか：投球動作の上腕骨の成長に及ぼす影響について（第二報）　上腕骨近位骨端線障害との関連．日小児整外会誌 6：5-11，1996
13）西良浩一ほか：発育期腰椎分離症のすべり進展メカニズム—臨床的および実験的検討より．臨スポーツ医 16：1093-1096，1999
14）石崎一穂：エコー検査の意義と実際．よくわかる野球肘　離断性骨軟骨炎，岩瀬毅信ほか編，全日本病院出版会，東京，93-117，2013
15）Iwame, T et al：Two-year follow-up study of subchondral surface irregularities of the capitellum on ultrasonography in baseball players under the age of 10 years. Skeletal Radiol 46：1499-1505, 2017
16）松浦哲也：保存的対応の実際．よくわかる野球肘　離断性骨軟骨炎，岩瀬毅信ほか編，全日本病院出版会，東京，145-155，2013
17）松浦哲也：単純X線，CTの意義と実際．よくわかる野球肘　離断性骨軟骨炎，岩瀬毅信ほか編，全日本病院出版会，東京，62-74，2013
18）松浦哲也：いつ，どうして発生するのか．よくわかる野球肘　離断性骨軟骨炎，岩瀬毅信ほか編，全日本病院出版会，東京，42-52，2013
19）Brogden, BS et al：Little leaguer's elbow. Am J Roentgenol 83：671-675, 1960
20）松浦哲也：肘の内側部障害を画像で見る，診る　2）単純X線，CTで何を見るか．よくわかる野球肘　肘の内側部障害—病態と対応—．山崎哲也ほか編，全日本病院出版会，東京，48-58，2016
21）松浦哲也：リトルリーグ肘（内側上顆障害）．こどものスポーツ障害診療ハンドブック，山下敏彦（編），中外医学社，東京，57，2013

（松浦哲也）

5. 超音波検査（エコー検査）の実際

1 原理と手技

⑴ 超音波の基礎：超音波の原理と超音波検査装置について

要点の整理
- 超音波画像（エコー像）の理解
- 装置の準備と設定
- 超音波検査の有用性

a. 知って得する超音波検査の原理と運動器エコー像

● B モード法について

　エコー像は，探触子（プローブ）から超音波を体内に発信し，音響インピーダンスの異なる組織の境界面で反射してきた信号をプローブで受信して，装置本体で処理を行い画像化している．B モード法は黒いキャンバスに白い点で画を描いている．白い点が反射している部分で，白さの輝度の違いは音響インピーダンスの差に基づき，反射点までの距離は体内での超音波の音速に基づいている．

　離断性骨軟骨炎（osteochondritis dissecans：OCD）および靱帯を中心とした内側支持機構の検査は，主として B モード法で検査を施行する．病変を発見した際には，病変を明瞭に描出し評価を行う．

● 音響インピーダンスについて

　音響インピーダンスとは，各組織がもっている音（超音波）に対する性質のことで，数値で表される（表1）．

　超音波は，音響インピーダンスの異なる組織の境界面で反射する．同じ音響インピーダンスの組織を重ねた場合にはその境界面に反射は起こらないが，その差がわずか0.01でも境界面で反射が起こる．音響インピーダンスの差が大きいほど強く反射する（図1）．

　骨と他の組織の音響インピーダンスの差は4倍以上と大きいため，境界面である骨の表面で超音波を強く反射して表面が強く光って見える．

　骨を通過する音がわずかなため，現在の技術では骨の中を描出することはできない．

　OCD では，軟骨下骨と海綿骨が障害を受け音響インピーダンスに変化が生じるため，病変を描出することが可能と考えられる．

　運動器各組織の超音波画像に関しては後述する．

● ドプラ法について

　エコー検査では，ドプラ効果を利用して血流情報を画像表示し，診断に役立てている．心臓や血管などの循環器領域だけではなく，腹部や表在領域でも日常的に利用している技

表1 体内組織の主な物理的特性
（文献1）を参考に作成）

	音速 (m/s)	音響インピーダンス×10⁶ (kg/m²·s)	1 MHzの減衰係数 (dB/cm)
空気（ガス）	340	0.0004	12.0
血液	1,570	1.62	0.2
脳	1,540	1.60	0.2
脂肪	1,450	1.35	0.8
腎臓	1,560	1.62	0.9
骨	4,080	7.80	13.0
水	1,480	1.52	0.002

**図1 音響インピーダンスの差と境界の
エコー像**
2つの組織の音響インピーダンスZ1とZ2の差と
境界面の線状高エコー像のイメージ.

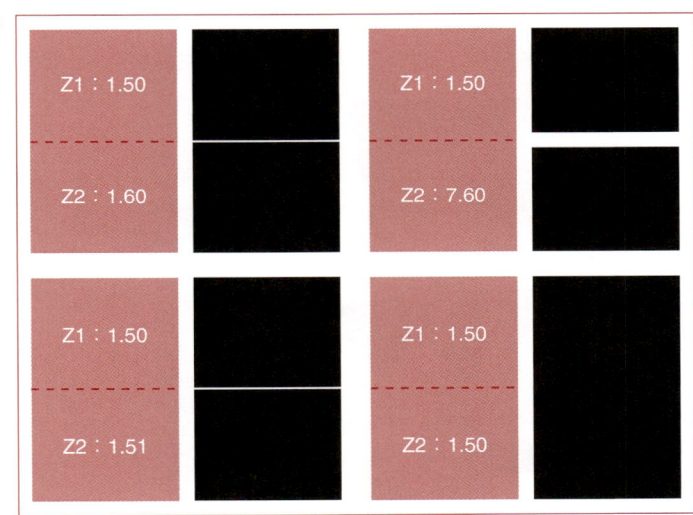

術である.

　サーキットでの車の爆音や救急車のサイレンの音を思い出してみると，近づいてくるときの音色よりも遠ざかっていくときの音色のほうが低い音に聞こえる．同じ音（音源）でも音の高さが変わって聞こえるのがドプラ効果である．

　エコー検査では，超音波を反射する血球が，近づいてきているのか遠ざかっているのかを色で表示する．この表示方法をカラードプラ法という．カラードプラ法は反射した音の向きに色づけをしているため，超音波ビームに垂直方向の血流を示すことが困難で，低流速の血流を表示することも苦手といわれている．

　パワードプラ法の技術は，血流の向きや流速にかかわらず，そこに血液が流れていることを表示する方法である．主に運動器ではパワードプラ法を利用している（図2）.

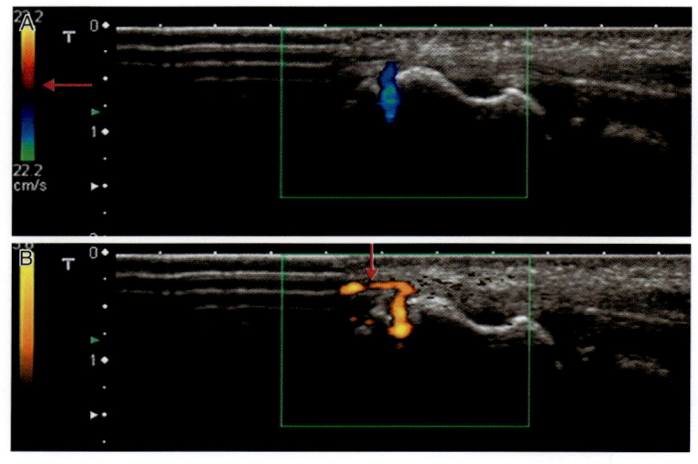

図2　カラードプラ法とパワードプラ法の違い
A：→に提示しているように，色で血流方向と流速を示す.
超音波ビームに直交する血流は表示できない.
B：→の超音波ビームに直交する血流も表示可能.

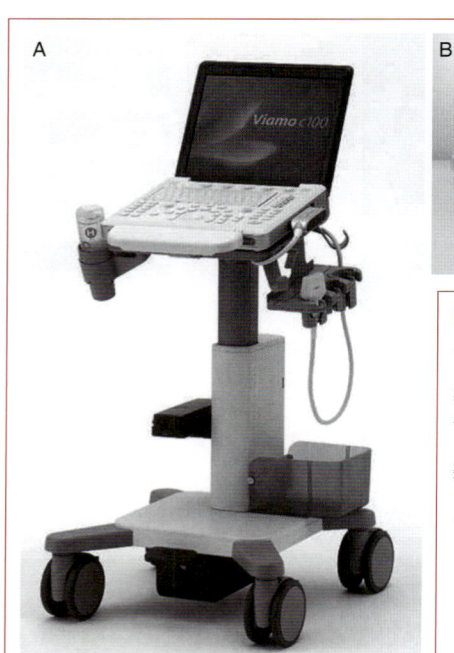

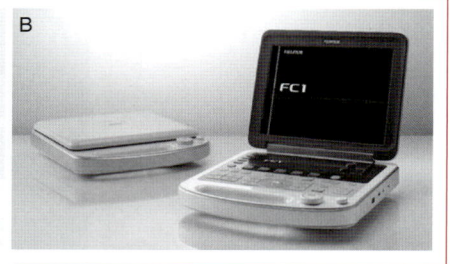

図3　ラップトップタイプの2機種
A：Viamo™ c100(キヤノンメディカルシステムズ社製)，B：FC1(富士フイルムメディカル社製).
各社がラップトップタイプの装置も各社揃えている.
架台をつけると複数のプローブを同時に接続できる.
いずれも架台との着脱が可能な装置である.

b.　超音波検査装置(エコー装置)について

●装置の構成

　エコー装置はプローブ部分と本体に分かれている．本体にはコンソール型とラップトップ型があるが，検診では架台と本体の着脱可能なラップトップ型が便利である(図3).
ラップトップ型には充電機能があるが，最大でも1～2時間程度しかもたないため，検診の際は電源の確保が必要である.

　運動器エコー検査では，主として高周波リニア型プローブを使用する．使用するプローブは，形状と周波数によっていくつか種類がある．一般的に体表から観察するプローブは

表2　プローブの種類と特徴

プローブ名	リニア型プローブ	コンベックス型プローブ	セクタ型プローブ
周波数	7 MHz 以上	3.5 MHz	3.5 MHz
分解能	高い	低い	低い
エコー減衰	大きい	小さい	小さい
対象領域	運動器・乳腺・甲状腺・血管	腹部・血管(深部)運動器(深部)	心臓(成人用)

乳腺や甲状腺用のリニア型プローブのほうがより周波数が高い.

リニア型，コンベックス型，セクタ型である(**表2**).

　プローブの周波数が高いほど距離分解能がよくなり，より密な画像が表現できるが，減衰が大きくなり超音波が到達する距離が短くなる．正常な心臓や肝臓を観察する際でも，視野深度を 15 cm 程度に設定するため，セクタ型プローブやコンベックス型プローブの周波数は 3 〜 4 MHz に抑えられている．

　運動器では深い部分の評価をすることはまれなため，乳腺や甲状腺を見るための高周波リニア型プローブを選択する．

　高周波リニア型プローブにも，乳腺や甲状腺などを見るプローブと血管を見る周波数のやや低いプローブがあるが，運動器では周波数の高い，乳腺や甲状腺用のリニア型プローブを選択するとよい．現在のプローブは，決められた範囲内で装置内にて周波数を変更できるため，見たい組織の深さに合わせて本体で周波数を段階的に切り替えることが可能である．より浅い部分を見るときには周波数を上げ，深い部分を見る際には周波数を下げるとよい．また，前方の肩の関節唇や臀部にできた血腫など，深い部分を観察したい場合には，コンベックス型プローブやセクタ型プローブを利用してもよい．

●プリセットと検査時の画像調整

　電源投入時や検査部位選択時に出力される画像は，あらかじめ視野深度や画質をプログラムしておいた条件設定で描出できる．このことをプリセットという．プリセットは，事前にメーカーと相談して画質を調整しておくことが重要である．実際の検査に際しては，体形や関心領域の深さが被検者によって異なるため，検査時に被検者ごとに，視野深度やフォーカスの位置，ゲインなどの調整が必要になる．

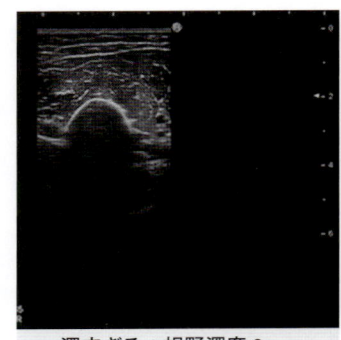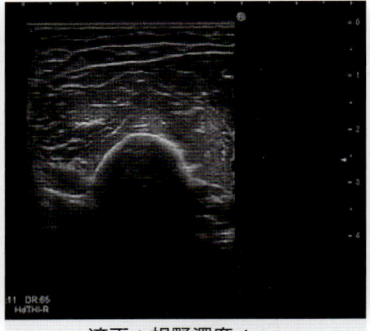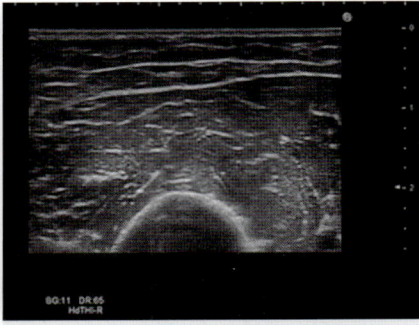

| 深すぎる：視野深度 6 cm | 適正：視野深度 4 cm | 浅すぎる：視野深度 2.75 cm |

図 4　視野深度の調整：上腕骨短軸像
観察する部位（関心領域）や対象の組織全体が収まるように，表示する深さを調整する.

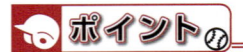

> ### 検査時に被検者ごとに視野深度，フォーカスの位置，ゲインなどの調整が必要

以下の内容を理解し，適正な画像で検査してほしい.

- 視野深度は，表示する深さのことである. 観察したい部分（関心領域）が適正な大きさになるように調整する. また，経過観察をする場合には，前回と同じ視野深度で検査する（図 4）.

- フォーカスとは，いわゆる「焦点：ピント」のことである. フォーカスを合わせた深さ部分が，より明瞭に描出される. 一眼レフカメラで被写体に焦点を合わせるように，エコー検査では関心領域の深さにフォーカスを合わせる. 市販されているほとんどのエコー装置にはフォーカス機能がついているため，病変部分の評価や画像の保存の際には必ず焦点を合わせる努力を要する（図 5）.

- ゲインはテレビ画面の画像調整でいう「ブライトネス」にあたる. 画面全体を明るく（白っぽく）するか，暗くするかの調整である. 適正な画像がわからない不慣れな時期には，ゲインを上げて画質をやや明るくして検査すると，病変の見落としも少なくなるといわれている.

- 操作パネルと画面表示：操作パネルは，各社液晶を用いるなどして操作しやすいように工夫されている. 検診では，個人の認識用の番号や名前を入力する画面の操作も必要ある. 検査の際には，前述の画像調整のほか，画像を静止するフリーズボタン，文字入力，サイズ計測，静止画や動画記録の操作も必要になる（図 6）. モニターにはさまざまな数字やマークが表示されているが，ここには先に述べた画質条件や視野深度，フォーカスなどの条件が表示される（図 7）.

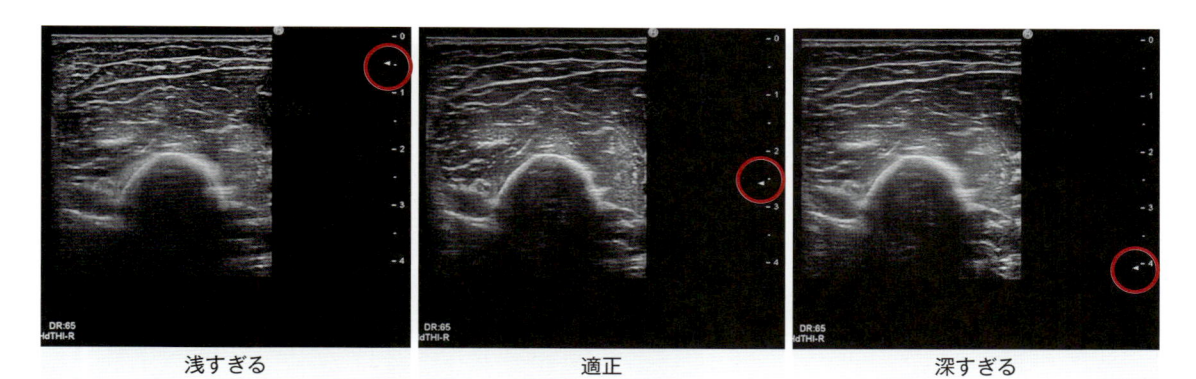

| 浅すぎる | 適正 | 深すぎる |

図5　フォーカスの調整：上腕骨短軸像
上腕骨表面を関心領域とした場合．三角形（○）がフォーカスポイントである．

図6　操作パネル
パネルは，各メーカー装置ごとに配置が工夫されている．トラックボールは計測点や文字入力の位置，プルダウン表示の選択などさまざまな状況で使用する．

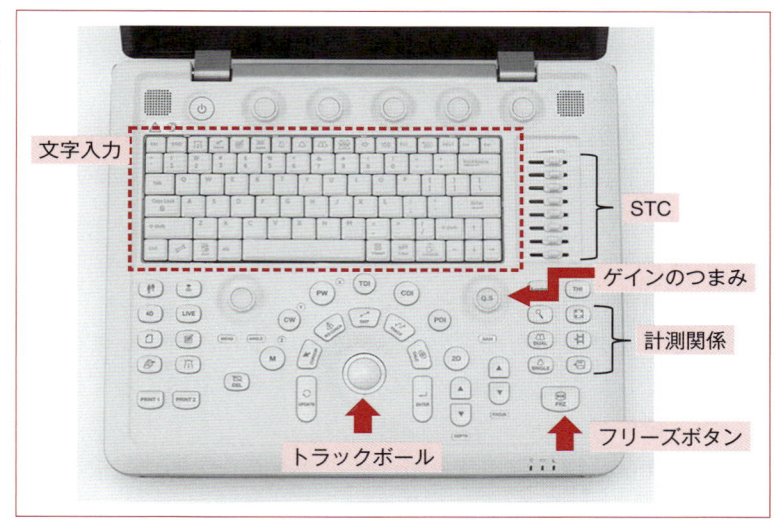

図7　ディスプレイ表示
表示位置は各メーカーによって異なる．

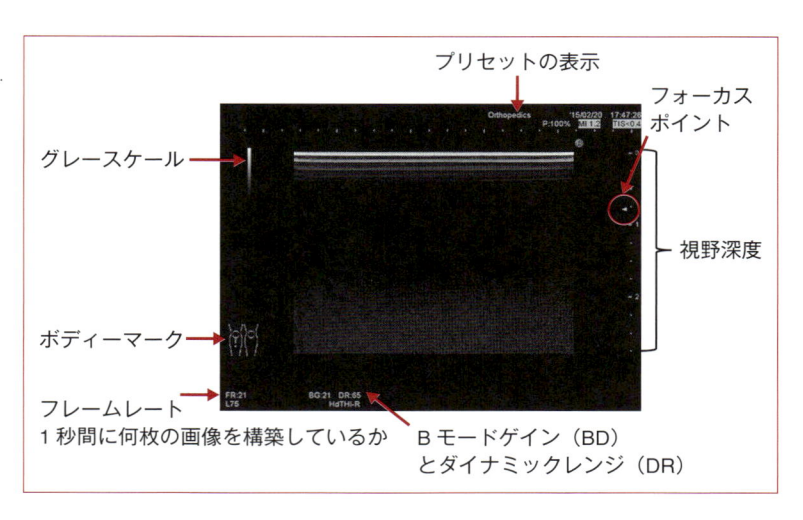

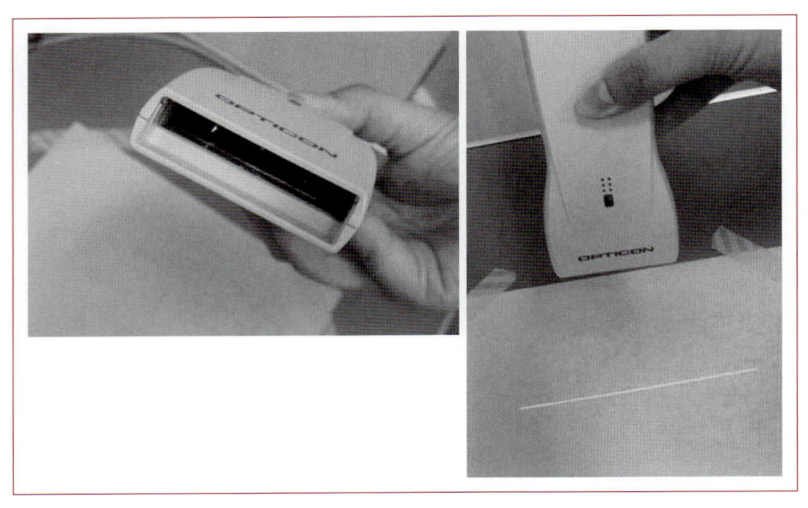

図8　バーコードリーダーの口径と光の線

●装置の取り扱いの注意

検査装置はパソコンと同じで，装置が稼働しているときにコンセントを抜いて電源を切ると，装置自体のハードディスクが破損する可能性が高い．最新の装置では，連続稼働時間が4時間の装置も存在するが，ほとんどが1〜1.5時間程度しかもたないため，検査時にはコンセントから電源を取ることを推奨している．

●プローブの持ち方と基本走査

プローブの先端近くを，ペンを持つように持つ．この際，最低でも小指1本はフリーな状態にしておく．肢位やアプローチする部位によって持ち方は異なるが，必ず手の一部や指で被検者に触れて，そこを支点にして走査する．リニア型プローブやコンベックス型プローブは，超音波ビームがプローブの面全体から送信されるわけではなく，線上に発射されるため，それを意識して操作すると明瞭な画像が得られる．バーコードリーダーをイメージするとよく理解できる(図8)．

c. 各組織の超音波像

各組織のエコー像を提示する(表3)．

エコー検査では，運動器のさまざまな組織が特徴的なエコー像として描出できる．Bモード画像では，白い部分を高エコー，画像のエコー像を表示しない領域と同程度の真っ黒い部分を無エコー，暗い部分を低エコーという．

肘関節を観察すると，正常な骨および軟骨下骨は平滑でその表面像が輝度の高いエコー(高輝度エコー)に見え，硝子軟骨である関節軟骨や成長軟骨は無エコーに描出される．正常な肘関節では，関節内に関節液の貯留を確認することはなく，関節内で無エコーに見えるのは関節軟骨である．また，成長軟骨によって骨表面の連続性が途絶えて描出される．滑膜ひだは均質な高エコーに描出される(図9)．

OCDでは，本来超音波を強く反射すべき軟骨下骨の皮質と後方の海綿骨が障害(壊死)

表3　各組織の正常エコー像

		超音波像
骨・軟骨下骨		連続する高輝度線状エコー
軟骨	硝子軟骨	均質な無〜低エコー
	線維軟骨	比較的均質な高エコー
関節包		薄い高エコー
滑液包		描出されない 高エコーの扁平な嚢状 線状高エコー
筋		線状高エコーを内包する低エコー
腱		長軸像：線状高エコーの束（fibrillar pattern） 短軸像：高エコー
靱帯		長軸像：線状高エコーの束（fibrillar pattern） 短軸像：高エコー
末梢神経		長軸像：連続する線状高エコーと低エコーの縞状エコー 短軸像：ブドウの房状

図9　各組のエコー像：小児肘関節の伸展位前方走査長軸像

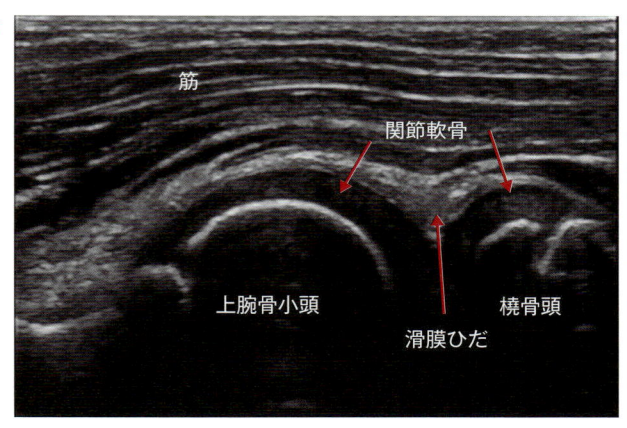

を起こし，超音波を強く反射できなくなるため超音波が透過し，軟骨下骨表層の高輝度ラインの不整や不連続性を示し，障害した海綿骨と正常の海綿骨の境界面に不整な線状高エコー（ダブルライン）が出現すると考えている（図10）．

　関節包は線上高エコーに描出されるが，エコー上滑膜と線維性膜との判別はつかない．肥厚している膜内に血流シグナルが確認できた場合には，滑膜の炎症が示唆される（図11）．

　筋は筋細胞を線維性の膜で包んだ，ひも状の組織を束ねた組織であるため，長軸像では低エコーに高エコーの筋がみられ，短軸では霜降りのように見える（図12）．

　血管は内腔が無エコーに描出される．動脈は血管の拍動を確認することができる．

　神経は短軸像ではブドウの房状（ハチの巣状：ハニカムサインともいわれる）に見え，長

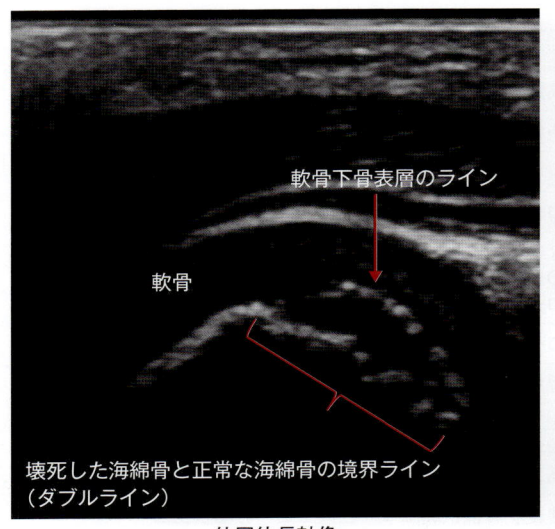

軟骨下骨表層のライン

軟骨

壊死した海綿骨と正常な海綿骨の境界ライン
（ダブルライン）

伸展位長軸像

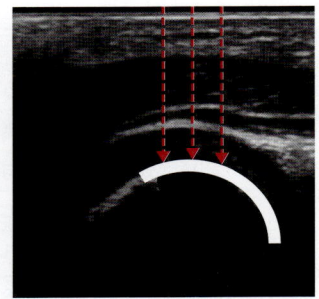

正常であればこのように描出さ
れ，超音波皮質表面で反射する

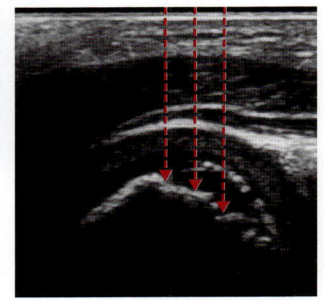

超音波が海綿骨まで進み，正常
な骨との境界面でも反射する

図10　OCDの画像解説

軸ではストライプ状に見える（**図13**）．

　靱帯と腱は長軸では細い線状高エコーの束に見え，超音波用語でフィブリラパターン（fibrillar pattern）という．短軸では高エコーに見える（**図14**）．靱帯や腱に超音波ビームが垂直に当たらないと異方性を起こして低エコーを呈する．

ワンポイントレクチャー1：超音波のイメージとアーチファクト

　超音波は体内に送信されると反射や透過，屈折をしながら減衰する．反射する部位（音響インピーダンスの異なる組織の境界面）に垂直超音波ビームが入射すると，反射と透過が起こる．反射する部位に斜めに入射すると反射と屈折が起きる．生体内で起こる超音波の反射，透過，屈折によりアーチファクトが出現する．成長期の肘関節では軟骨の中に骨化中心がぽつんと見え，骨化中心の表面で音を強く反射するため，その後方に音響陰影（acoustic shadow：AS）が生じ，上腕骨の一部が描出されない（**図15**）．アーチファクトは組織の特徴を表すものだが，異方性を起こすと診断の妨げになる場合があるため注意が必要である（**表4**）．

　• 異方性
　靱帯や腱に超音波ビームが垂直に当たらないことで，高エコーに見えるべき靱帯が

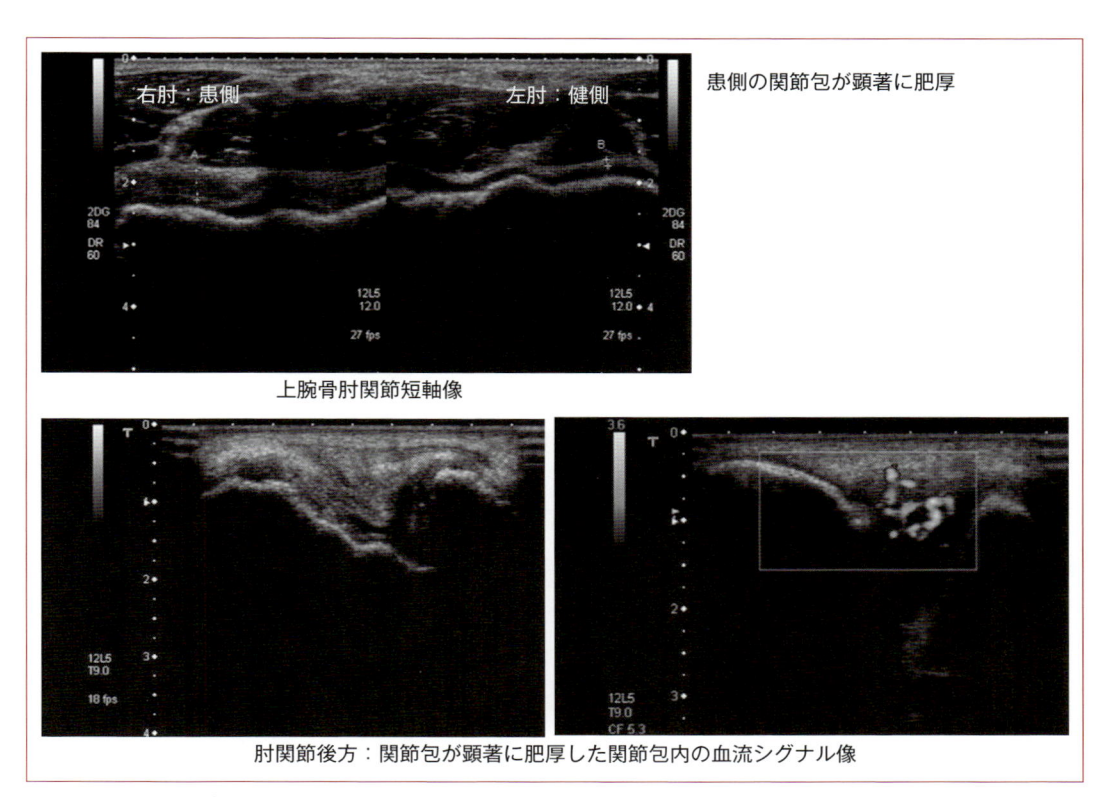

上腕骨肘関節短軸像

肘関節後方：関節包が顕著に肥厚した関節包内の血流シグナル像

患側の関節包が顕著に肥厚

図11　肘関節の関節包の異常像

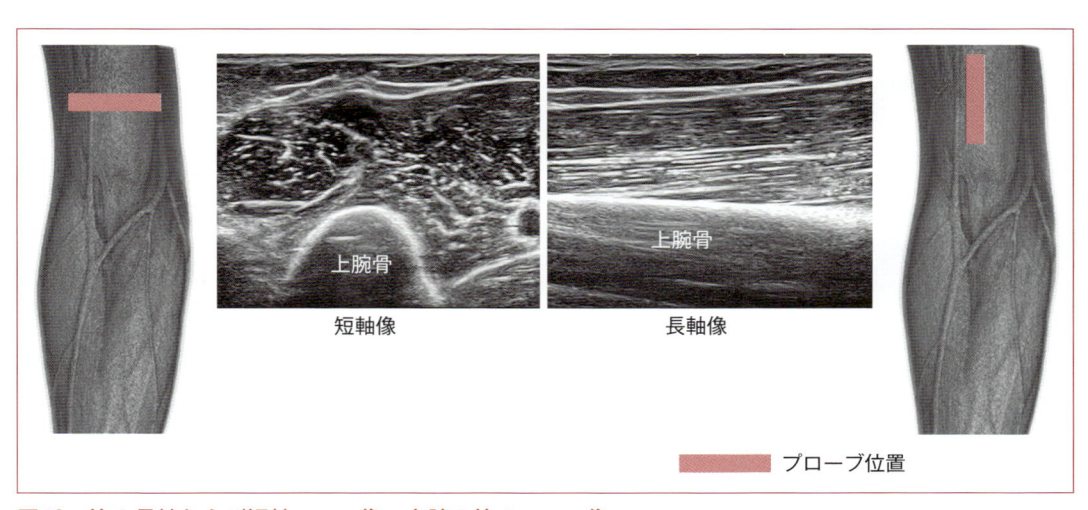

短軸像　　　　　　　　長軸像

プローブ位置

図12　筋の長軸および短軸エコー像：上腕の筋のエコー像

図13　神経のエコー像

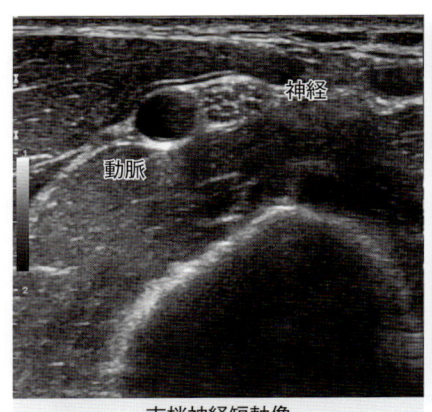

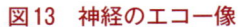

末梢神経短軸像　　　　　　　　　末梢神経長軸像

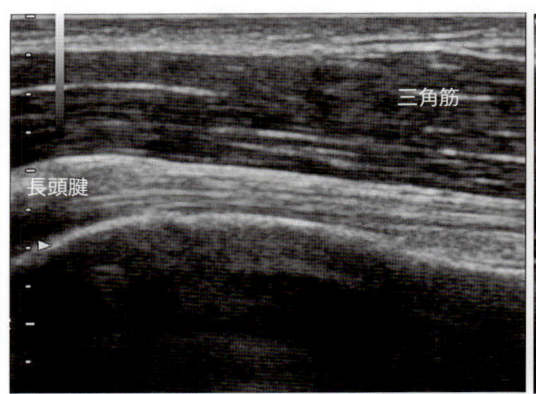

上腕二頭筋長頭腱長軸像

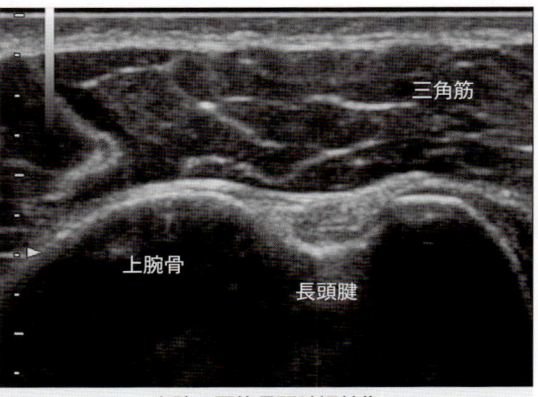

上腕二頭筋長頭腱短軸像

図14　腱および靱帯のエコー像

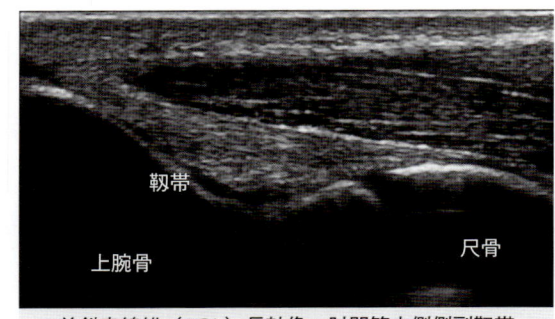

前斜走線維（AOL）長軸像：肘関節内側側副靱帯

低エコーに描出される．このことを「異方性（anisotrophy）」という．異方性は，検査手技の悪さによって起こるアーチファクトである．特に靱帯や腱を観察する際には，異方性が生じないように注意して組織に垂直に超音波ビームが当たるようにアプローチする必要がある（図16）．

図15　軟骨内の骨化中心像：上腕骨外側
軟骨内に浮くように存在する骨化中心像(→).

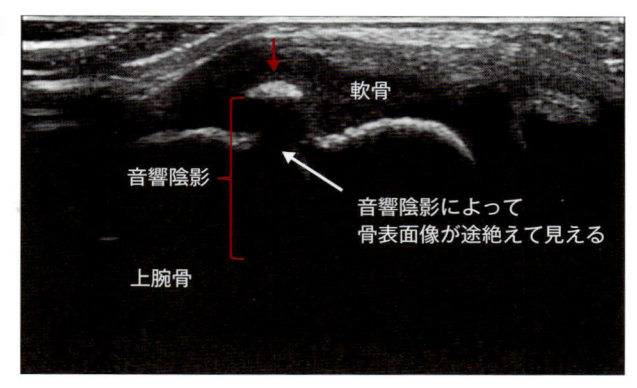

表4　運動器領域における主なアーチファクトの種類

アーチファクト	出現するエコー像と場面
多重反射	穿刺した針の後方に針が一定間隔で映る
音響陰影(AS)	骨や石灰化後方が無エコーになる
外側陰影	腱鞘の短軸像や被膜をもつ腫瘤の側方が低〜無エコーのスリット状に映る
後方エコー増強	ガングリオンや神経鞘腫などの後方が周囲より高エコーに映る
ミラーイメージ	骨の長軸断面の後方に前方の組織像が映る
サイドローブ	石灰化病変の両側に広がりをもつように高輝度エコー像が隣接する
異方性(anisotropy)	腱や靱帯のアーチファクト 高エコーに見えるはずが低エコーに描出される

d.　エコー検査の有用性

　エコー検査は，運動器領域で有用な検査法である．特にリアルタイム性は，他の画像診断モダリティでは得られない情報である．動的検査により組織の動きの確認や病変の確認ができるほか，血流の評価も可能である(**表5**)．検診においては，屋外に持ち出せるコンパクトなサイズが何よりも魅力である．

②野球肘検診のエコー検査法

要点の整理

●検査前の準備：事前の準備が必要である．

●検査方法：検診時間に合わせた検査法を実施することが大切である．

a.　検診および臨床における検査前の準備

●検査環境の準備

　フィールドでの検査では検査環境が整っていないため，検診の場所に応じた工夫が必要である．事前に気をつけることとしては，電源の確保，装置と被検者および検査者の位置

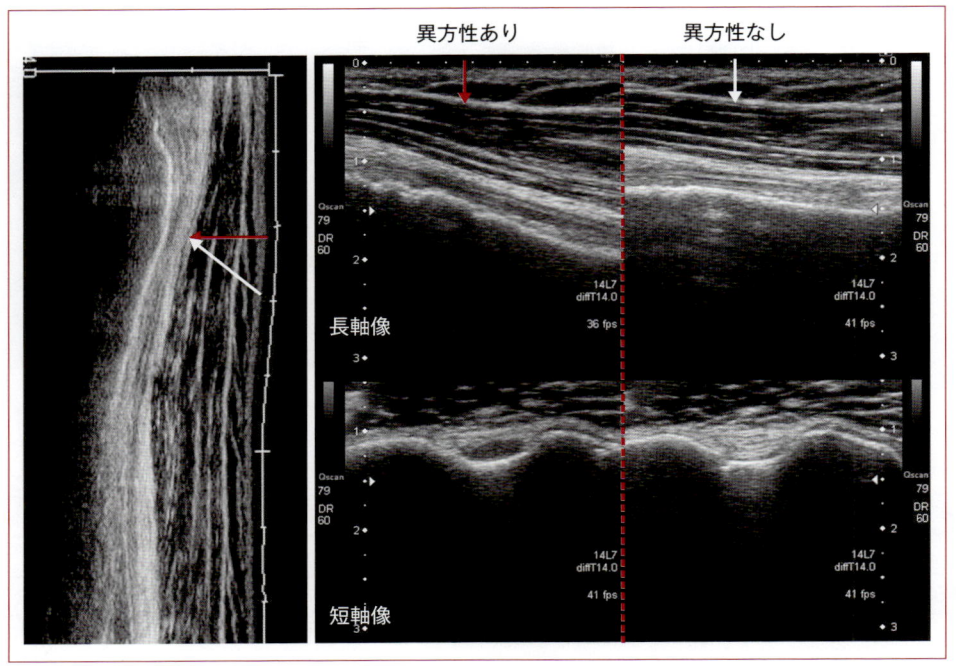

異方性あり　　　　　　異方性なし

長軸像

短軸像

図16　腱に垂直に超音波ビームが入射するようにプローブを当てる：上腕二頭筋長頭腱像
→は体表に乗せただけで，腱に対して超音波ビームが斜めに入射しているが，⇢はプローブの遠位部分を肌に軽く食い込ませて，腱に対して超音波ビームが垂直に入射している.

表5　運動器におけるエコー検査の長所

・痛みや腫れの原因解明
・骨表面と軟部組織の評価が可能
・高分解能：CTやMRIより優れている
・自由な走査：見たい部分へ直接アプローチ
・リアルタイム性：動的検査や血流評価が可能
・非侵襲性：検査による痛みが少ない
・コンパクト：屋外へも持ち出せる
・簡便性：操作が簡便・修得時間短い
・安価：装置・被検者負担が少ない

関係である．エコー検査は可能な限り，屋内で検査できる場所を確保することを推奨する．

①屋内での検査

　使用するエコー装置が多い場合には，ブレーカーが落ちないように事前に総電流量を確認し，施設と打ち合わせる必要がある．会議用の長机を使用する場合には，机に装置を置き，机を隔てて被検者と検査者が向き合って検査する方法と，装置だけを机に乗せ，被検者を椅子に座らせて椅子の背もたれを利用して検査する方法がある．机で向き合う場合には，肘を乗せる台を作っておくと便利である（図17）．検査者が肘を持って検査すると，装置の操作や動的検査を自由に行うことができず，非効率的なので推奨できない（図18）．

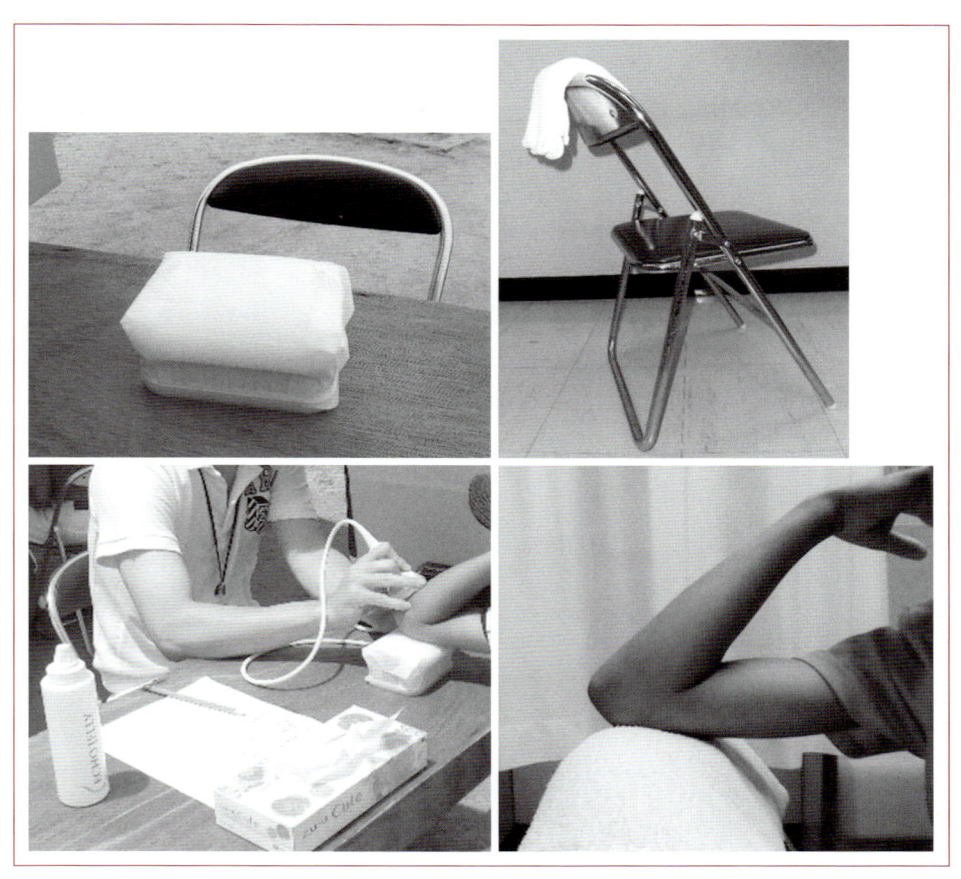

図17　野球肘検診における手台の工夫

図18　悪い例
左手で受診者の肘を持つと，装置の操作や動的検査が行え
なくなる．

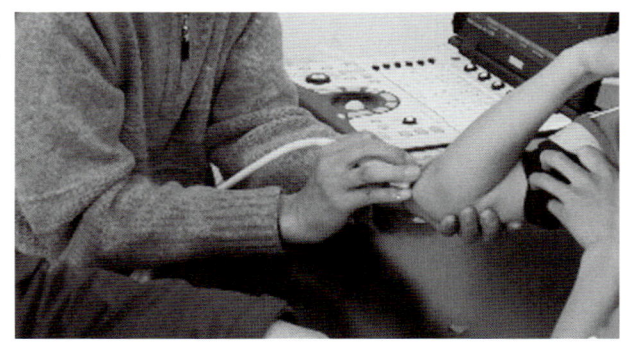

②屋外で検査する場合

　電源の確保が重要である．屋内と異なり，超音波検査には劣悪な環境となるため，明るさへの対策や埃への対策を取っておくことが必要である．天候の急変もあるため，装置が壊れないように万全を期して臨む必要がある（図 19）．被検者と検査者の位置関係は屋内での検査法と同様である．

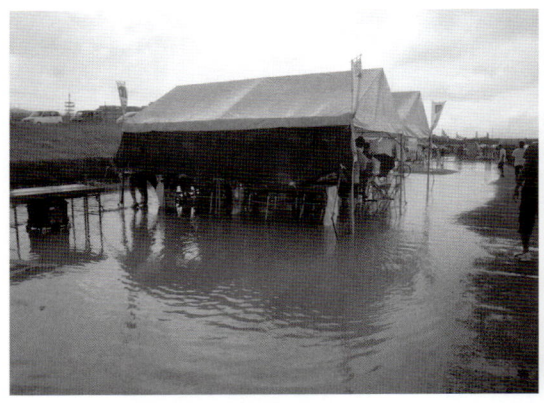
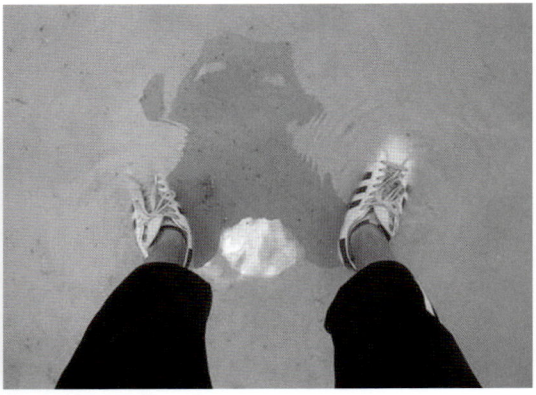

図19 天候急変後の検診テント
ゲリラ豪雨なども想定して，電源の避難や装置の撤収なども考慮しておく必要がある.

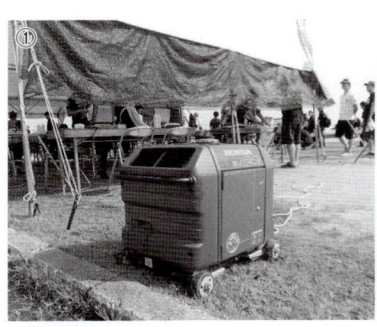
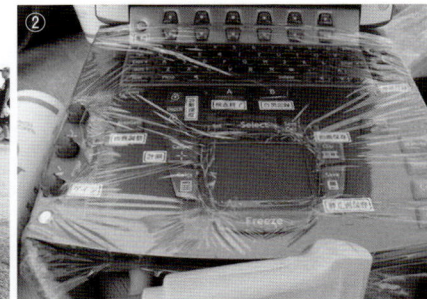
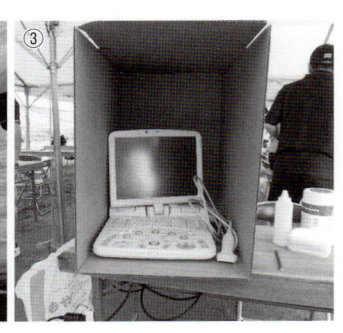

図20 屋外で検診をする場合の工夫
①電源の確保.
②砂埃対策：器材にラップを巻く.
③明るさ対策：①のように幕で遮光する工夫も必要だが，段ボール箱に装置を入れるとよい．その際，熱がこもらないように後ろの
　面には穴を開けておくとよい.

③病院で検査する場合

　病院で検診を行う場合には電源確保に問題はない．肘を乗せる台は採血台や血圧台など
を利用するとよい.

ワンポイントレクチャー2：屋外での工夫（図20）
①電源の確保
②砂埃対策
③明るすぎる環境への対策

●消耗品の準備

　運動器の検査で使用する超音波ゼリーは硬めのものにする．検査後にゼリーを拭き取る
ティッシュペーパーや廃棄用のごみ袋などの準備が必要である．記録表は，検診全体の記

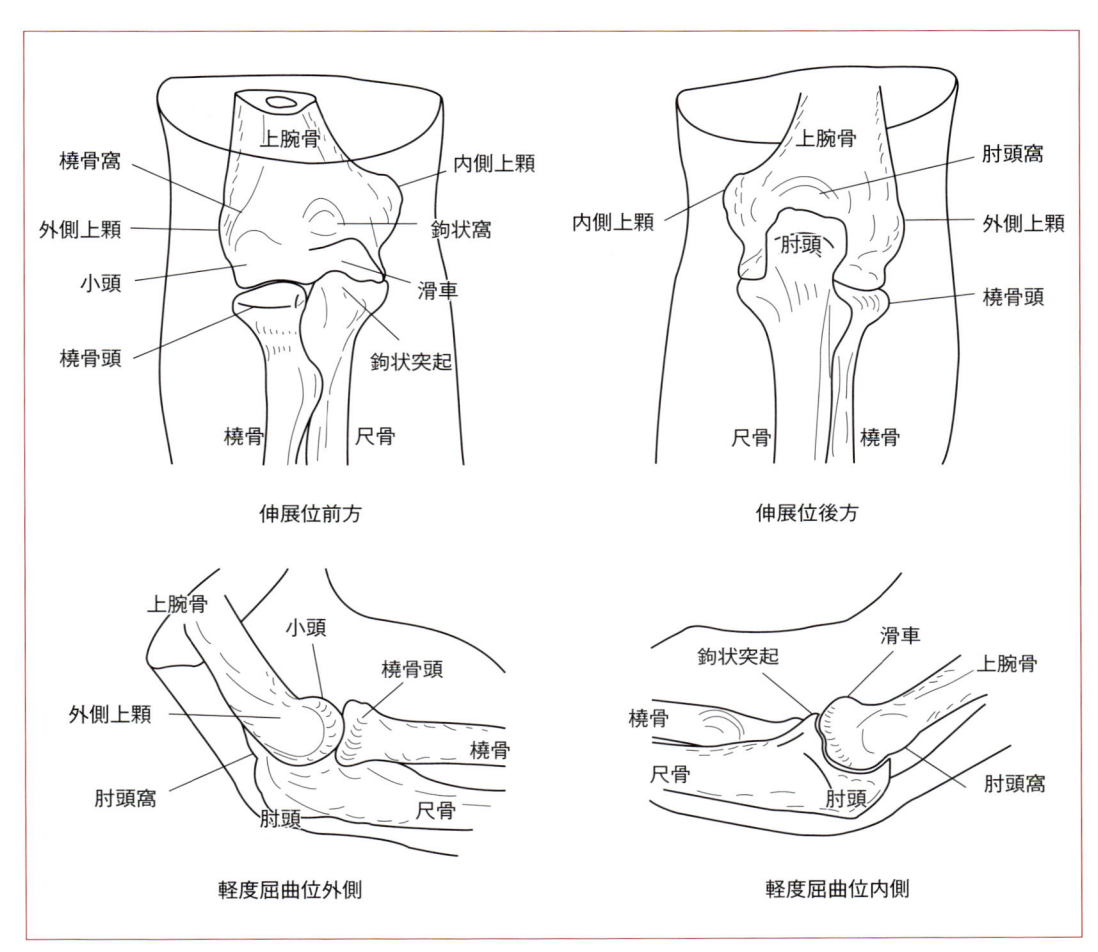

伸展位前方

伸展位後方

軽度屈曲位外側

軽度屈曲位内側

図21　肘の骨の解剖（成人の右肘）

録表に超音波所見も一緒に盛り込んでおく．

b．OCD の検査方法の実際と正常像

●検査のための予備知識

　運動器のエコー検査では，組織を動かさずに組織の質的な観察を行う「静的検査法」と，任意に関節や組織を動かして病態や病変を明らかにする「動的検査法」がある．ドプラ法で血流を評価し，炎症や損傷の判断をすることが可能である．検診では，主として静的検査で検査を行う．検診では，OCD の発見に主眼があるため，検査時間に余裕がある場合やデータ取りの目的がある場合にのみ，内側支持機構の検査を追加するとよい．成長途中の子どもたちの肘は成人とは全く異なるため，骨の成長過程と特徴的なエコー像に関する理解が必要である．

● OCD 検査のための基礎知識

　肘の解剖と成長過程を覚えておく（**図 21，22**）．

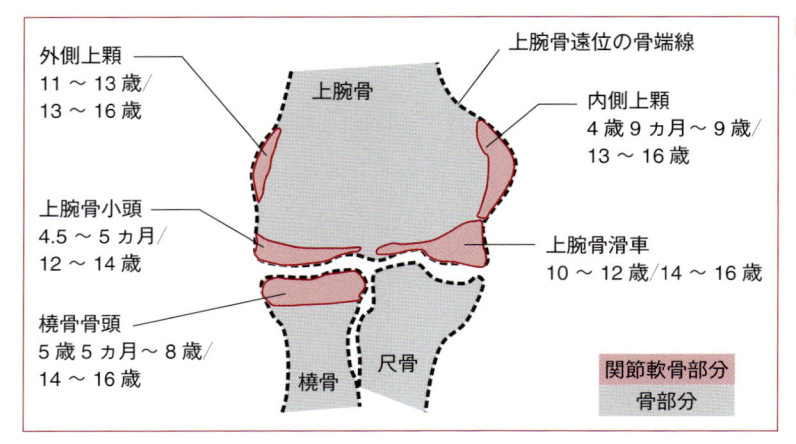

図22　肘関節の骨化進行過程の
　　　　模式図
（文献2）を参考に作成）

外側上顆
11 ～ 13 歳/
13 ～ 16 歳

上腕骨遠位の骨端線

上腕骨

内側上顆
4 歳 9 ヵ月～ 9 歳/
13 ～ 16 歳

上腕骨小頭
4.5 ～ 5 ヵ月/
12 ～ 14 歳

上腕骨滑車
10 ～ 12 歳/14 ～ 16 歳

橈骨骨頭
5 歳 5 ヵ月～ 8 歳/
14 ～ 16 歳

橈骨　　尺骨

関節軟骨部分
骨部分

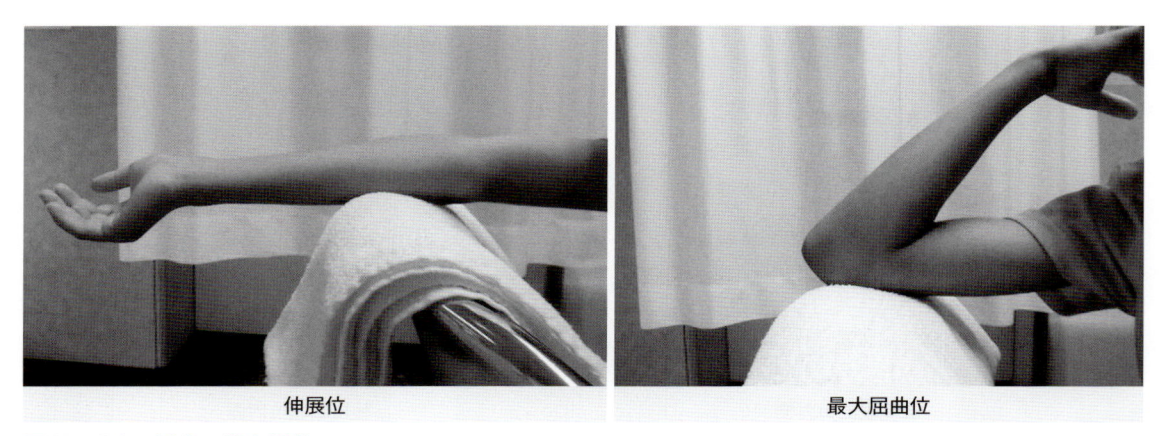

伸展位　　　　　　　　　　　　　　　　　　最大屈曲位

図23　OCD 観察の基本肢位

　検査の基本は，伸展位での前方走査と，屈曲位での後方走査による小頭の観察である
（図 23）．検診では，必ず左右の肘を観察する．ただし，経過観察の場合には，患側のみ
を検査してもよい．遊離骨片の存在が疑われた場合には，骨片を探す目的で，橈骨頭窩，
鉤状窩，肘頭窩を観察する．検査は，静的検査法と動的検査法で行う．

● 検診における OCD 検査の基本走査と正常像

　検査手順は，伸展位での長軸像，短軸像の検査と，最大屈曲位での長軸像，短軸像の検
査の順で行う（図 24）．

● OCD の静的検査法

①肘関節伸展位における前方の短軸走査と長軸走査：肘を伸展し短軸で小頭を中心に上
　腕骨をスキャンする（図 25）．病変を発見した場合には，病変部に超音波を垂直に入
　射するようにアプローチする角度を微調整する．

②長軸で小頭および橈骨頭をスキャンし観察する（図 26）．

③肘関節最大屈曲位における後方の長軸走査と短軸走査：肘を最大屈曲位にして長軸走

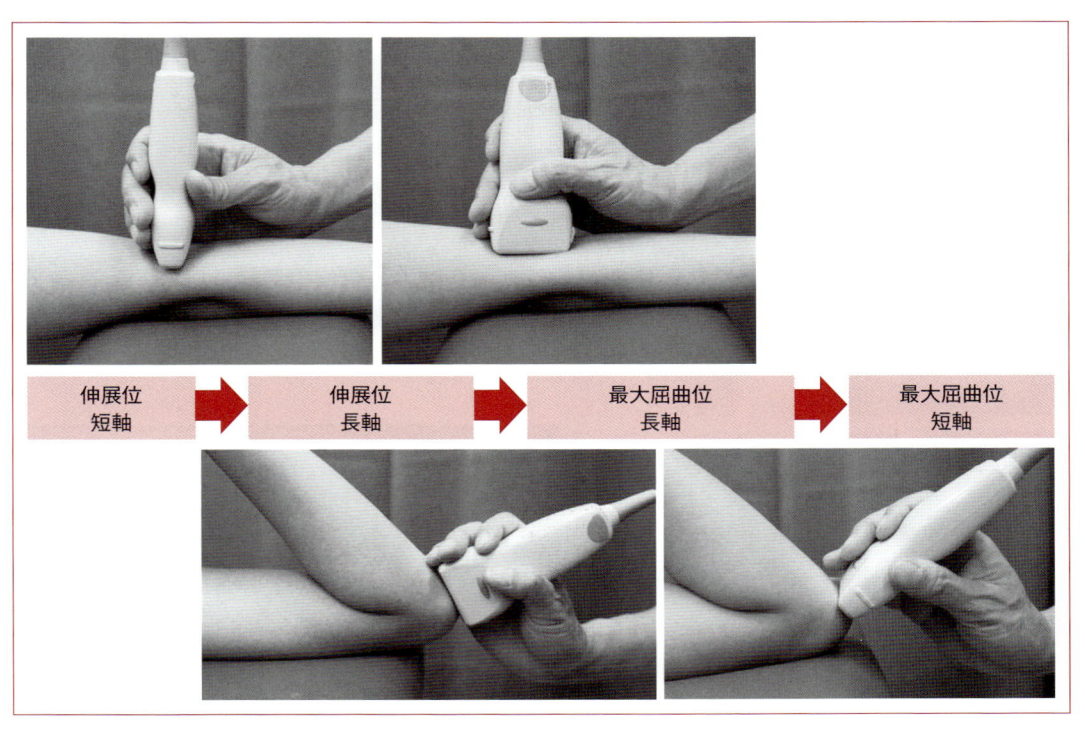

図24　基本検査手順

査で小頭を観察し，その後，短軸走査で観察する（図27, 28）．プローブを持つ手の指の一部を肘につけ指示すると，走査しやすく繊細なアプローチが可能になる（図29）．

　後方長軸走査では，小頭に対して超音波ビームが垂直に当たるように角度をつけなければならない．

　後方短軸走査では，小頭と橈骨頭を間違えないようにしなければならない（図30）．小頭は特徴的な曲線に描出される．

● OCD の動的検査法

病巣が離断して骨片が遊離しているか否かを確認する場合には，動的検査を施行する．

　後方からの長軸像で画像を確認しながら，手首を持ち内外に回して橈骨頭を回転させて，小頭の病巣の動きを観察する方法や，肘の伸展と屈曲を行い小頭の病巣を観察する方法がある（図31）．いずれの方法も母床と異なる動きがあるか否かで判断する．

●正常像の解説（図25 〜 28 を参照）

　関節軟骨および成長軟骨は均質な無エコーに描出される．軟骨下骨表層は平滑な高輝度な１本の線状エコーに描出される．検診を受ける小中学生は成長過程にあり，肘関節の画像も成長に伴いダイナミックに変化する（図32）．骨の成長を理解して検査に臨まなければならない．関節包に厚みはなく線状の高エコーに描出される．滑膜ひだは均質な高エ

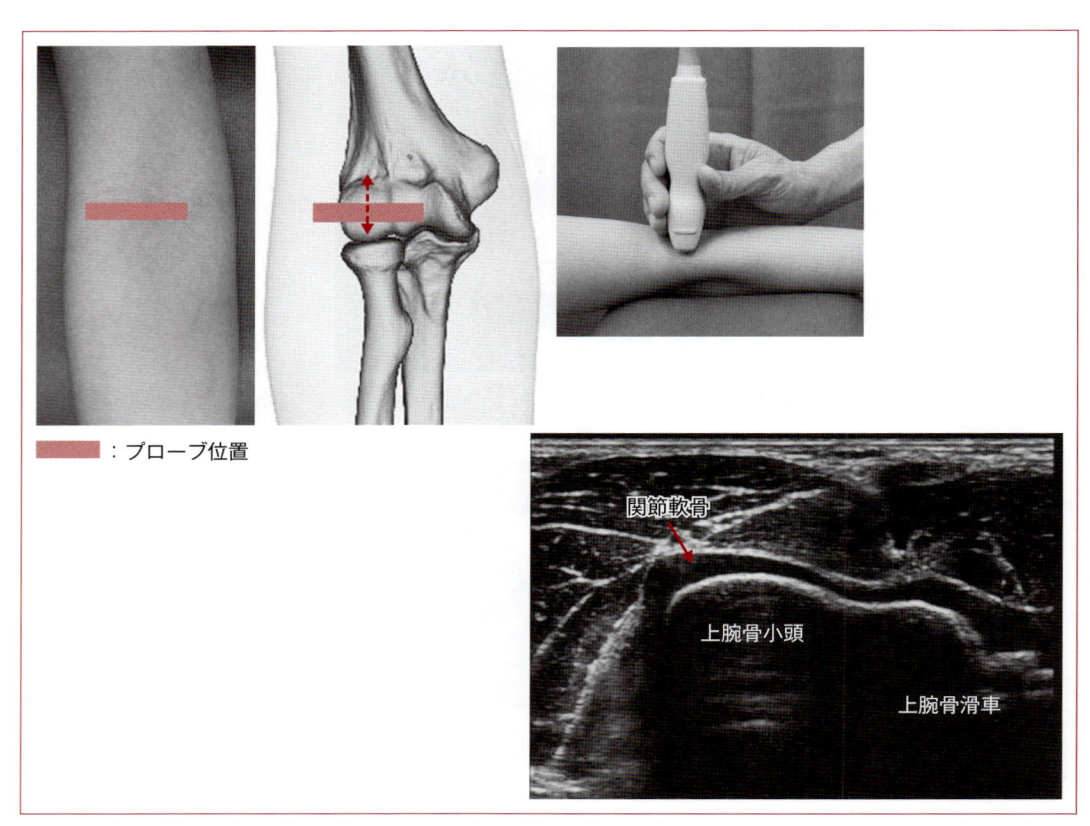

: プローブ位置

関節軟骨

上腕骨小頭

上腕骨滑車

図25　上腕骨肘関節短軸観察位置とエコー像：小児右肘

コーに描出される．関節液の貯留をエコーで観察することはなく，正常の肘関節のエコー像で関節内の無エコーは関節軟骨である．

ワンポイントレクチャー3：病巣を正しく評価するために

軟骨下骨表面へ垂直に超音波ビームを入射する．

• 伸展位前方短軸走査（図33）

前方から見た小頭表面の形状は丸みを帯びているため，明瞭な病変像を描出するには，面に対して垂直に超音波ビームが入射するように，アプローチの角度を調整する．病巣を発見した際には，必ず明瞭に描出できるテクニックを身につけておく必要がある．

• 最大屈曲位後方長軸走査（図34）

最大屈曲位での小頭表面は，外側辺縁部から中央，内側にかけて体表に対して深くなり，体表に対して斜めになっている．明瞭な長軸像を描出するためには，内側から外側へ斜めにプローブを傾けて，超音波ビームが小頭表面に対して垂直に入射するよ

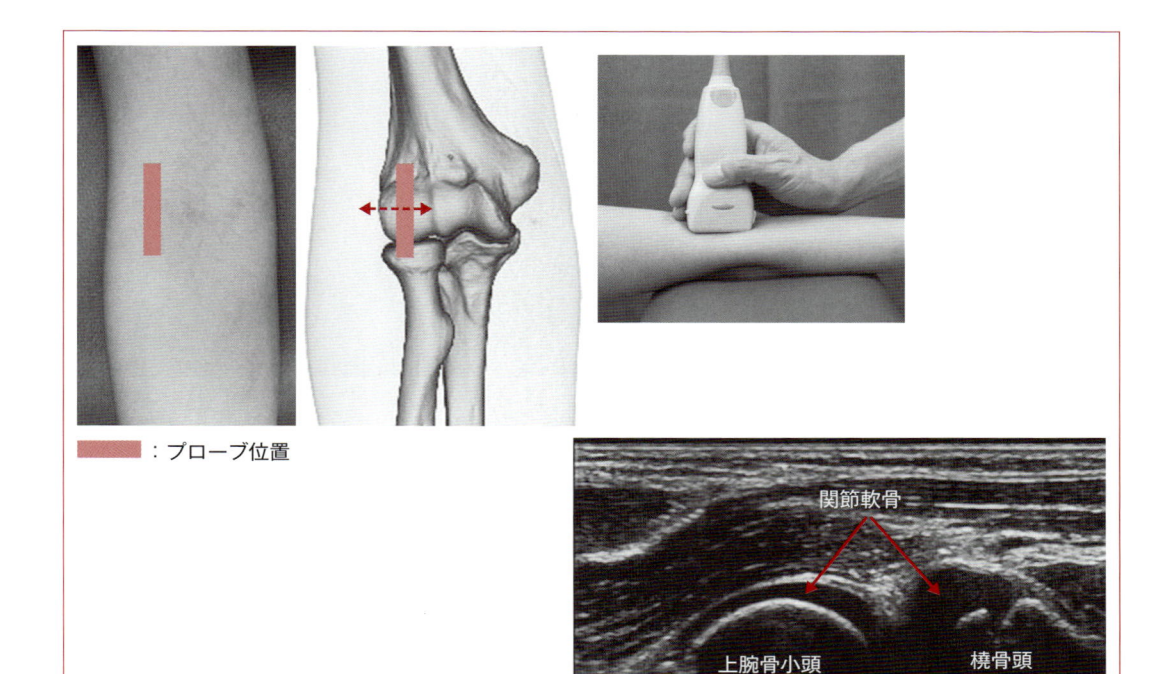

図26　肘関節上腕骨小頭・橈骨頭レベル前方長軸観察部位とエコー像：小児右肘

うに角度をつけてアプローチする．アプローチのコツは，上腕骨に対して真っ直ぐになるように肘頭外側の位置にプローブを当て，そこから軟骨下骨が線状高輝度エコーに描出できるまで，ゆっくり外側へ傾けることである．

- 画像の調整

　軟骨が膨隆して軟骨の亀裂が疑われる場合には，ゲインを高めに調整し亀裂の有無を確認する．このとき，軟骨自体がやや高エコーに見える程度までゲインを上げるとよい（図35）．

●遊離骨片存在の確認方法

　小頭の観察ですでに離断し，遊離骨片の存在が示唆された場合には，遊離骨片の検索を行う．伸展位前方走査で，小頭窩，鉤状窩，最大屈曲位で後方から肘頭窩を短軸像で観察する（図36，37）．最大屈曲位で真下から当てる走査ができない場合には，最大屈曲位で肘を横に倒して操作するとよい（図38）．

●肘関節成長過程の確認

　OCDの治療法の選択において，肘関節の骨の成長時期の判断は重要である．小頭や滑車の骨の成長状態に加え，上腕骨外側上顆の骨化状態を確認する．肘を軽度屈曲し，外側

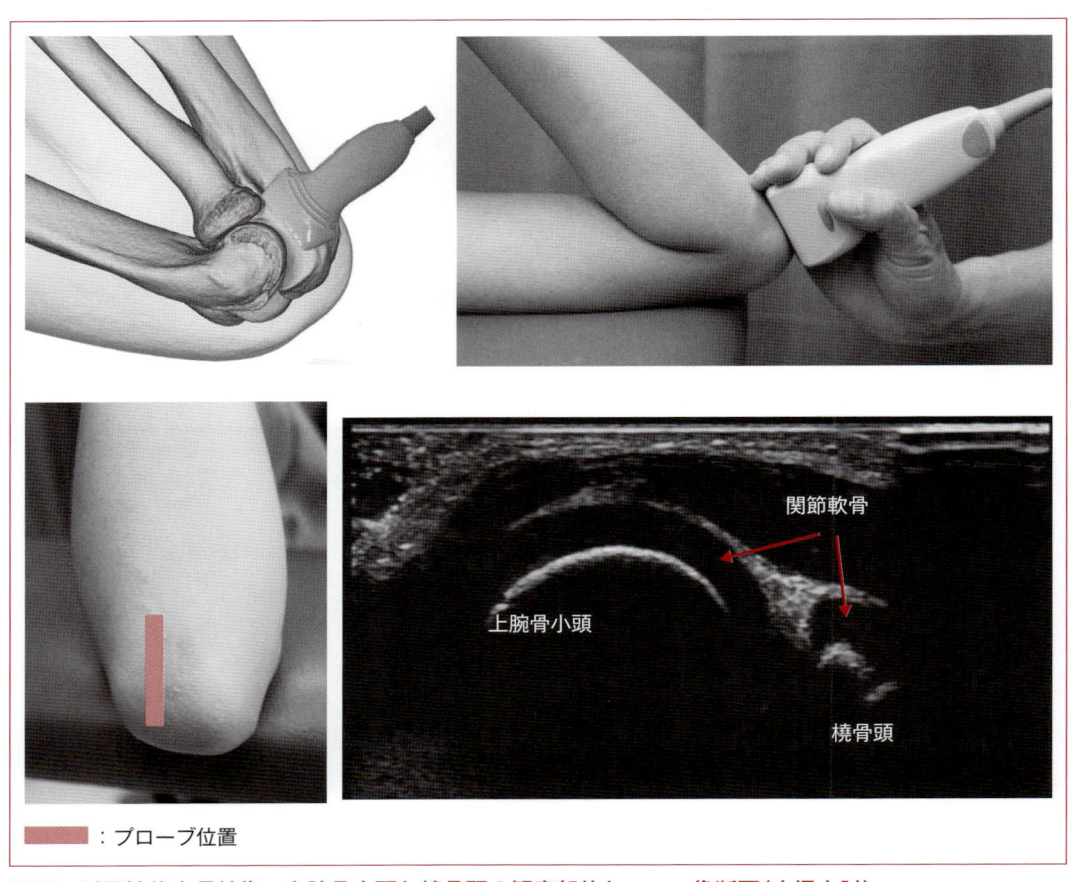

：プローブ位置

図27　肘関節後方長軸像：上腕骨小頭と橈骨頭の観察部位とエコー像断面（小児右肘）

上顆を描出し観察する（図 39）．

c.　内側支持機構の検査方法の実際（内側側副靱帯を中心に）と正常像

●内側側副靱帯検査の基礎知識

　基本的に内側支持機構の検診での検査は，長軸像の静的検査で行う．ここでは，内側側副靱帯の前斜走線維（anterior oblique ligament：AOL）とその付着部を観察する（図 40）．

　病院で靱帯付着部の断裂部位を精査する場合には，長軸での観察に加え，ダイナミック法で外反ストレスをかけて断裂の有無と程度の確認をする．ドプラ法で血流の存在を確認する場合もある．左右肘の内側を観察する場合は，右肘と左肘で持ち方を変えて走査する（図 41）．いずれも，自分から見て装置が左側，被検者が右側にくるように座った場合の持ち方である．右手でプローブ走査を行い，左手で装置や動的検査時の動きの介助を行うことが基本である．

●内側支持機構の静的検査法

　AOL をきれいに描出するために，肘を 60 〜 90° に屈曲して内側側副靱帯を伸展させる

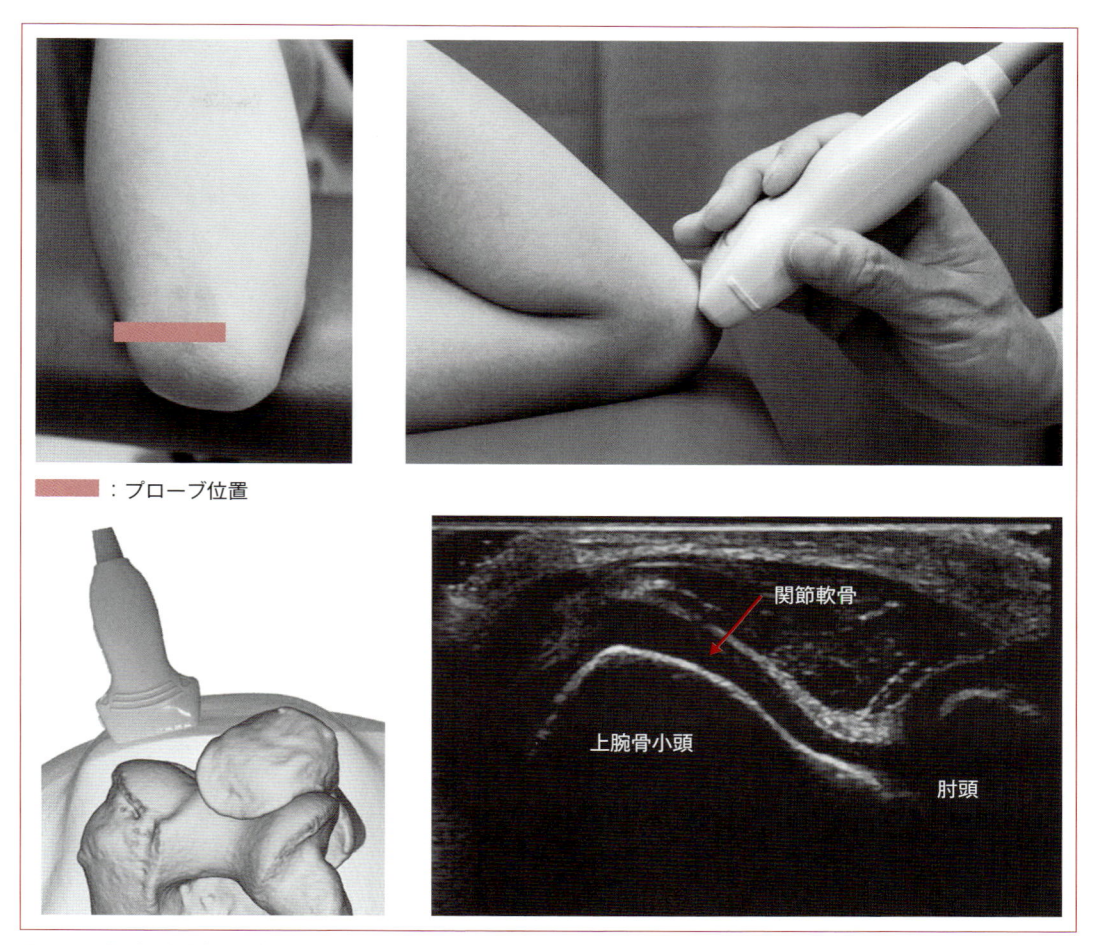

：プローブ位置

関節軟骨

上腕骨小頭

肘頭

図28　肘関節後方短軸像：上腕骨小頭の観察部位とエコー像（小児右肘）

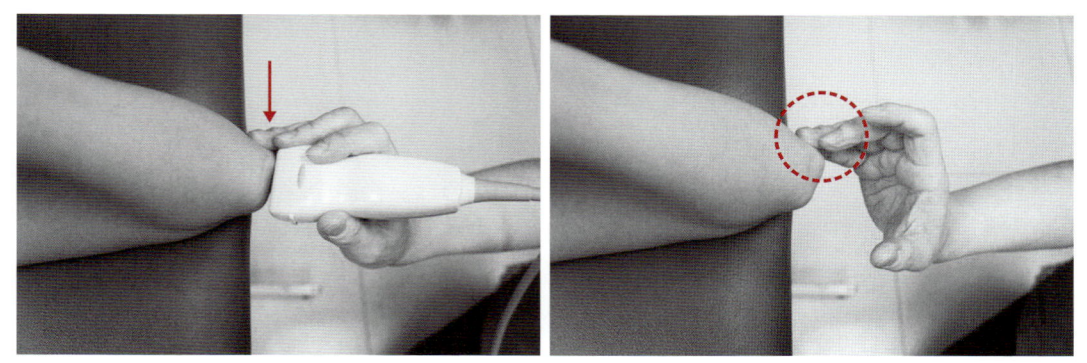

図29　後方走査の際の指の位置

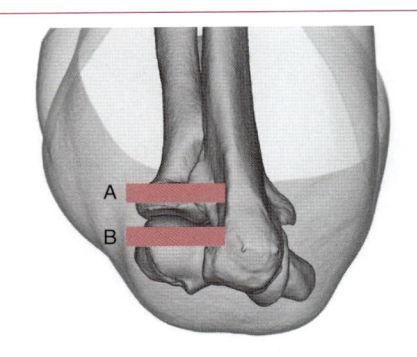

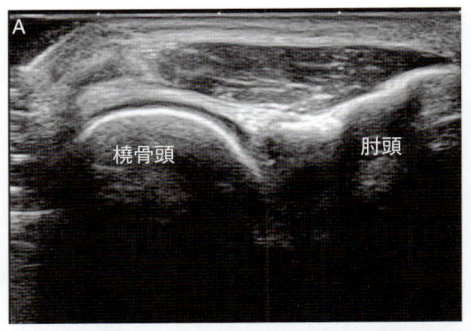

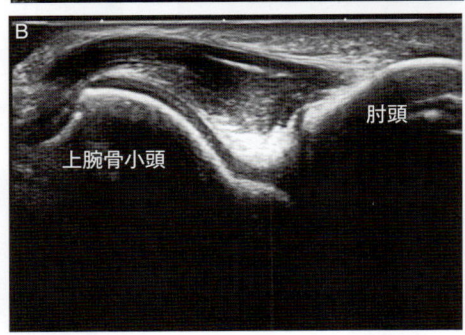

■ ：プローブ位置

A の位置では橈骨頭の短軸像が描出される．
B の位置では上腕骨小頭の短軸像が描出される．
小頭表面は内側に下がる特徴的な曲線を描く．

図30　肘関節後方短軸像のプローブ位置による違い（成人右肘）

（**図 42**）．内側上顆と尺骨内側の靱帯付着部も同時に描出するように繊細に動かし角度を整えて，靱帯長軸像を描出する（**図 43**）．不慣れな時期は，画面の内側上顆を触知し，内側上顆を画面の左側に描出するようにプローブを当て，尺側のプローブは浮かせたまま，目で確認しながら尺骨内側方向にプローブを向けてから尺側もプローブを体表に当てるとよい．

　靱帯を明瞭に描出するためには，靱帯に対して異方性が起こらないように垂直に超音波ビームが入射するように角度を整え，高エコーで明瞭な fibrillar pattern を描出するように心がける．

　プローブの位置が前方（掌側）にずれているか，プローブが前方側にやや振り上げて傾いていると，靱帯は見えるが付着部が不明瞭で筋組織や腱が多く描出される（**図 44**）．

　上腕骨と尺骨の表面像が「W」のように見えた場合は，後斜走線維をみているので尺骨側のプローブの向きが悪いと考えて角度を調整する（**図 45**）．

●パワードプラ法

　断層法で靱帯損傷が示唆された場合には，パワードプラ法で靱帯内の血流の有無を確認する．内側上顆の深部に血流が認められた場合には，肘関節内側の滑膜の血流の可能性もあるため，観察と判断には十分な注意が必要である．

●内側支持機構の動的検査法（断裂が疑われた場合のダイナミックエコー法）

　関節の緩みと靱帯断裂の有無と程度を評価するために，任意にストレスをかけて内側側

図31　動的検査法例

A：橈骨頭の回転運動.
B：屈曲伸展運動．画像を見ながら，描出部位がずれないようにプローブをしっかり固定して，肘の動きに合わせて動かす.

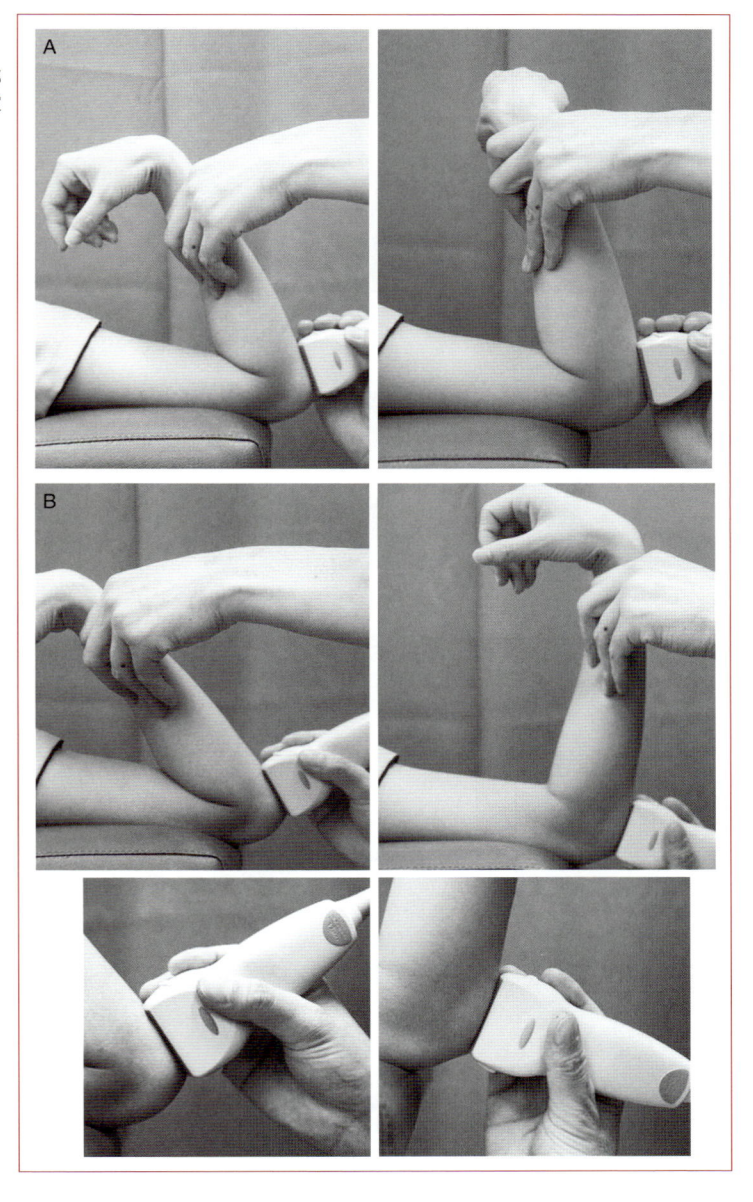

　副靱帯をダイナミックに動かして観察する．1人でできる手技と2人で行う手技があり，いずれの方法も痛みがある場合には必ず除痛を施した後に行う.

　関節内に生理食塩水を注入して観察すると，関節包とAOLを明瞭に分離でき，靱帯の断裂も観察しやすくなる.

　動的検査時以外は，必要に応じて注射するか否かを決定する.

①1人法（図46）

　手台に上腕を密着させるように乗せてもらい，上腕が動かないように反対の手でしっか

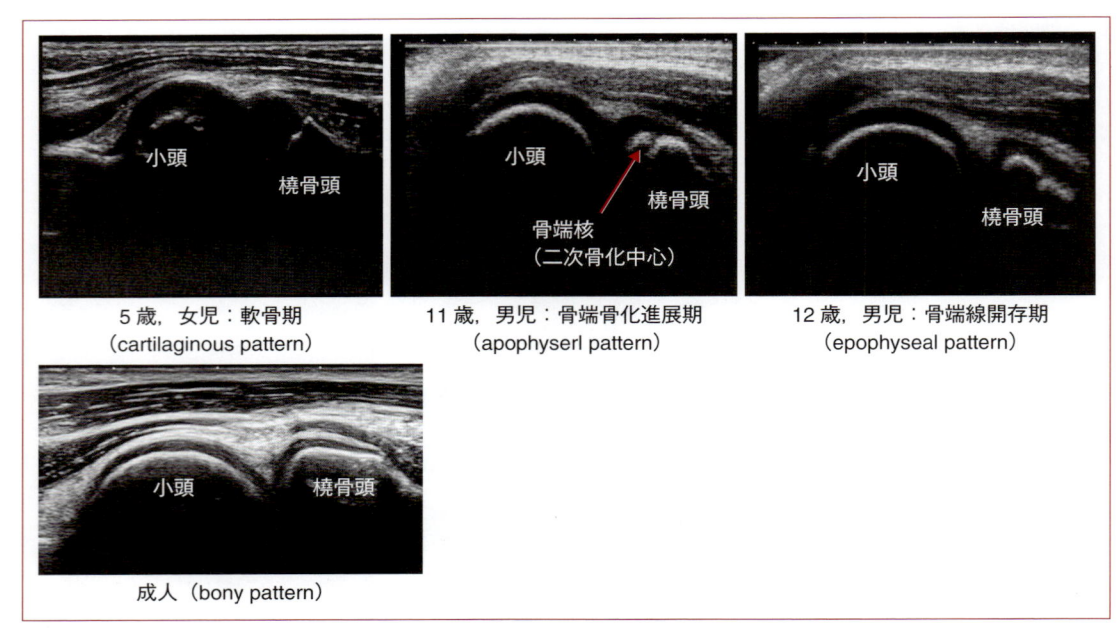

図32 橈骨頭の骨化進行過程のエコー像：伸展位長軸像

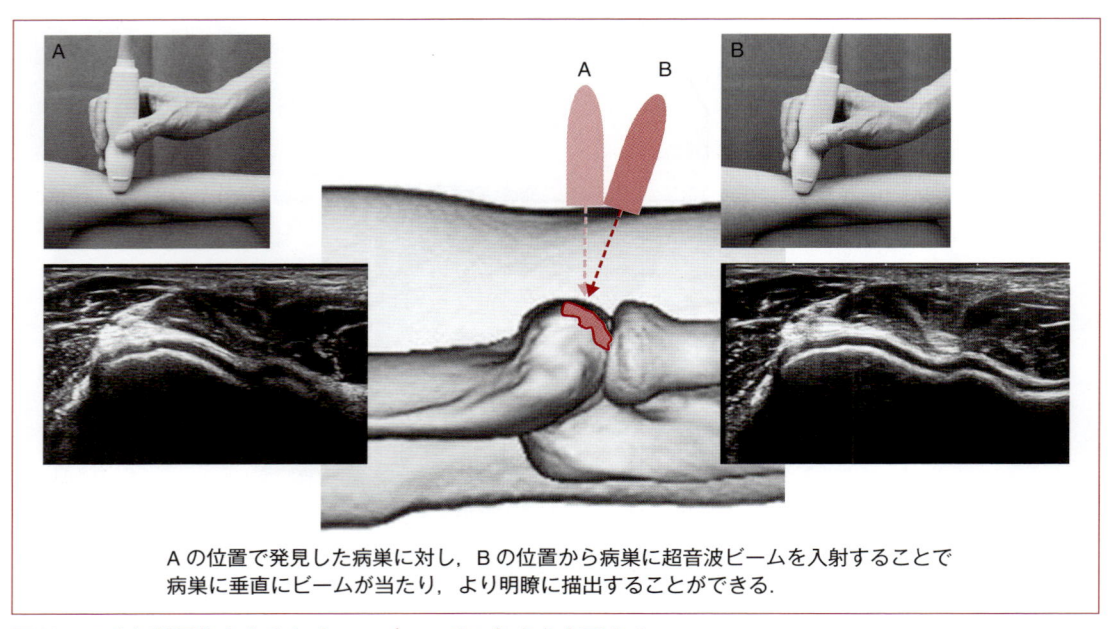

Aの位置で発見した病巣に対し，Bの位置から病巣に超音波ビームを入射することで
病巣に垂直にビームが当たり，より明瞭に描出することができる．

図33 明瞭な断層像を出すためのアプローチの角度を変更する

りと固定してもらう．

　AOL および靱帯付着部を描出し，検査者が左手で被検者の手首を持って外反ストレス
をかけ，靱帯断裂の有無と関節の緩み方を観察する．ストレスと検査を同時に1人で行う
ため，ストレスによる肘の角度に合わせたプローブ走査が容易だが，画像の記録が簡単で

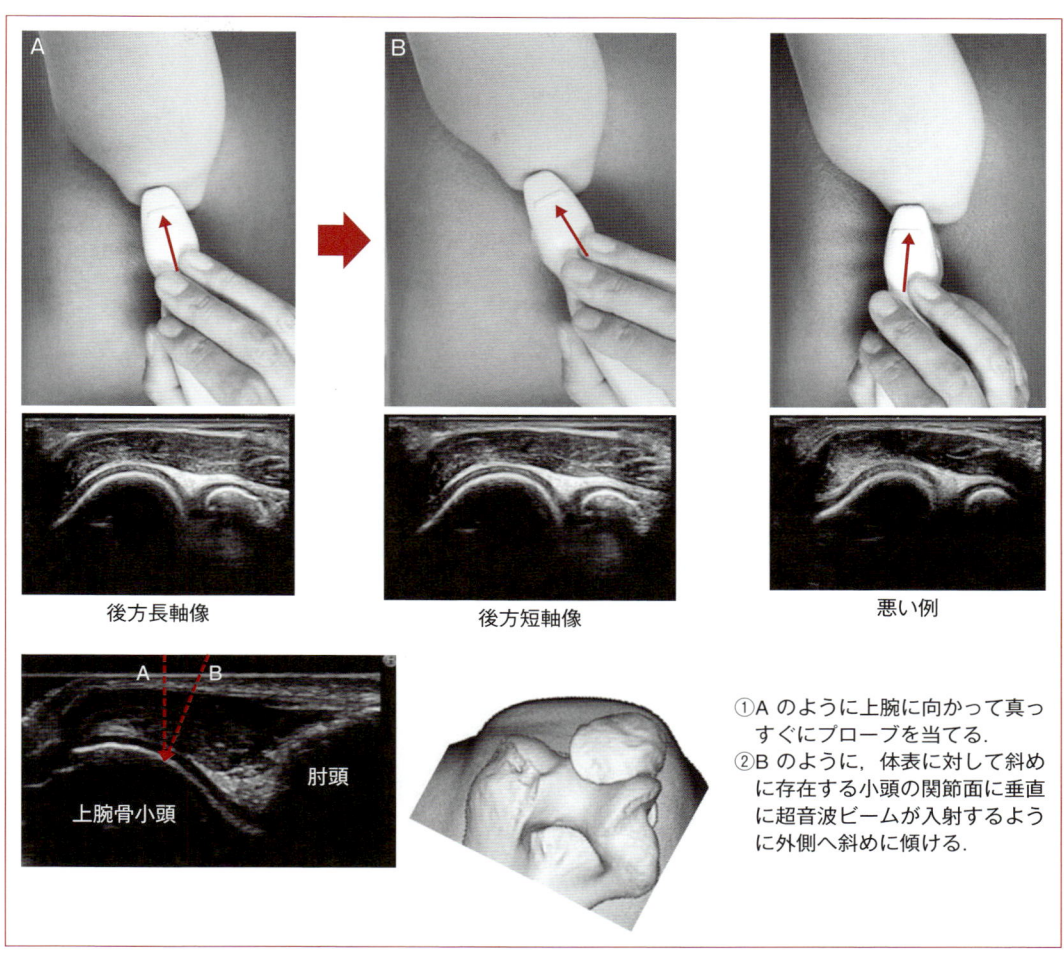

後方長軸像

後方短軸像

悪い例

A B

肘頭

上腕骨小頭

①A のように上腕に向かって真っ
　すぐにプローブを当てる.
②B のように，体表に対して斜め
　に存在する小頭の関節面に垂直
　に超音波ビームが入射するよう
　に外側へ斜めに傾ける.

図34　後方からの長軸像を明瞭に描出するためのコツ

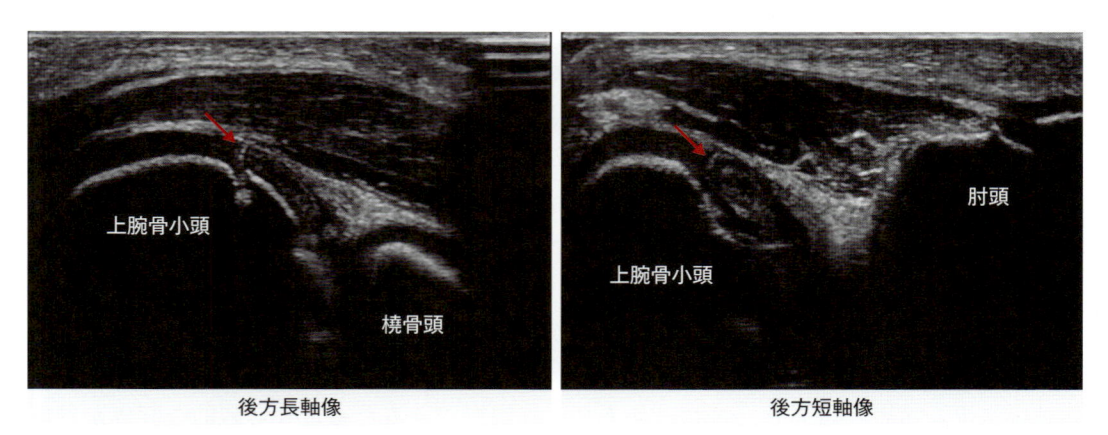

上腕骨小頭

橈骨頭

後方長軸像

肘頭

上腕骨小頭

後方短軸像

図35　亀裂を明瞭にするための画像調整
ゲインをあげて軟骨の亀裂を確認した.
→が亀裂と考えられる線状高エコー像.

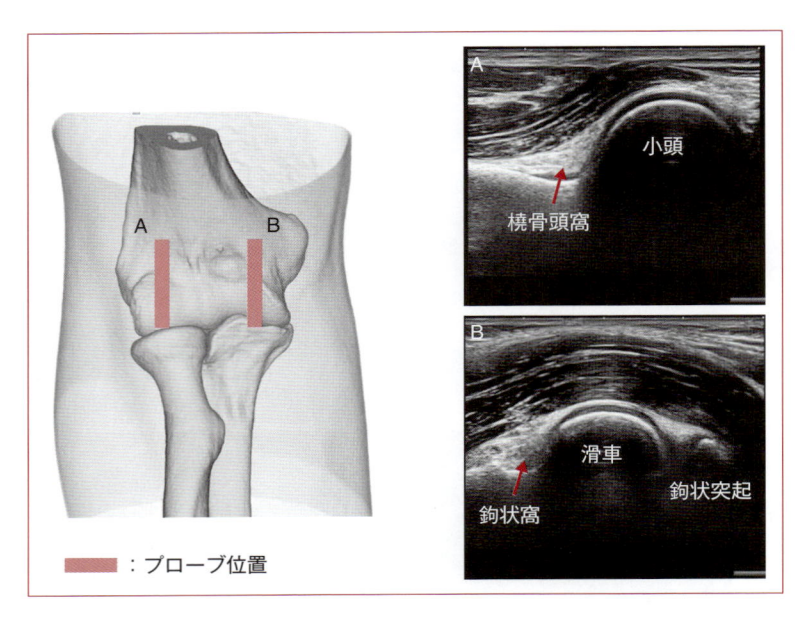

図36　橈骨頭窩，鈎状窩へのアプローチ方法

A
小頭
橈骨頭窩

B
滑車
鈎状窩　　鈎状突起

■ ：プローブ位置

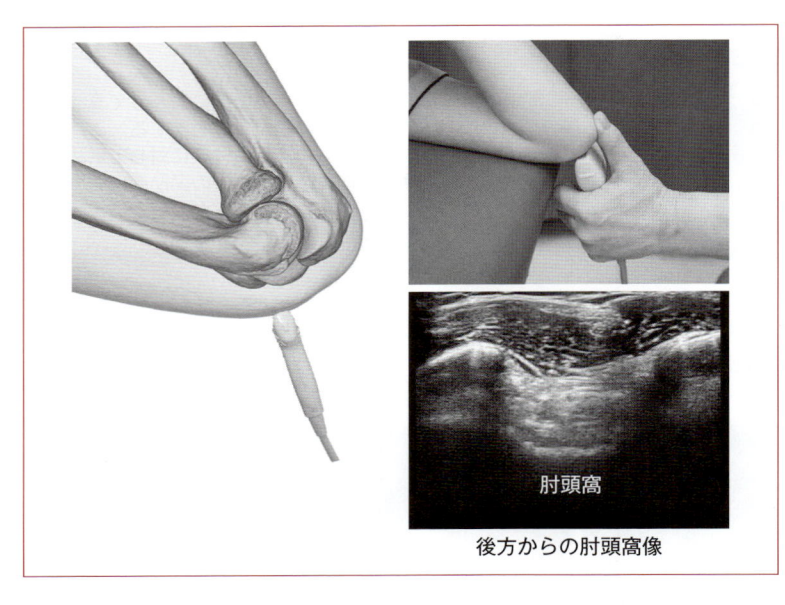

図37　肘頭窩へのアプローチ方法

肘頭窩

後方からの肘頭窩像

はないことや強いストレスをかけづらいなどの課題もある．

②2人法（図47）

　ストレス担当者が被検者の上腕をしっかり固定し，手首を持って外反ストレスをかける．エコー検査担当者はストレスによる肘の角度の変化に合わせて画像を観察記録する．強いストレスがかけられ，エコー像も2人で観察できるためより客観的な評価が可能だが，肘の角度に合わせて明瞭な画像を描出するためには，2人の息を合わせなければならない．

78

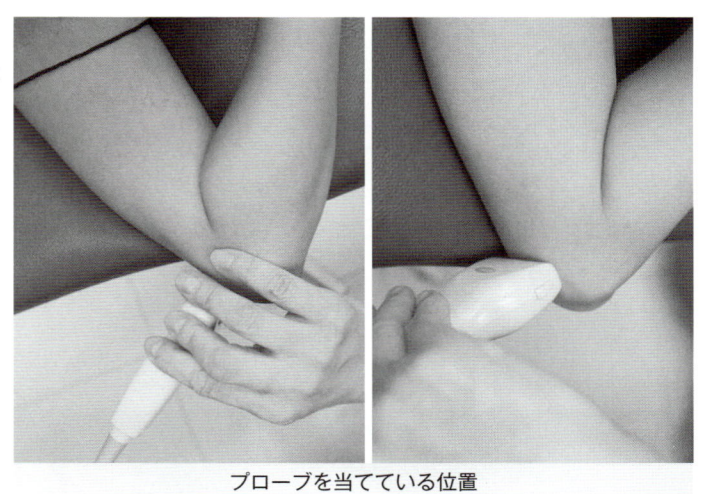

図38 肘頭窩へのアプローチ方法
真下からアプローチするのが困難な場合には，最大屈曲した肘を寝かせてアプローチしてもよい.

プローブを当てている位置

外側上顆

橈骨頭

外側側副靱帯

━━ ：プローブ位置

図39 外側上顆の観察部位とエコー像

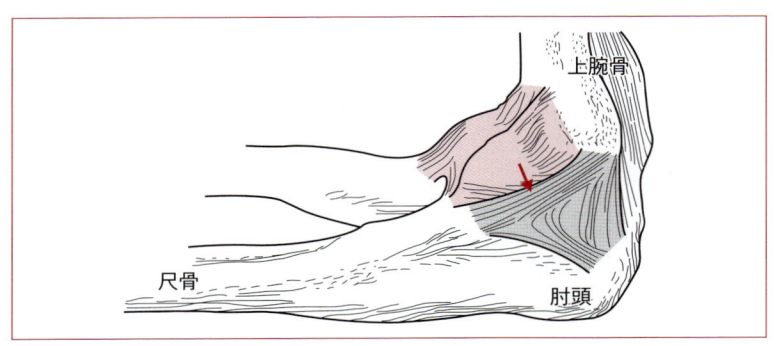

図40　内側側副靱帯の前斜走線維（AOL，→）

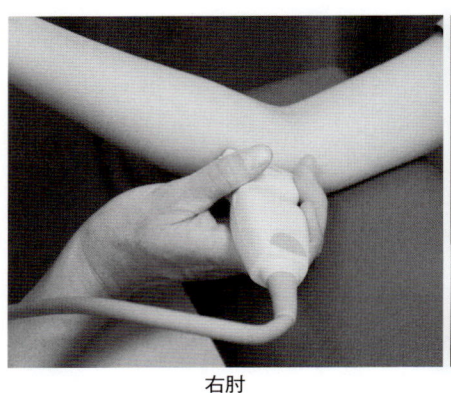

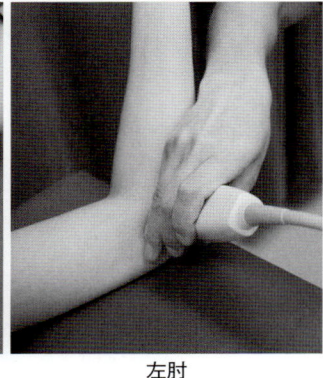

右肘　　　　　　　　　　　左肘

図41　左右肘内側支持機構の観察方法
左右の肘はともに右手で走査するとよい．

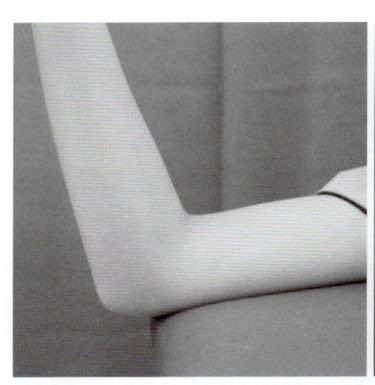

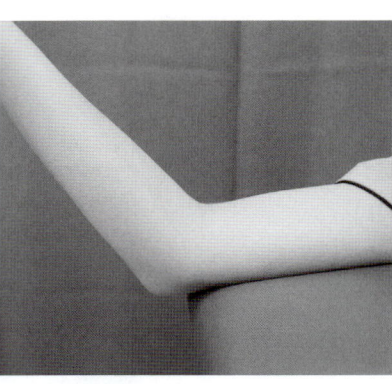

図42　内側支持機構の観察肢位
画像を確認しながら60 ～ 90°に屈曲して観察する．

●静的検査の正常像の解説（長軸像）

　上腕骨内側上顆の靱帯付着部は骨年齢によってエコー像が異なる（図48）．骨年齢が若い場合には軟骨に靱帯が付着しているが，成長して骨が完成されると骨表面に靱帯が付着する．靱帯付着部の骨表面は滑らかな高輝度エコーに描出される．付着部に低エコーや無エコーの隙間はみられない．

　靱帯は浅層表面が直線的に描出される．靱帯全体が高エコーに描出され，長軸像は線状

80

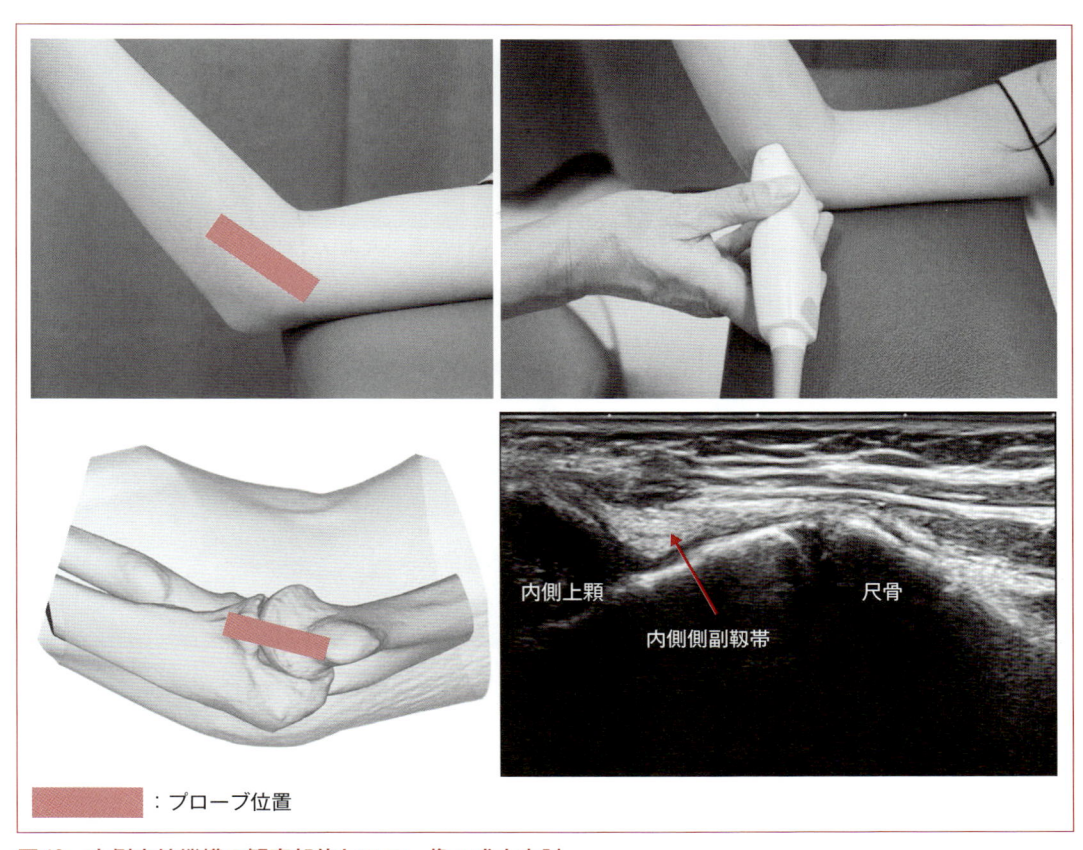

内側上顆　　　尺骨

内側側副靱帯

：プローブ位置

図43　内側支持機構の観察部位とエコー像：成人右肘

エコーの明瞭な fibrillar pattern を呈する．

　深層側は関節包も高エコーに見えるため，fibrillar pattern を注意深く観察する必要がある．

　正常の靱帯内にパワードプラ法で観察できる血流シグナルは存在しない．

2　エコー所見の読影—観察のポイントと評価方法

①OCDの評価：観察すべきポイント

　OCD では，①質的評価，②位置の評価，③サイズの評価を行う．それぞれを単独で評価するだけではなく，総合的に評価することで病期を判断し，治療の選択や経過観察時の変化を客観的に診断する．治療法の選択に際しては，さらに骨の成長過程も考慮して判断するとよい．

a．質的評価：Pattern 分類

　病巣の質的評価は，軟骨下骨と海綿骨，軟骨像および遊離骨片の存在の有無の総合的な

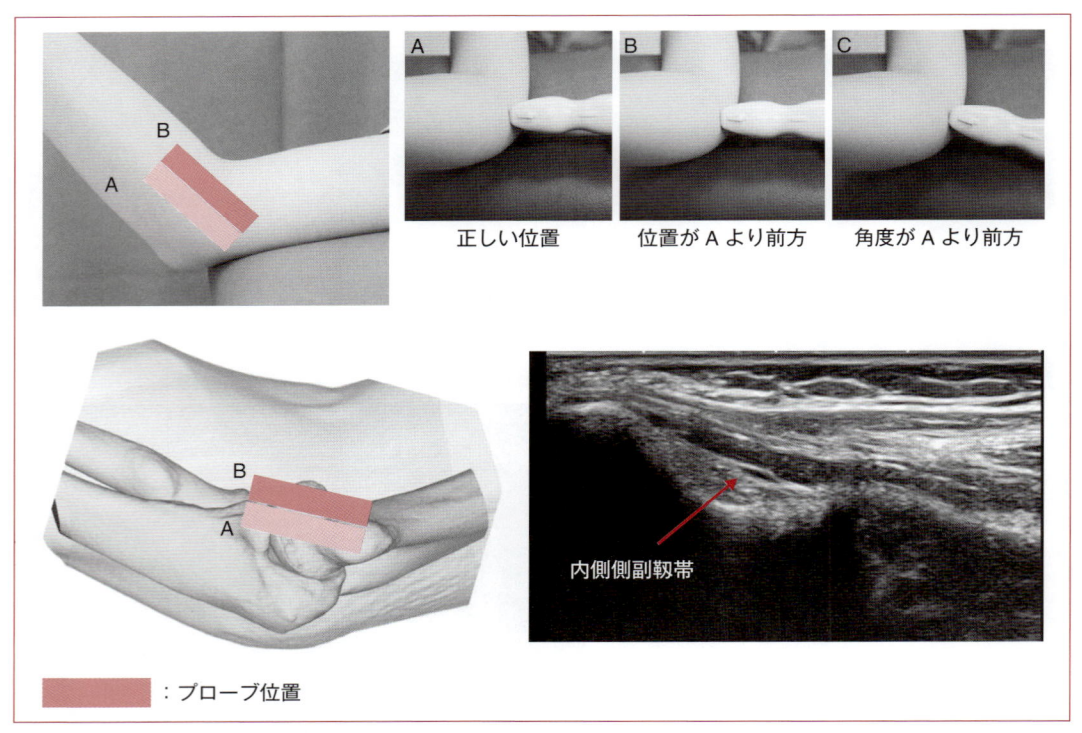

正しい位置　　　　位置がAより前方　　　　角度がAより前方

内側側副靱帯

:プローブ位置

図44　プローブの位置や角度が悪い場合

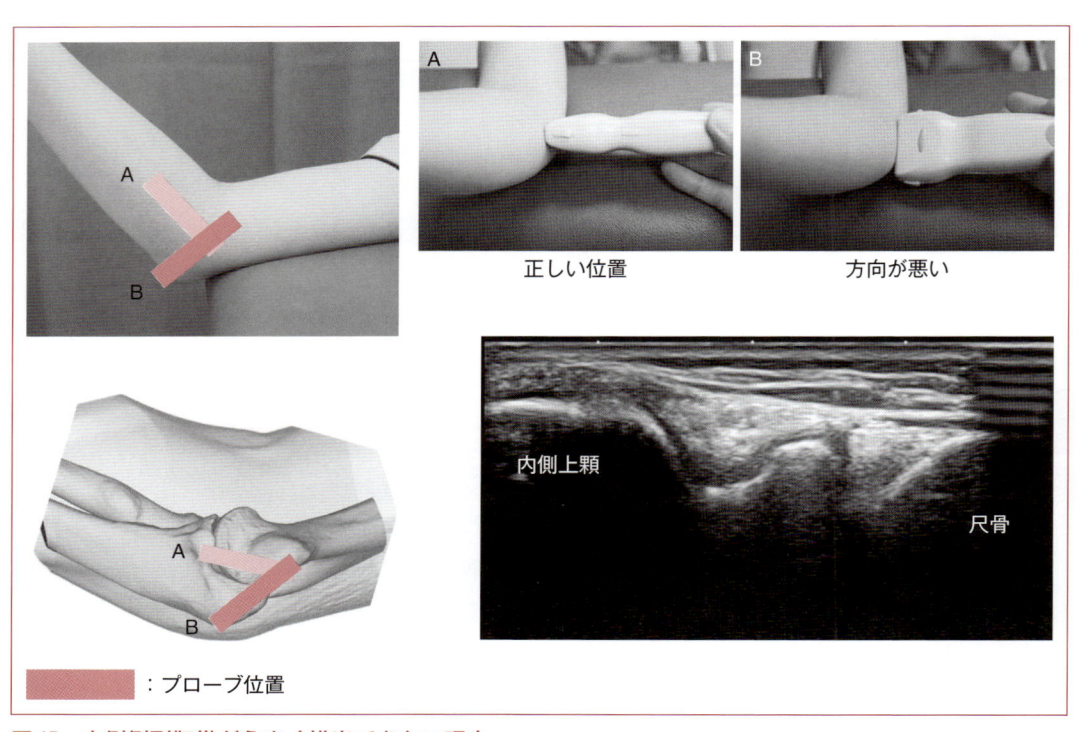

正しい位置　　　　方向が悪い

内側上顆

尺骨

:プローブ位置

図45　内側側副靱帯がうまく描出できない理由

図46　1人法
被検者に反対の手で上からしっかりと押さえて
もらう.

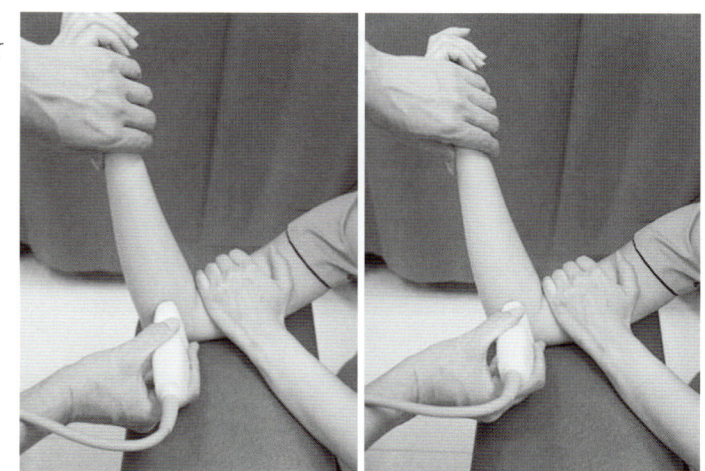

図47　2人法
2人で行う場合は，外反の動きに合わせてプロー
ブ走査をできるように，何度か繰り返して検査を
する.

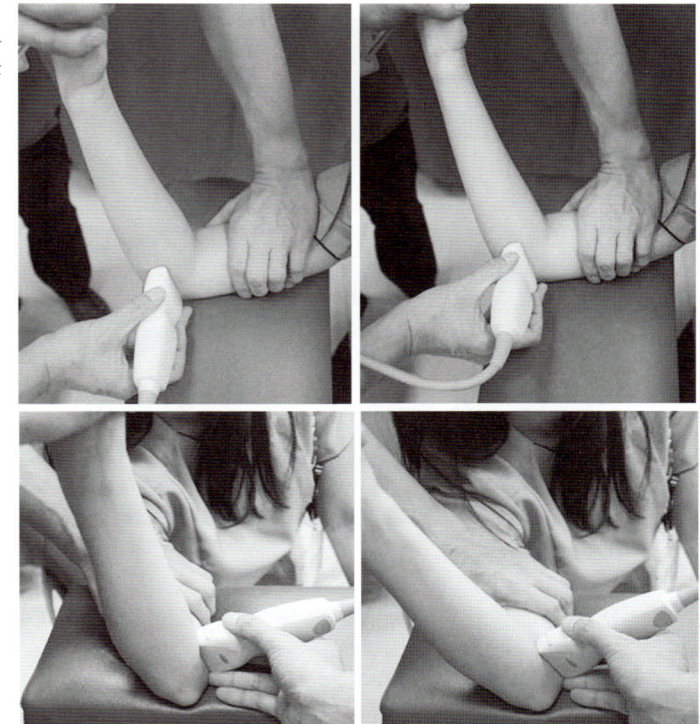

評価で判断する（図49）.

　①軟骨下骨表面像は，線状高輝度エコー像の不整や不連続性を評価する.

　②海綿骨の評価は，障害のある海綿骨のエコー性状および障害のある海綿骨と正常な海綿骨の境界面に出現する線状高エコー像（分解層ライン）の輝度と連続性を評価する.

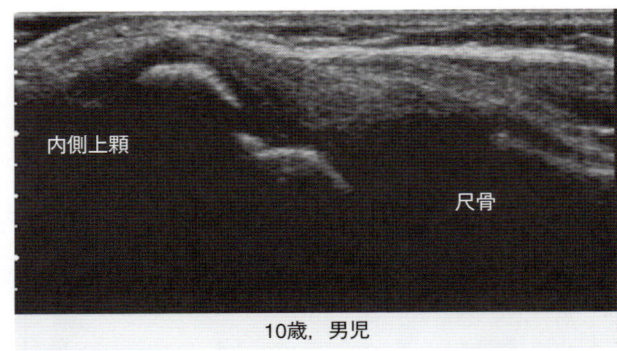

内側上顆

尺骨

10歳，男児

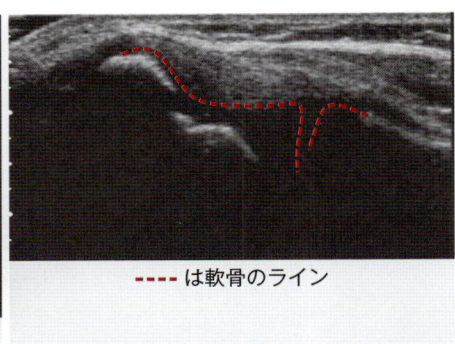

----は軟骨のライン

図48　内側副支持機構の小児と成人の違い

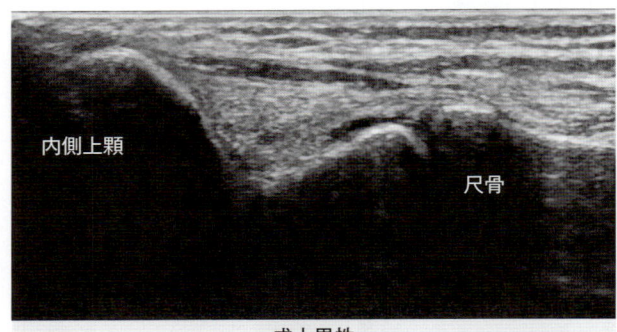

内側上顆

尺骨

成人男性

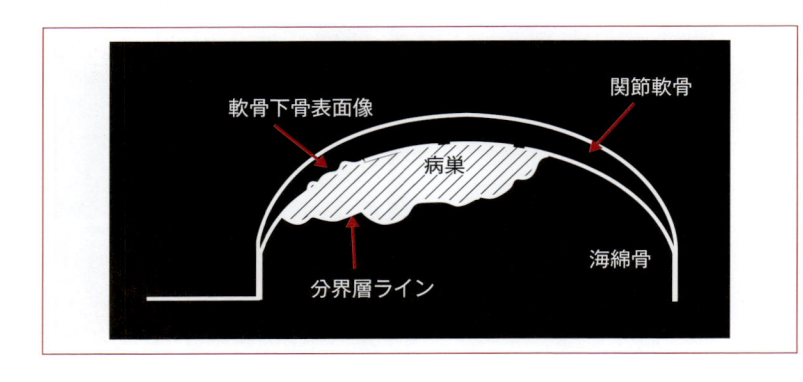

軟骨下骨表面像

関節軟骨

病巣

海綿骨

分界層ライン

**図49　OCDの質的評価ポイント
　　　の模式図**
（文献6）を参考に作成

③軟骨の変化は，軟骨の膨隆の有無や亀裂の有無を評価する．

④遊離骨片は層内での離断か軟骨ごとに剝がれた骨軟骨骨折かの評価をする．

　質的な評価は，大きく4つのPatternに大分類し，さらにそれぞれのPatternを細分類している（**表6**）．検診では，大分類のみを使用することを勧める．

●分類の解説

①小分類：Pattern S（**図50**）

　大分類Pattern Sは，軟骨下骨の線上高エコーのみの変化で，骨化過程のバリエーションか，OCDの初期像か，修復過程の一時期であるのか，修復完了後の残存した変形かの判断が，初回1回だけではできないエコー像である．

表6 超音波検査によるOCD分類 Ver. 3（2013年）

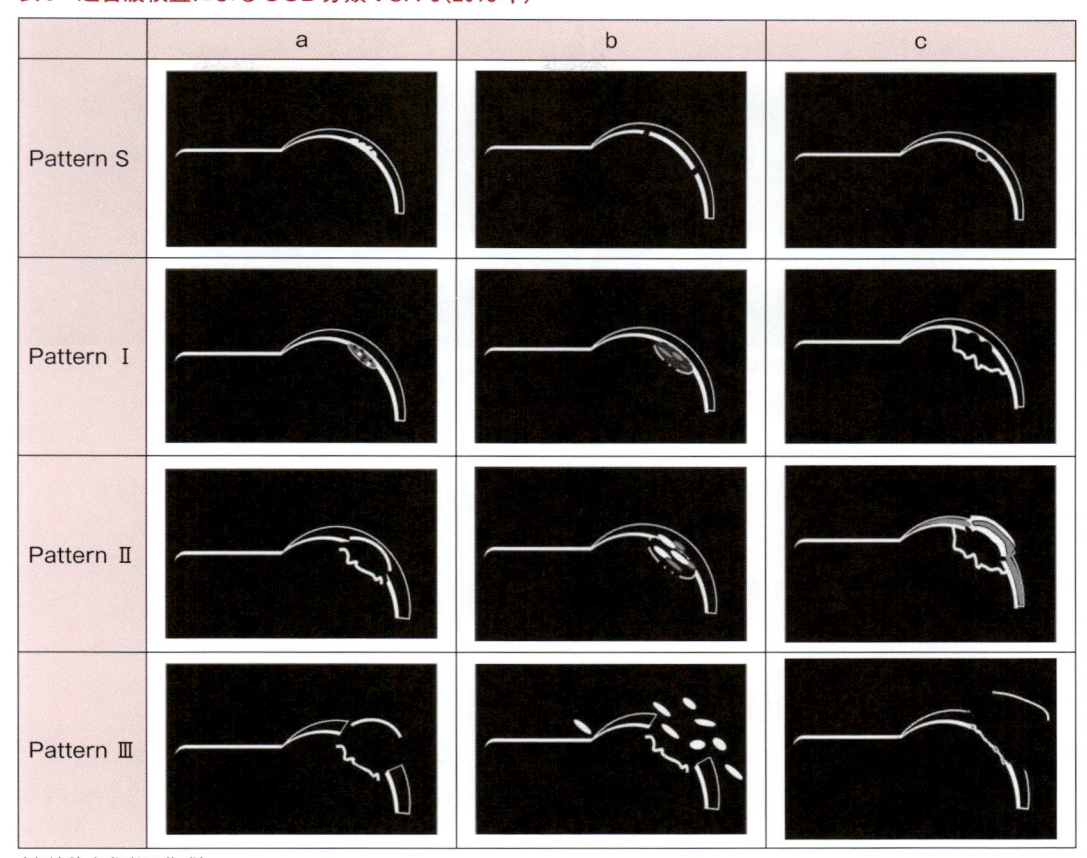

（文献6）を参考に作成）

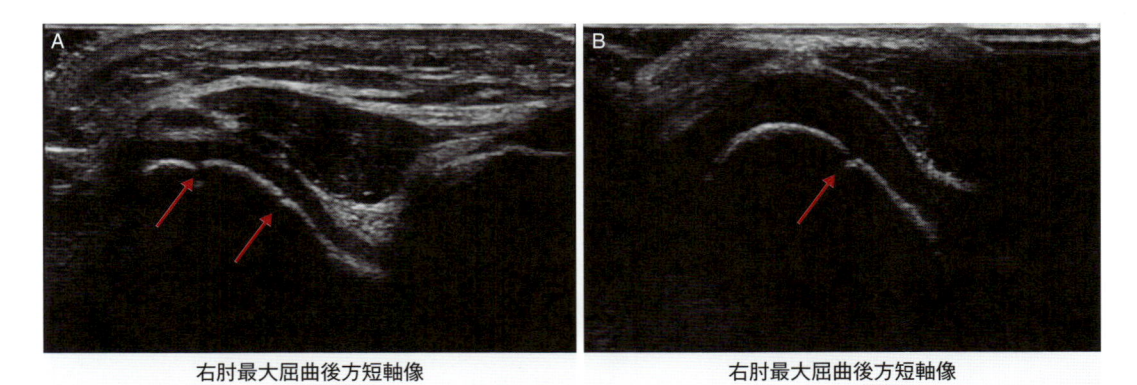

右肘最大屈曲後方短軸像 右肘最大屈曲後方短軸像

図50 Pattern Sのエコー像

A：Pattern Sb．小頭表面に2ヵ所線状高輝度エコーが途絶する部分がある（→）．経過観察中の変化としてみられた画像（15歳，男児）．
B：Pattern Sc．小頭のほぼ中央部分に表面に限局する嚢胞のようなエコー像を認める（→）（9歳，男児）．

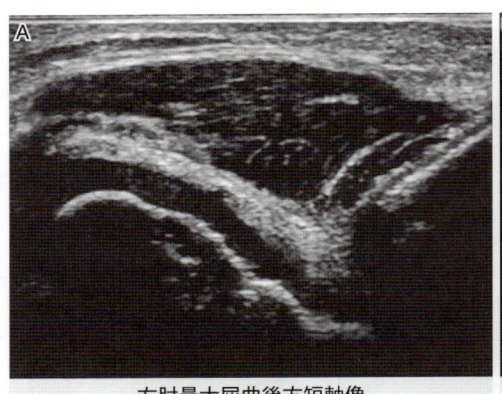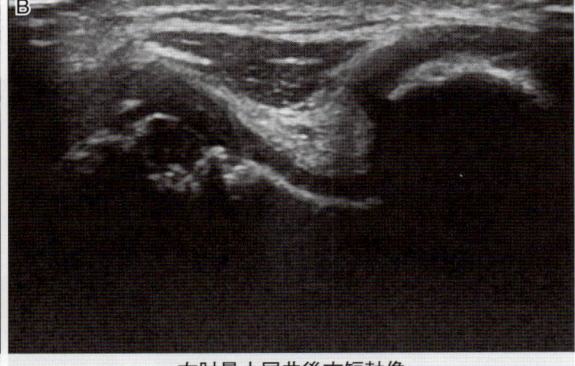

右肘最大屈曲後方短軸像   右肘最大屈曲後方短軸像

図51 Pattern Ⅰのエコー像

A：Pattern Ⅰb．軟骨下骨表面皮質の線状高輝度エコーの不整と海綿骨内に淡い高エコーの分界層ラインがみられる．経過観察中の変化としてみられた画像(13歳，男児)．

B：Pattern Ⅰc．外側から中央部にかけて軟骨下骨表面皮質の高輝度エコーの大きな欠損と海綿骨内に分界層ラインがみられる(10歳，男児)．

- Pattern Sa：表面の不整像だけがみられる場合．
- Pattern Sb：表面の不連続像だけがみられる場合．
- Pattern Sc：小さな嚢胞状の変化がポツンとみられる場合．

②小分類：Pattern Ⅰ（図51）

　大分類 Pattern Ⅰは，海綿骨にも病巣がみられる所見で，OCD と断定できるエコー像である．初回発見時には，Pattern Ⅰa と Ⅰb，Pattern Ⅰb と Ⅰc の判断に迷う症例もある．

- Pattern Ⅰa：軟骨下骨不整像と海綿骨の低〜無エコー不均質像，海綿骨内に出現する不明瞭な分界層ライン像を呈する．
- Pattern Ⅰb：修復過程の中でみられるエコー像で，Pattern Ⅰa と Ⅰc の中間的なエコー像である．皮質ラインは不整か不連続で，海綿骨は低〜無エコー，分界層ラインは不明瞭で範囲も狭くなる．
- Pattern Ⅰc：軟骨下骨不整像か不連続で海綿骨無エコー均質，明瞭な分界層ライン像がみられる．

③小分類：Pattern Ⅱ（図52）

　大分類 Pattern Ⅱは，病巣が母床から離断しているが，骨片が軟骨内に納まっているエコー像である．

- Pattern Ⅱa：軟骨内に収まっている離断で，骨片が1個の場合．
- Pattern Ⅱb：軟骨内に収まっている離断で，細かい複数の骨片の存在をみた場合．
- Pattern Ⅱc：軟骨内に収まっている離断で，軟骨に亀裂が確認できる場合．

④小分類：Pattern Ⅲ（図53，54）

　大分類 Pattern Ⅲは，病巣がすでに母床から軟骨ごと完全に離断し，関節内に遊離骨片

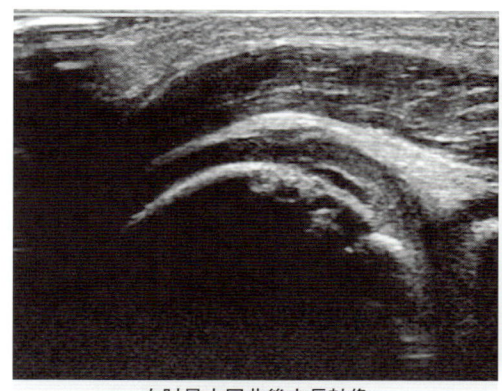
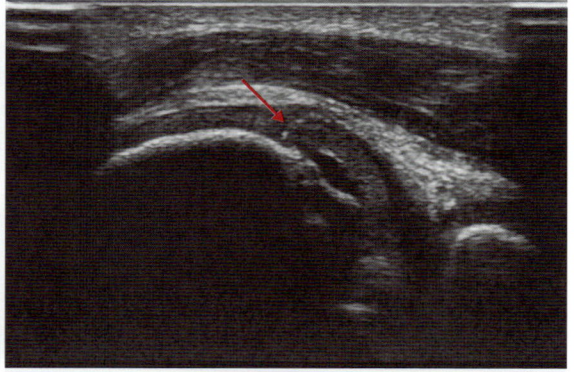

右肘最大屈曲後方長軸像　　　　　右肘最大屈曲後方長軸像

図52　Pattern Ⅱのエコー像
Pattern Ⅱc. 軟骨の膨隆がみられる.
軟骨下骨表面皮質の線状高輝度エコーの不整と海綿骨内に淡い高エコーの分界層ラインがみられる.
軟骨と軟骨下骨表面皮質の線状高輝度エコーの間に無エコーの領域がみられる.
軟骨に亀裂を示唆する線状高エコーがみられる(→).
動的検査で離断していないことを確認(13歳, 男児).

図53　Pattern Ⅲのエコー像
Pattern Ⅲa. 短軸像で軟骨仮骨表面が凸凹に見える. 肘頭窩に離断した骨片が確認された(→)(12歳, 男児).

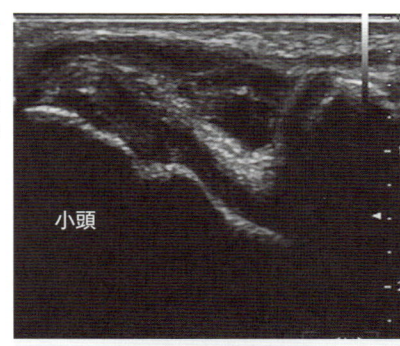
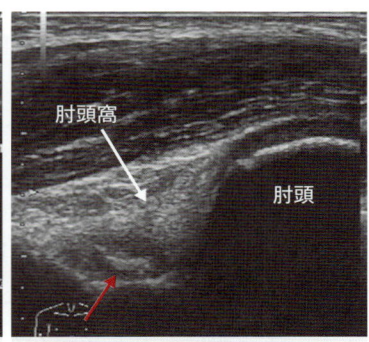

右肘最大屈曲後方短軸像　　　　右肘最大屈曲後方肘頭窩レベル長軸像

として存在しているエコー像である.

- Pattern Ⅲa：完全に母床から離断していて，遊離骨片が1個の場合.
- Pattern Ⅲb：完全に母床から離断していて、細かい複数の遊離骨片が観察された場合.
- Pattern Ⅲc：本来丸みのある皮質ラインが剃刀で削いだように平坦化し，母床の病巣はすでに修復の可能性があり，関節内に薄くした骨片が存在している場合. 母床の特徴的は平坦像がみられるものの，遊離骨片が探し出せない場合もある. きわめて薄く剝がれた骨片は，エコー検査では見出せても他のX線やCTでも発見できない場合がある.

Pattern ⅡとⅢを見分けることは，治療法の選択に直接影響を与える可能性があるため，きわめて重要である. Pattern Ⅱと判断した場合には，患者背景や骨の成長段階を見

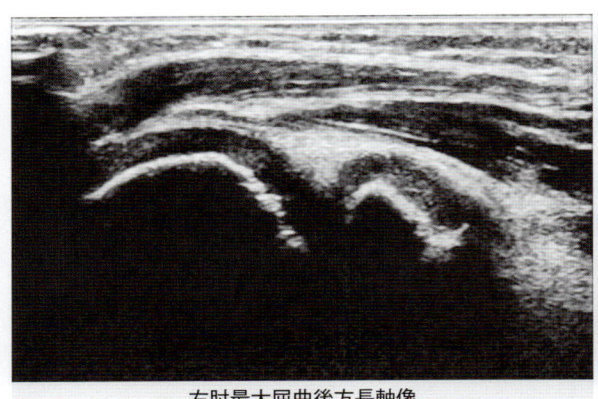
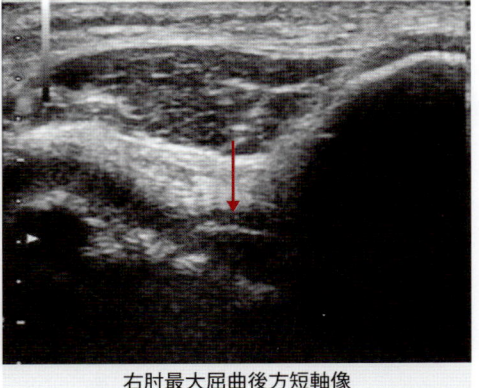

右肘最大屈曲後方長軸像　　　　　　　右肘最大屈曲後方短軸像

図54　Pattern Ⅲのエコー像
Pattern Ⅲc. 長軸像で小頭の軟骨下骨の表面が不整で平坦に見える. 短軸像で薄く剝がれた骨片が発見された(13歳, 男児).

極めたうえで, 可能な限り保存的対応が選択できるが, Pattern ⅡやⅢと判断された場合には手術の可能性がきわめて高くなる. よって判断に際しては, 静的検査で軟骨の膨隆やゲイン調整による亀裂の有無の確認に加え, 動的検査による病変部の動きの有無の判断を慎重に行う必要がある. 経過観察中にPattern ⅡからⅢへ増悪する場合もあるため注意深い観察が必要である.

b. 位置評価：Location 分類

発症からどの程度経過しているか判断するうえで, 病巣の位置と範囲を評価することは重要である. 特に質的診断のPattern SおよびⅠに関しては, 骨の骨化過程のバリエーションなのか, OCDの初期なのか, 治癒後の変化なのかの判断や発症からどの程度経過しているか, 修復がどのように進行するかを推察するうえで重要な情報となりうる.

病変の位置も4型にパターン分類している(**表7**).

●位置評価の解説

小頭外側辺縁部が病巣に含まれているのか(Location Ⅰ・Ⅱ), すでに辺縁部は修復され病巣が中心へ移動しているか(Location Ⅲ〜Ⅳ)に大別できる.

- Location Ⅰ：病巣が外側辺縁に限局している場合.
- Location Ⅱ：病巣が外側辺縁から内側へ進行している場合.
- Location Ⅲ：病巣の外側辺縁が修復されつつある場合.
- Location Ⅳ：病巣は大きいが外側辺縁は完全に修復し, 中心へ移動している場合.

OCDの発症は外側辺縁部分から起こり, 中心へ向かって拡大していく. 投球などOCD増悪の原因となる行為を中止して保存的対応をすると修復が始まる. 進行は急に止まらないため, 病変の位置が内側に移りながら修復が進むと考えられる.

c. サイズの評価：範囲と深さ(図55)

病巣の大きさは, 範囲(縦径と横径)と深さでの評価が必要である.

表7　OCDの位置の分類

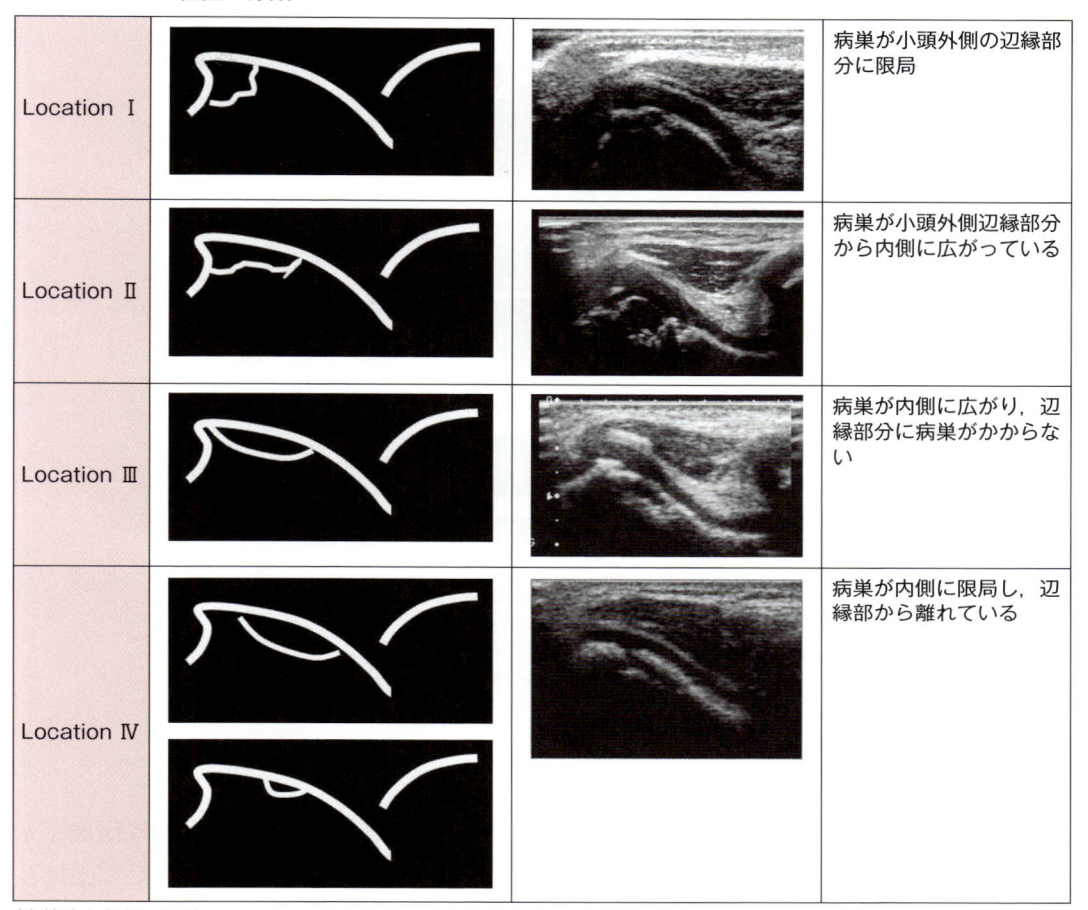

Location Ⅰ			病巣が小頭外側の辺縁部分に限局
Location Ⅱ			病巣が小頭外側辺縁部分から内側に広がっている
Location Ⅲ			病巣が内側に広がり，辺縁部分に病巣がかからない
Location Ⅳ			病巣が内側に限局し，辺縁部から離れている

（文献6)を参考に作成）

　範囲は後方からの長軸および短軸像の最大径とし，深さは後方からの短軸像で計測する．後方からの長軸で深さを計測すると過大評価になるため注意が必要である．範囲の計測は，外側病巣の境界から内側病巣の境界までであり，辺縁部に病巣がかかる Location ⅠおよびⅡの計測は，辺縁の表面側から計測する．

　深さの計測は，leading edge から leading edge 間で計測し，範囲の計測は最大範囲を描出し計測する．

d.　骨年齢の評価：みるべきポイント

　同じ性状の病巣でも，骨の成長が完成している場合と，骨化進行過程の最中で今後急速な骨の成長が見込まれる場合では，手術を施行するか保存的対応にするかの選択が変わる．超音波検査では，上腕骨と橈骨の骨端線の有無，上腕骨外側や上腕骨滑車部分の骨化過程を評価する（図 56）．

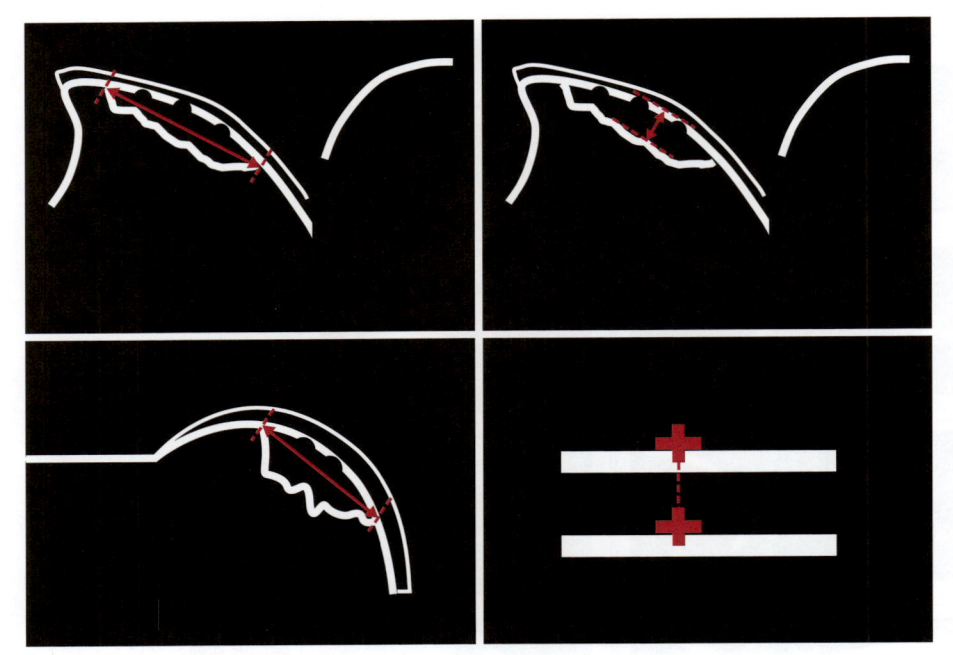

図55　病巣の計測方法
leading edge とは高エコーの上の縁のことを指す.
leading edge 間を計測すると，計測のマークの線の太さがキャンセルされて正確な計測ができる.

e.　その他の評価
①関節軟骨の評価
　Pattern S や Pattern Ⅰの関節軟骨にエコー上顕著な変化を見出すことは困難だが，Pattern Ⅱではゲインを上げて健側と比較すると患側のほうが高エコーにみえる（図 57）.
②病巣の血流評価
　Pattern Ⅰでは病巣内に血流シグナルを観察することがある（図 58）.　病変内の血流シグナルと修復の研究も進んでいる.
③上腕骨に流入する血流の評価
　小頭への栄養血管とされる血管の描出も可能である（図 59）.

②エコー検査の限界
　OCD においてエコー検査は，発見と経過観察，治療法選択の補助として他の画像診断では得られない情報が得られるため有用であるが，治癒の判定は行えない.　OCD が治癒する過程で先に軟骨下骨の皮質が修復されると，表面で超音波を強く反射するため海綿骨に病巣が残存していても描出できなくなる.　よって治癒の判定は，X 線や CT に委ねられる（図 60）.

ワンポイントレクチャー 4：野球肘検診ではより簡便な評価に絞る
　野球肘検診で求められる評価は以下の 2 点である.

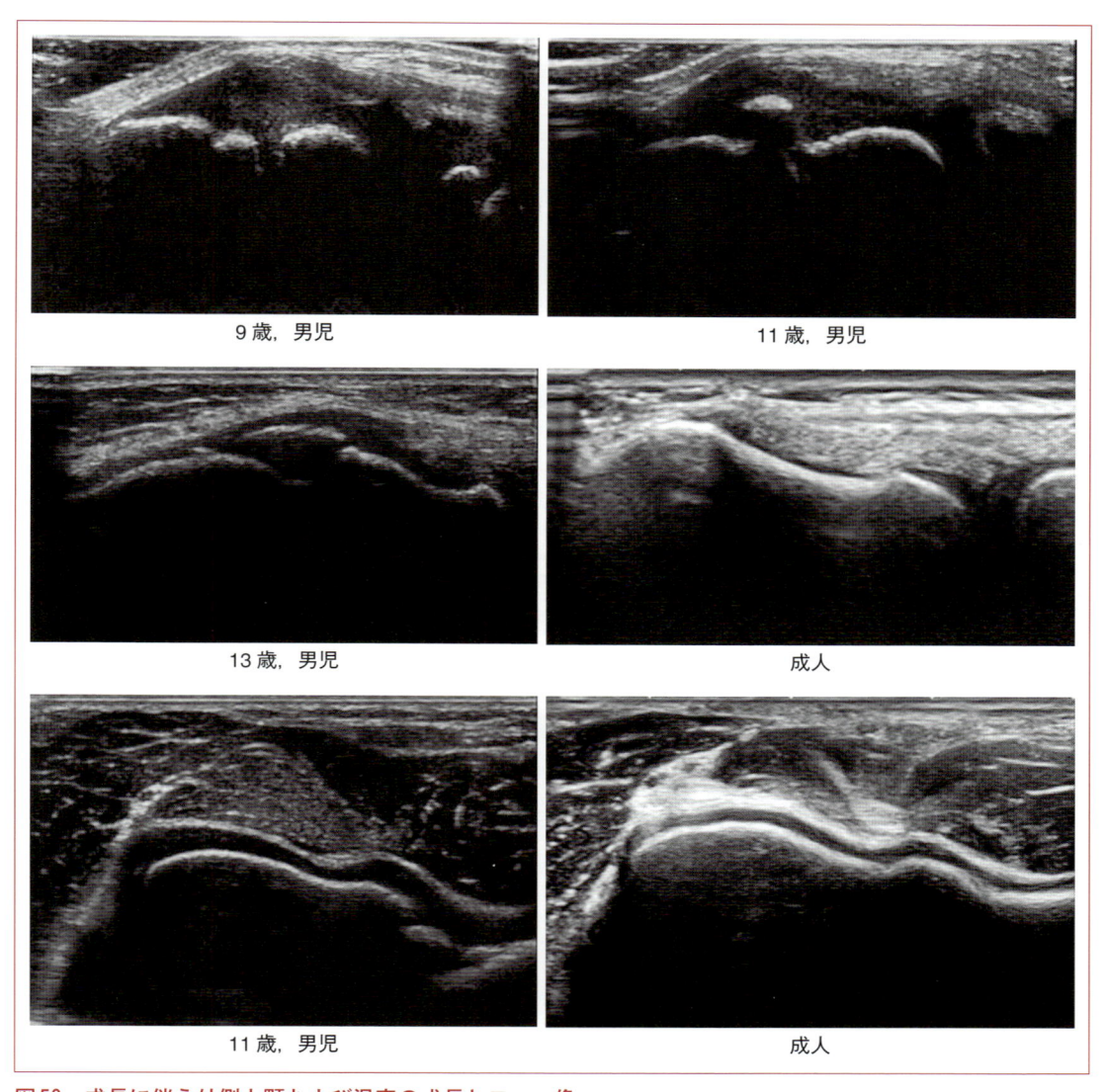

9歳，男児

11歳，男児

13歳，男児

成人

11歳，男児

成人

図56　成長に伴う外側上顆および滑車の成長とエコー像

①短時間で判断できること：評価は質的評価の大分類だけにするなど，より簡易的
な分類を使用すべきである．
②病院での二次検診が必要か否かの判断．

③内側支持機構の評価

a. 静的検査の観察のポイントとエコー所見

　Bモード法による靱帯付着部の骨表面および靱帯実質の異常エコー像を観察する．小児
の場合は内側上顆の骨端核の評価と靱帯の評価が必要である．牽引性骨端症による骨化障

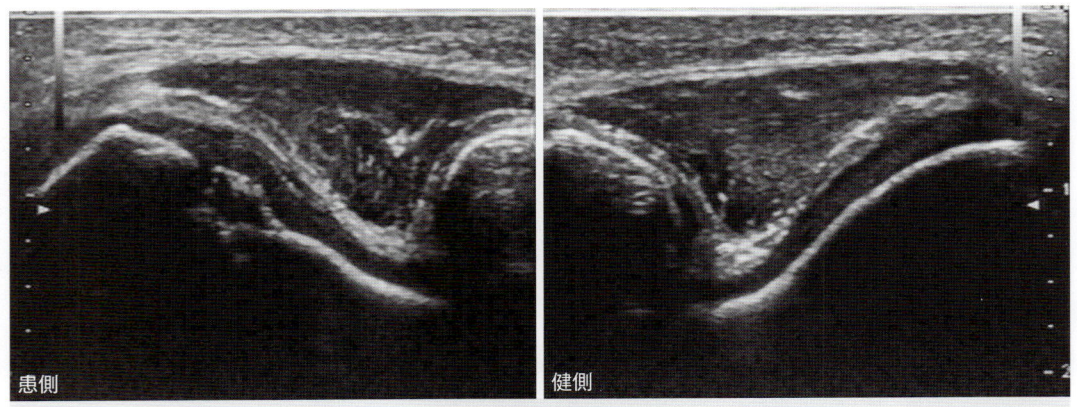

最大屈曲位後方短軸像

図57　成長に伴う外側上顆および滑車の成長とエコー像
Pattern Ⅱc，Location Ⅳ．左右とも同じゲインのレベルで記録．患側の軟骨のエコーレベルが高い．

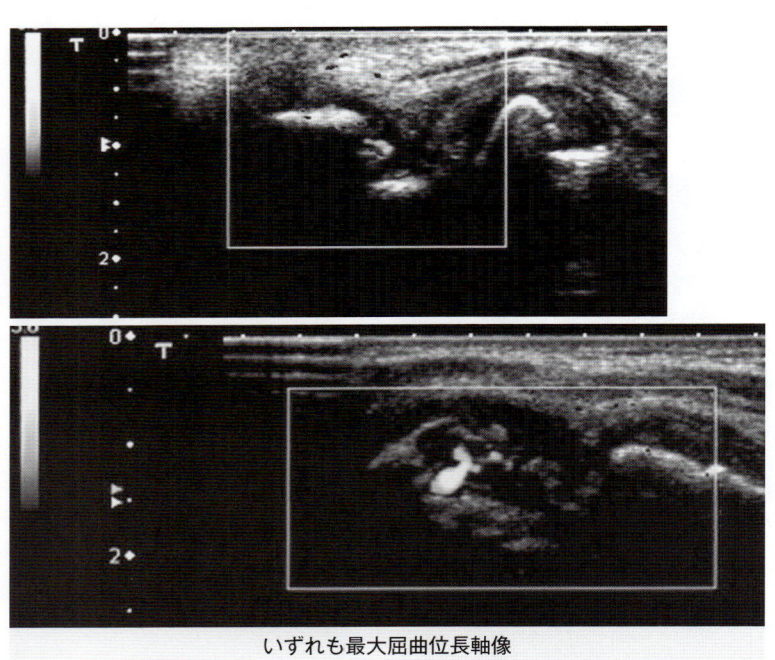

いずれも最大屈曲位長軸像

図58　OCD病変内の血流シグナルを認める2症例像：パワードプラ法

害によって起こる分離・分節を判断するために，内側上顆から離れて描出される骨像が軟骨内に存在するか否かを見極める．成人（すでに肘関節の骨の成長が完成している学生も含む）は，靱帯と尺骨側の靱帯付着部の骨表面の不整像や骨棘の有無，付着部の剝離骨片の有無を評価する．

　①Bモード法による靱帯実質の評価（**図61，62**）：靱帯浅層表面の凸もしくは波打った像の有無を確認する．靱帯全体の厚みとエコー輝度を確認する．fibrillar pattern の乱れ

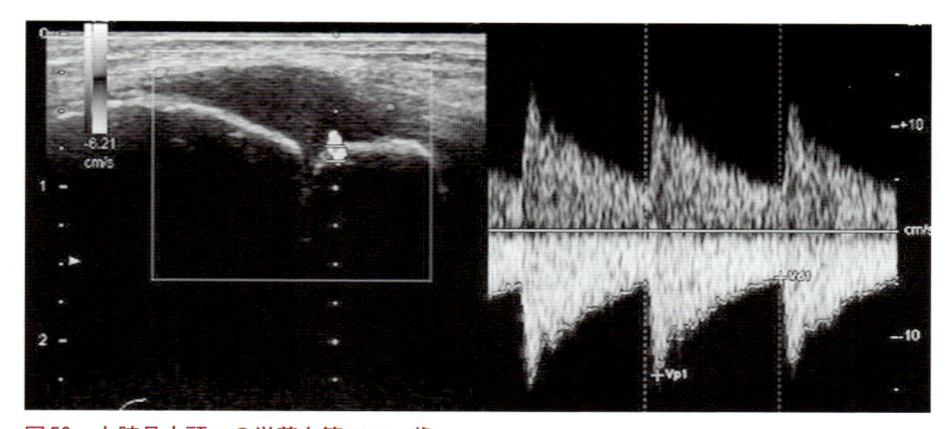

図59　上腕骨小頭への栄養血管エコー像
骨内に流入する血流のカラードプラ像(左)と，流入血の血流速度を時間軸で表示して波形とするパルスドプラ法(右).

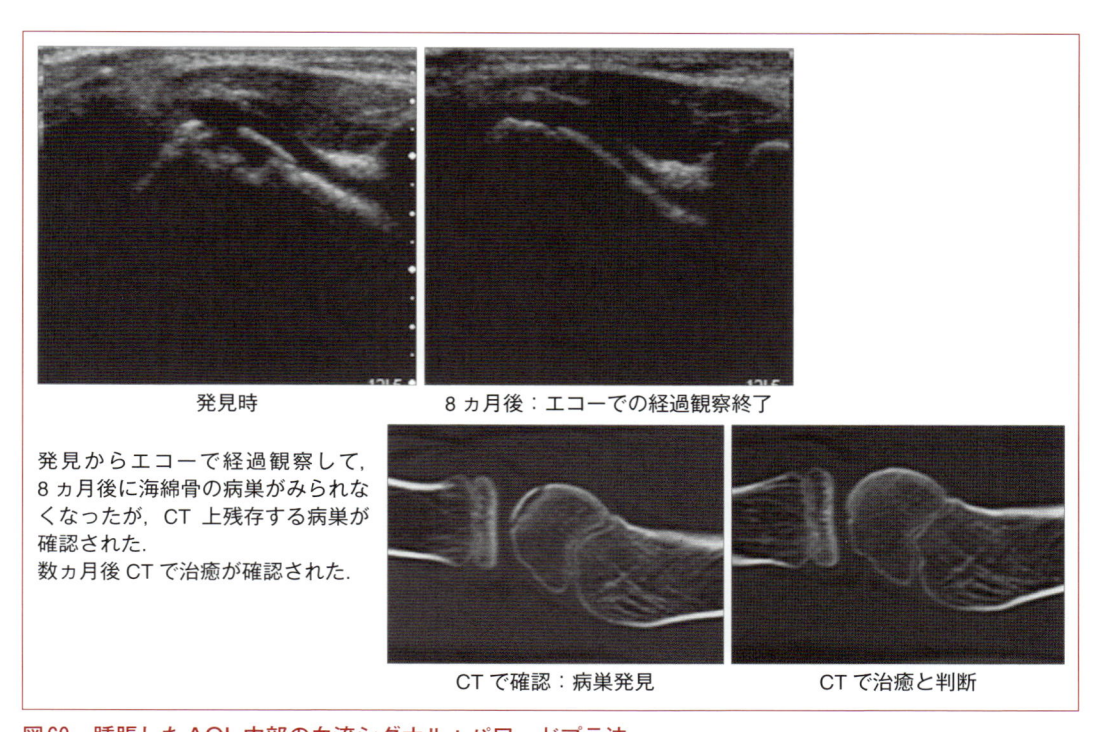

発見時　　　　　　　　8ヵ月後：エコーでの経過観察終了

発見からエコーで経過観察して，8ヵ月後に海綿骨の病巣がみられなくなったが，CT 上残存する病巣が確認された.
数ヵ月後 CT で治癒が確認された.

CT で確認：病巣発見　　　　CT で治癒と判断

図60　腫脹したAOL内部の血流シグナル：パワードプラ法

や途絶の有無を確認する．靱帯内の骨片や術後の糸など異常内部エコーの評価ができる.
　②パワードプラ法による血流評価(図63)：外側にストレスをかけずに靱帯が緩んだ状態にして，パワードプラ法で観察する．断層法で靱帯損傷が疑われた場合には，靱帯内の血流の有無を確認する．深層に血流が確認された場合には，肘関節滑膜の炎症の可能性が高いので注意が必要である.

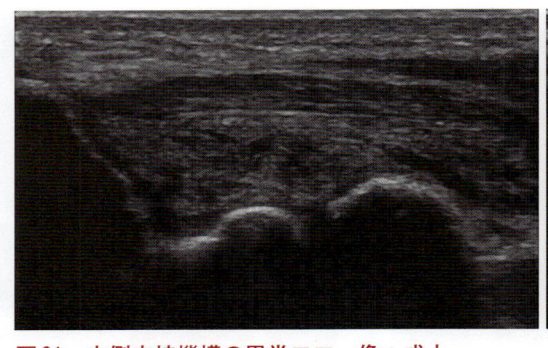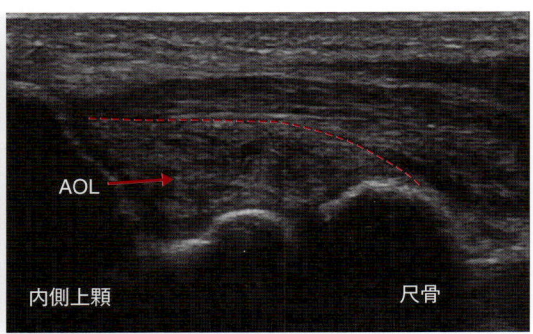

AOL

内側上顆　　　　　　　　　　尺骨

図61　内側支持機構の異常エコー像：成人
境界が上に凸(-------)で靭帯全体が腫脹して見える.
内部エコーは低エコーで，fibrillar pattern が不明瞭で乱れて見える.
骨付着部に異常はみられない.

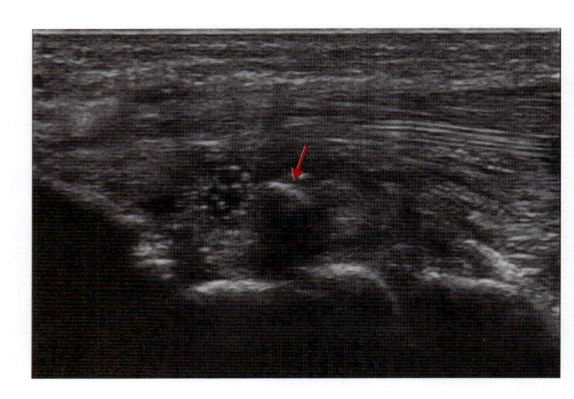

図62　腫脹したAOL内の高輝度エコー像
AOL内に後方陰影を伴う高輝度エコー像を確認(→).
AOLは腫脹してfibrillar patternは著しく乱れている.

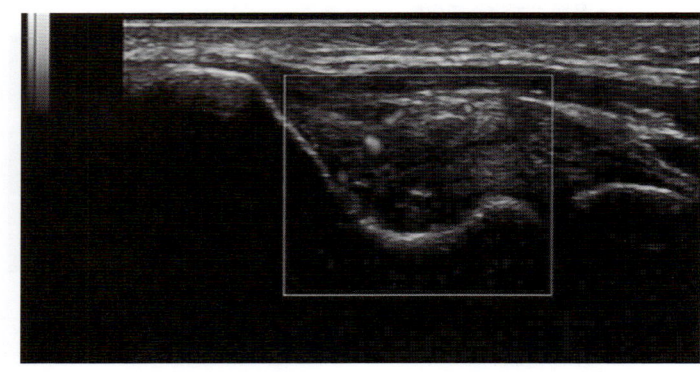

図63　腫脹したAOL内部の血流シグナル：パワードプラ法（成人男性）
腫脹したAOL内に正常の靭帯では見られない血流シグナルを確認.

③関節内注射を行った後の評価：fibrillar pattern の乱れや途絶や深い位置の血流が靭帯の損傷を反映しているのか，肘関節の滑膜の炎症を反映しているのかを判断できる場合がある（図64）.

b. 動的検査の観察のポイントとエコー所見

① AOL の断裂の有無と断裂の部位と範囲の判断：任意に外反ストレスを加えることに

94

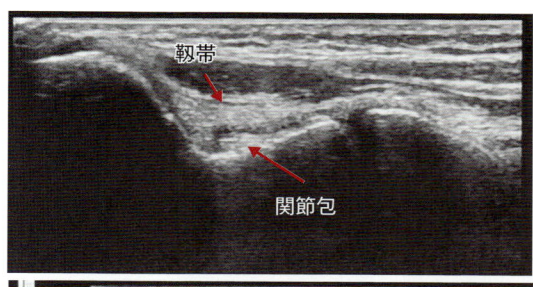
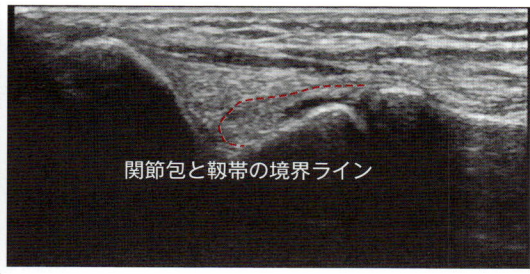

図64　除痛の注射後のAOL後方に見える関節内

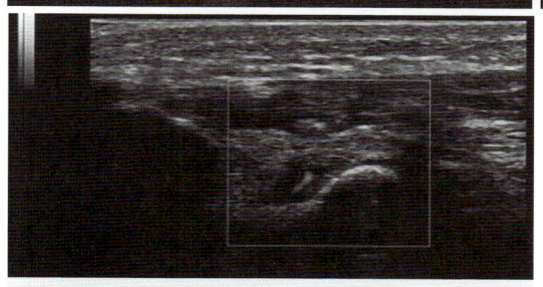

関節包内の血流シグナル：パワードプラ法

より，静的検査で判断できなかった靱帯の断裂の有無が判断できる．さらに，断裂の範囲や深さの評価も可能である．

②関節の開き具合が観察でき，いわゆる緩みの評価も可能である．

3　症例提示

①OCD

a. 初回の判断

●早期発見例（図 65）

10 歳，男児．兄の外来受診時に付き添いで来院した際に偶然発見した症例で，症状はなかった．発見時，野球を始めて数ヵ月しか経っていなかった．伸展位前方走査では断定できなかったが，最大屈曲位後方走査で外側に限局する病変を発見した．Pattern Ⅰb，Location Ⅰと判断した．

●修復過程発見例（図 66）

12 歳，男児．来院した際のエコー像で，すでに病巣は骨表面しかわからず，位置も小頭の中央部にあった．エコー像では修復過程にあり修復も進んでいると判断した．Pattern Sb，Location Ⅳと判断した．

●初回で Pattern Ⅱc と判断できた症例（図 67）

13 歳，男児．肘痛で来院．軟骨の膨隆が見られ亀裂を示唆するスリット様エコーが観察された．動的検査で母床と同じ動きが確認され，離断していないと判断した．Pattern Ⅱc，Location Ⅱと判断した．

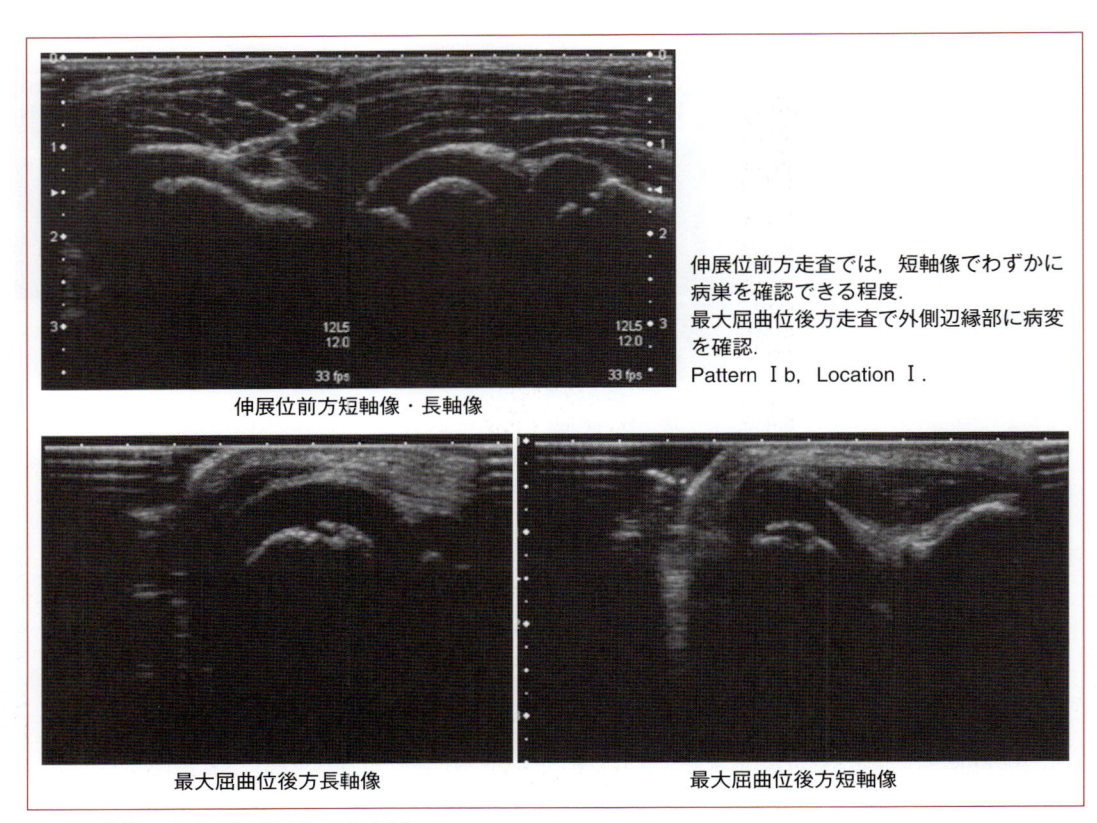

伸展位前方走査では，短軸像でわずかに病巣を確認できる程度.
最大屈曲位後方走査で外側辺縁部に病変を確認.
Pattern I b, Location I.

伸展位前方短軸像・長軸像

最大屈曲位後方長軸像

最大屈曲位後方短軸像

図65　早期のOCDと考えられる症例

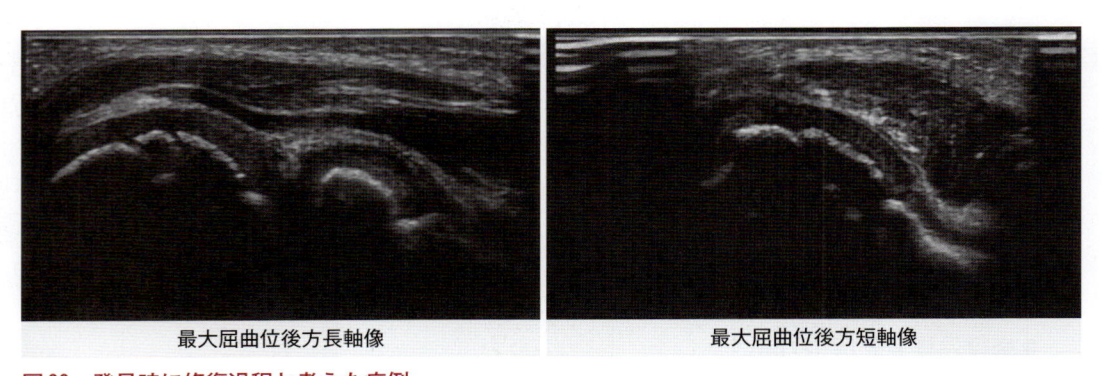

最大屈曲位後方長軸像

最大屈曲位後方短軸像

図66　発見時に修復過程と考えた症例
Pattern Sb, location Ⅳ. すでに病巣が中央に位置し，外側辺縁に病巣がかかっておらず，性状も軟骨下骨表層のラインの不連続性だけで海綿骨の病巣が見えない.

● 初回で Pattern Ⅲc と判断した症例（図68）

　13歳，男児，肘痛で来院. 小頭が約10 mm の範囲で平坦化，その表面も不整に見えた. 最大屈曲位短軸像で小頭と肘頭の間にきわめて細い高エコーラインが観察された. 薄く剝がれた骨軟骨片と考えた. Pattern Ⅲc, Location Ⅳ と判断した.

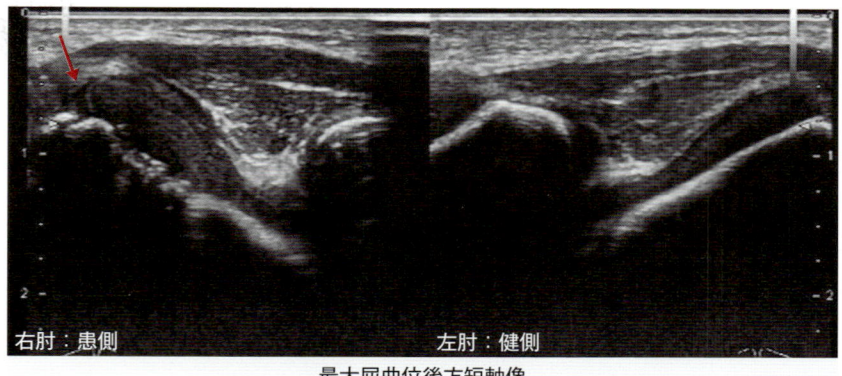

図67 軟骨に亀裂の存在が疑われた症例

右肘軟骨の膨隆と亀裂を示唆するスリット様エコー(→)がみられた.

右肘：患側　　左肘：健側

最大屈曲位後方短軸像

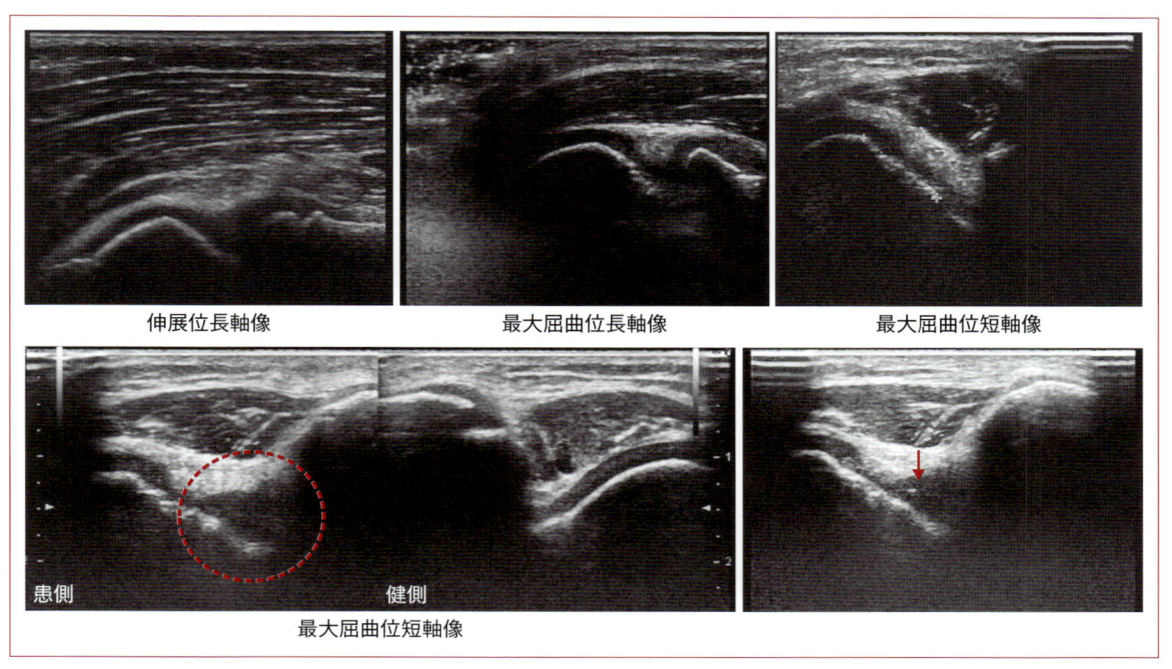

伸展位長軸像　　最大屈曲位長軸像　　最大屈曲位短軸像

患側　　健側

最大屈曲位短軸像

図68 薄く剝がれた骨片を確認した症例

小頭と肘頭の境界部分の軟骨の厚みが健側と比較して患側のほうが不自然に厚い(⊙). よく観察すると薄っすらと高エコーの細いラインが見える(→).

b. 経過観察

●野球肘検診で発症前にエコーを施行しえた症例

　発見時 11 歳，男児，7ヵ月前の初回の野球肘検診で OCD は発見されなかったが，2回目の検診で左肘外側(投球側)に Pattern Ⅰb，Location Ⅰ，範囲 7×7 mm，深さ 2 mm の病変を発見した(図 69).

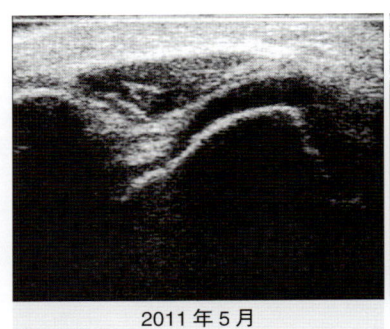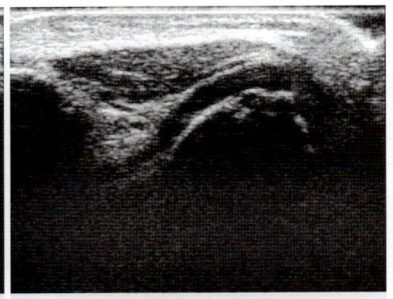

図69 複数回の検診でOCDを発見した症例（最大屈曲位後方短軸像）

2011年5月　　　2011年5月

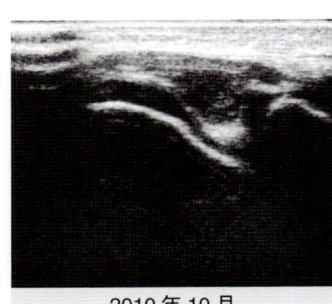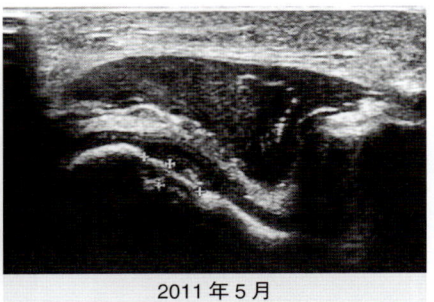

図70 過去に肘検診を受診したことのある外来患者症例（右肘最大屈曲位後方短軸像）

2010年10月　　　2011年5月

　発見時 13 歳，男児，20 ヵ月前の検診では病変は発見されなかったが，肘痛で外来受診した際のエコー検査で右肘に Pattern Ⅰc，Location Ⅳ，範囲 7×7 mm，深さ 2 mm の病変を発見した（図 70）.

● 保存的対応で治癒した症例

　発見時 11 歳，男児，肘痛で来院時に Pattern Ⅰb，Location Ⅰ，範囲 7×7 mm，深さ 2 mm 病変を発見，保存的対応中エコー検査を含む画像診断で経過観察を行った. エコー像で Pattern は Ⅰb から Sc そして Sa へ変化し，Location Ⅰから Ⅲそして Ⅳへ変化して最終的に CT で治癒が確認された（図 71）.

　保存的対応をエコー検査で経過観察すると，位置は外側から内側へ移動している例が圧倒的に多い. 治癒する症例は本例のように位置の移動とともに性状も変化し，Pattern Ⅰから Pattern S へ変化している（図 72，73）.

● 保存的対応中に増悪し手術を施行した症例

　発見時 12 歳，男児，肘痛で来院時に Pattern Ⅰc，Location Ⅳ，範囲 7×7 mm，深さ 2 mm の病変を発見，それから 2 ヵ月後エコー像で軟骨の膨隆を認め，3 ヵ月後に動的検査で離断と判断し Pattern Ⅲa とした. その後手術が施行された（図 74）.

● 保存的対応で治癒したが軟骨下骨の不整像が残った症例

　外側から順調に修復したが最終的に縦長の陥凹像が残存した（図 75）.

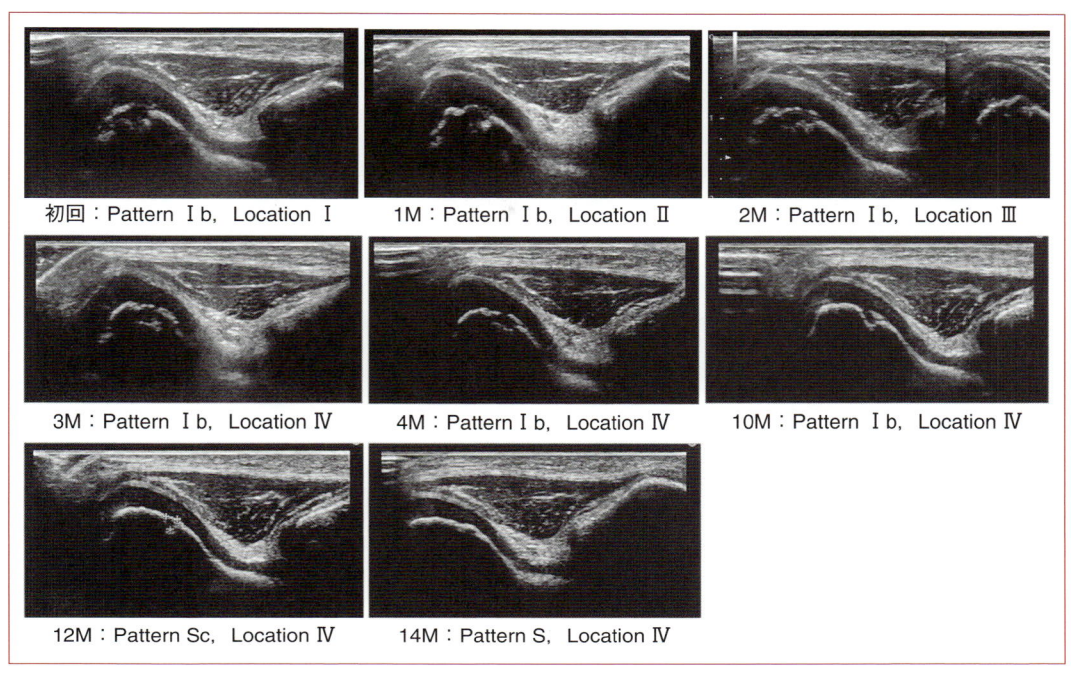

初回：Pattern Ⅰb, Location Ⅰ 　1M：Pattern Ⅰb, Location Ⅱ 　2M：Pattern Ⅰb, Location Ⅲ

3M：Pattern Ⅰb, Location Ⅳ 　4M：Pattern Ⅰb, Location Ⅳ 　10M：Pattern Ⅰb, Location Ⅳ

12M：Pattern Sc, Location Ⅳ 　14M：Pattern S, Location Ⅳ

図71　保存的対応で治癒した症例（最大屈曲位後方短軸像：左肘）

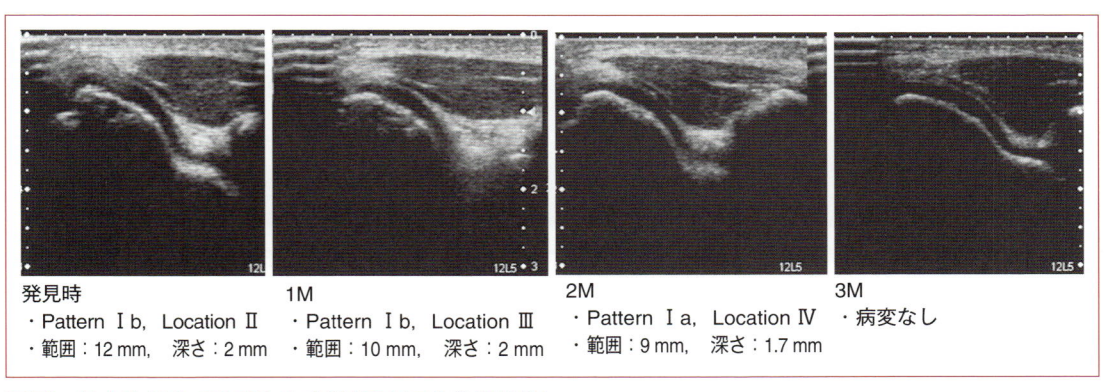

発見時
・Pattern Ⅰb, Location Ⅱ
・範囲：12 mm，深さ：2 mm

1M
・Pattern Ⅰb, Location Ⅲ
・範囲：10 mm，深さ：2 mm

2M
・Pattern Ⅰa, Location Ⅳ
・範囲：9 mm，深さ：1.7 mm

3M
・病変なし

図72　保存的対応で治癒した症例（最大屈曲位短軸像）

- **● 母床から剥がれているが離断はなく軟骨内に残っている病変（図76）**

　軟骨の高エコーのスリットがみられるため，亀裂の存在も疑われる．

- **● 離断はしていないが病巣が残存していた症例（図77）**

　エコー上軟骨に破断も亀裂もない．本来の軟骨下骨表層ラインはきわめて淡い高エコーに見え，後方のダブルラインが高輝度エコーで平坦かつ不整に見える．一見すると薄く剥がれたようにも見える．位置は Location Ⅳで中央部にあり，離断せずに長時間経過した症例と判断した．

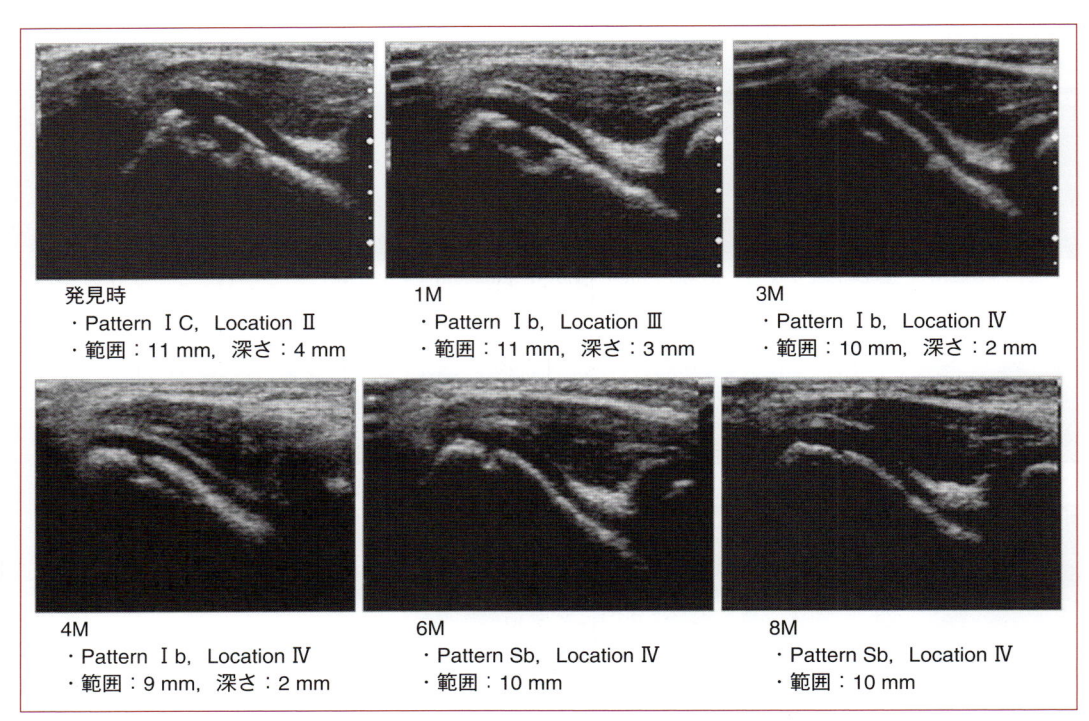

発見時
・Pattern ⅠC，Location Ⅱ
・範囲：11 mm，深さ：4 mm

1M
・Pattern Ⅰb，Location Ⅲ
・範囲：11 mm，深さ：3 mm

3M
・Pattern Ⅰb，Location Ⅳ
・範囲：10 mm，深さ：2 mm

4M
・Pattern Ⅰb，Location Ⅳ
・範囲：9 mm，深さ：2 mm

6M
・Pattern Sb，Location Ⅳ
・範囲：10 mm

8M
・Pattern Sb，Location Ⅳ
・範囲：10 mm

図73　保存的対応で治癒した症例

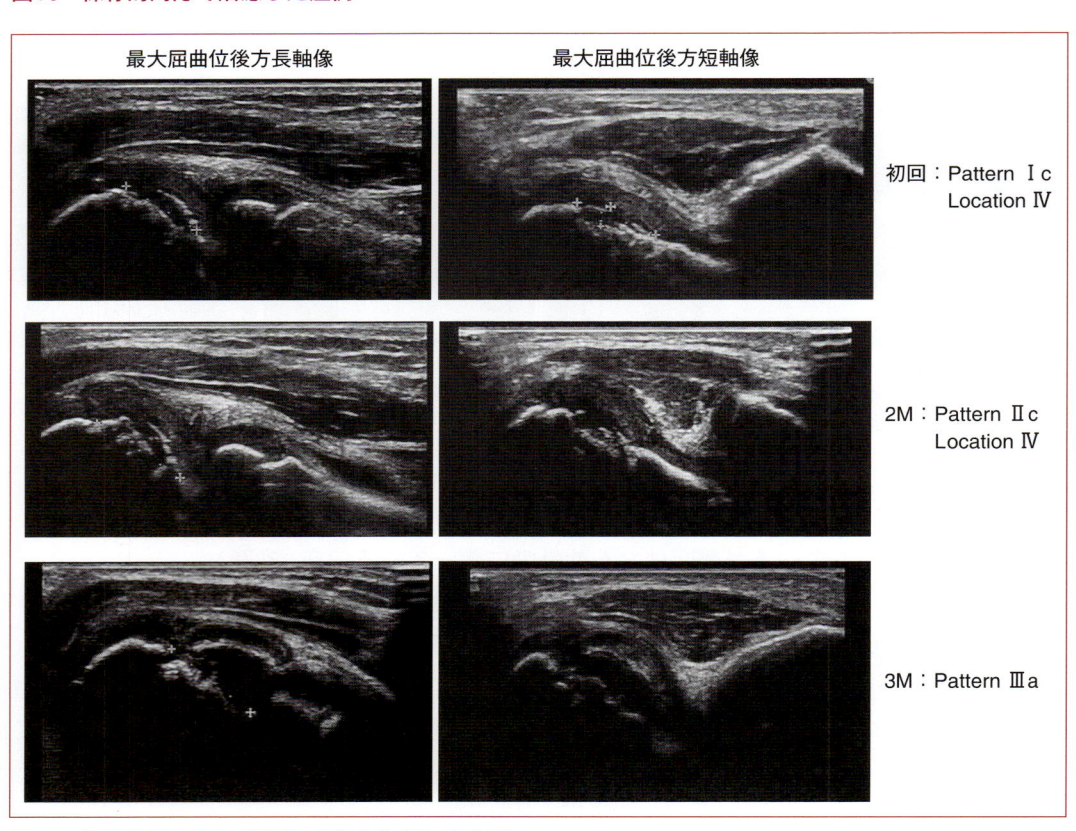

最大屈曲位後方長軸像　　　最大屈曲位後方短軸像

初回：Pattern Ⅰc
　　　Location Ⅳ

2M：Pattern Ⅱc
　　　Location Ⅳ

3M：Pattern Ⅲa

図74　保存的対応中に増悪し手術を施行した症例

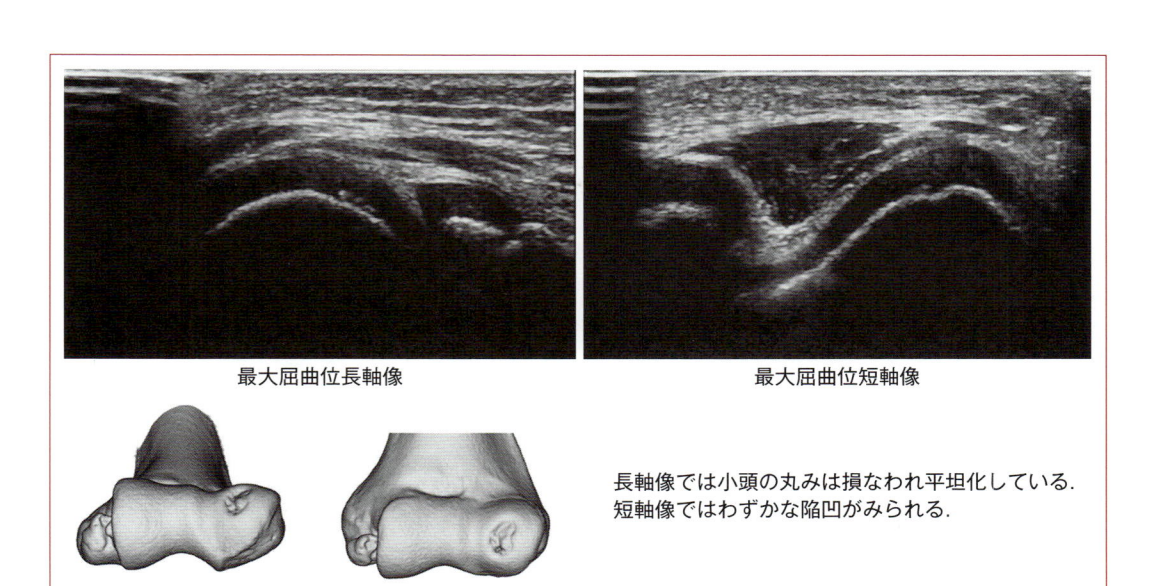

最大屈曲位長軸像　　　　　　　　　　　　最大屈曲位短軸像

長軸像では小頭の丸みは損なわれ平坦化している．
短軸像ではわずかな陥凹がみられる．

CT 像

図75　保存的対応で治癒するも軟骨下骨表面不整像が残存した症例

②内側支持機構

● 10 歳，男児

　肘内側の痛みで来院（**図 78**）．右肘患側にエコー上内側上顆に分節像と考えられる淡い高エコーがみられる．周囲に軟骨と思われる無エコー領域が確認できる．

● 12 歳，男児

　肘内側の痛みで来院（**図 79**）．右肘患側にエコー上内側上顆に分節像と考えられる高輝度エコーがみられる．周囲に軟骨と思われる無エコー領域が確認できる．

● 20 歳，男性

　左肘患側の靱帯が腫脹し全体的に低エコーで，fibrillar pattern も不明瞭で乱れて見える（**図 80**）．靱帯の障害が示唆された．骨付着部に異常所見はなかった．

　まとめ

・超音波検査は，OCD と内側支持機構の検査としてきわめて有用な検査である．

・特に OCD においては，発見と経過観察には欠かせない検査で，小さな病巣も見落とすことなく，正常や位置，サイズから治療法を確定する一助となる．

・内側支持機構の検査においても，靱帯と骨，軟骨を総合的に判断できるため，簡便に異常を発見できる．

・検診では，痛みを訴えない初期の OCD の発見に超音波検査は必須であり，できるだけ迅速に検査を施行，評価する．

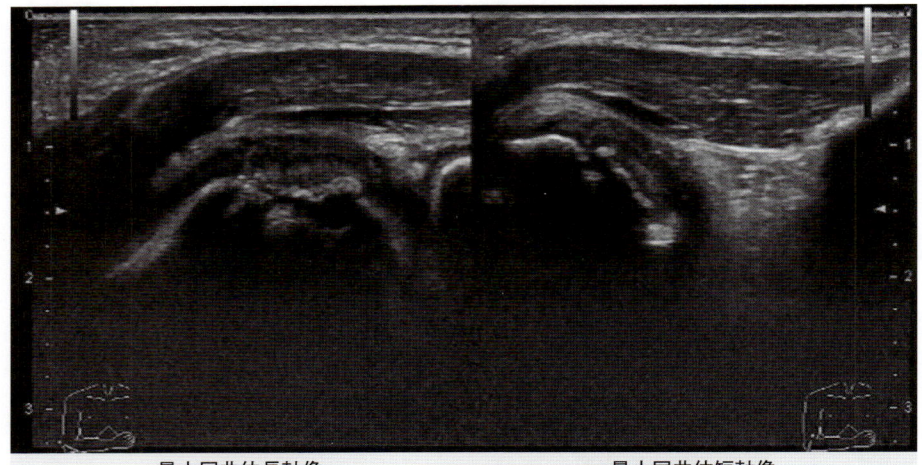

最大屈曲位長軸像　　　　　　　　　　最大屈曲位短軸像

図76　層内型の遊離症例：Pattern Ⅲaか Pattern Ⅲc

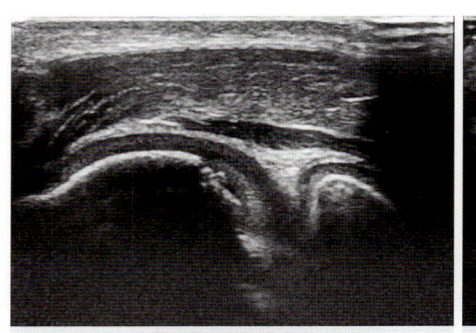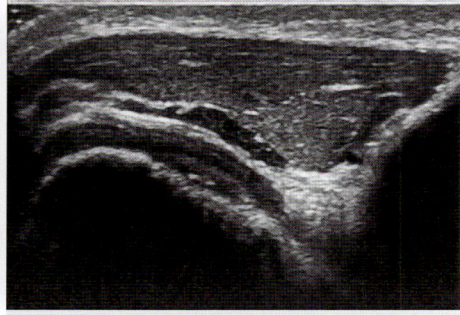

最大屈曲位長軸像　　　　　　　　　　最大屈曲位短軸像

図77　離断はしていないが病巣が残存していた症例

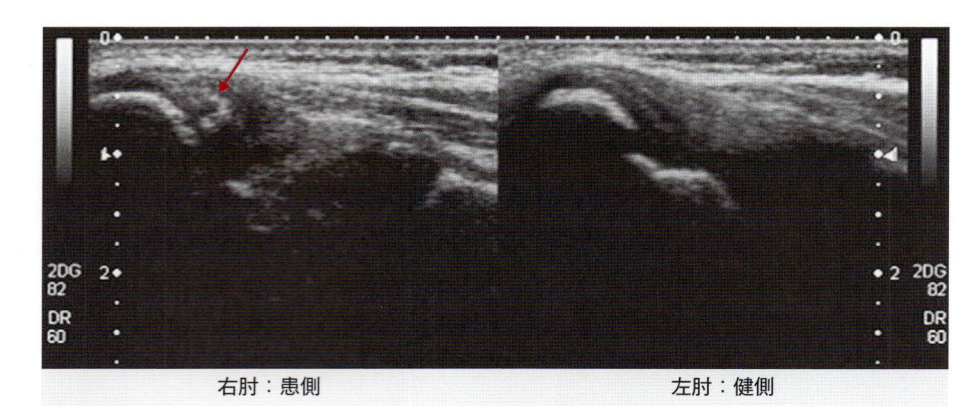

右肘：患側　　　　　　　　　　　左肘：健側

図78　10歳，男児

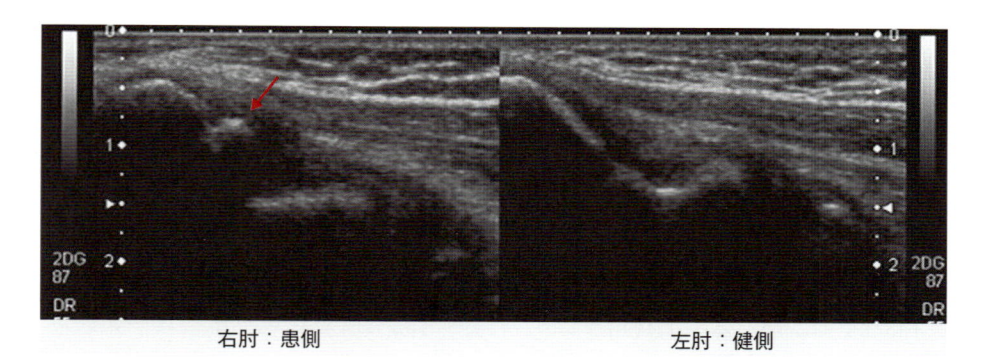

右肘：患側   左肘：健側

図79 　12歳，男児

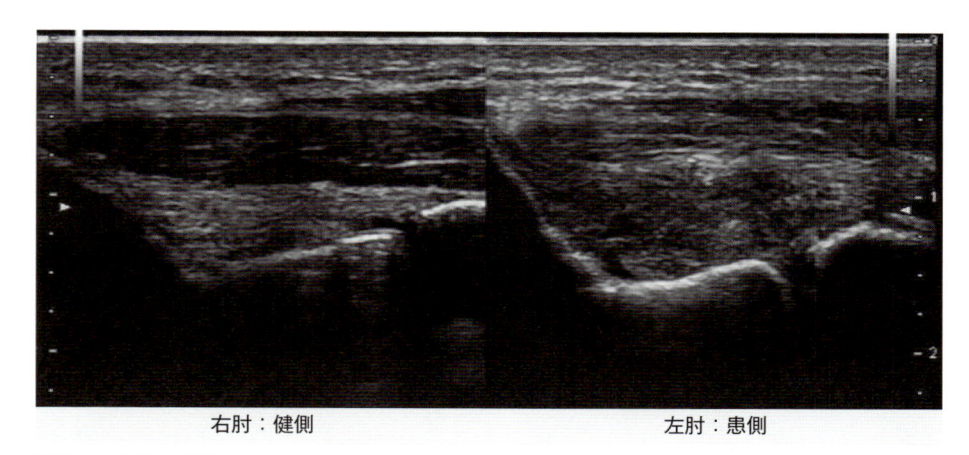

右肘：健側   左肘：患側

図80 　20歳，男性

文　献

1) 甲子乃人：超音波の基礎と装置／四訂版，ベクトル・コア，東京，2013
2) 南　正夫：肘関節形成各骨骨端核の発現期並びに化骨期に就てのX線学的検索．日整会誌 3：74，1926
3) 岩瀬毅信ほか編：肘実践講座　よくわかる野球肘　離断性骨軟骨炎，全日本病院出版会，東京，2013
4) 山崎哲也ほか編：肘実践講座　よくわかる野球肘　肘の内側部障害—病態と対応—，全日本病院出版会，東京，2016
5) 柏口新二ほか編：野球ヒジ診療ハンドブック—肘の診断から治療，検診まで—，全日本病院出版会，東京，2014
6) 石崎一穂編：これから始める運動器・関節エコー　必ず描出するためのコツとテクニック，メジカルビュー社，東京，2015

（石崎一穂）

　検診で数多くの症例を経験し，最近では典型的な離断性骨軟骨炎（osteochondritis dissecans：OCD）と骨化のバリエーションをある程度判別できるようになった．両者を見分ける重要なポイントがある．一般には OCD は小頭外側から始まり，病期の進行とともに中央より病巣が移動することが多い[1]．超音波検査では，小頭を後方走査の短軸像でみると滑り台のようなスロープがある．この「滑り台のトップ」辺りに不整像が現れることが多い．一方，骨化のバリエーションは小頭の後方やや中央寄りに不整像として現れることが多い．またプローブの当て方も大切で，斜めに当ててしまうとアーティファクトを作ってしまう．通常，OCD の場合は 2 つの走査で検出されることが多い．前方走査より後方走査，そして長軸像より短軸像で発見されることが多い．

　それでも判断に迷うことがある．以下に代表例をあげる．症例は 11 歳の少年で，たまたま超音波検査を受ける機会があって見つかった．後方走査短軸像の滑り台のトップに二重線があった（図 1）．下骨ラインの不整ではなく二重線であったために判断に迷った．当然のことながら単純 X 線検査では異常はみられなかったが（図 2），MRI で小頭前方寄りにわずかに輝度変化を認めた（図 3）．この時点で OCD ではないかと判断し，保存的対応を勧めたが本人と保護者に承知してもらえなかった．8 ヵ月後に来院したときは単純 X 線検査でもハッキリと透亮像を捉えることができた（図 4）．結局，保存的対応で治癒せずに，最終的に骨軟骨移植を行った．

　もっと強く中止を勧めるべきだったと反省した．このように後方走査短軸像の「滑り台のトップ」辺りに何らかの異常像がみえた場合は超早期の OCD だと考えて，上肢の運動を中止して経過観察することが大切である．

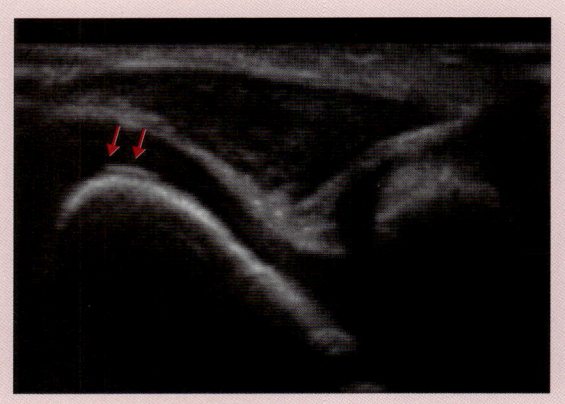

図1　後方走査短軸像
滑り台のトップに二重線（→）がみられる．

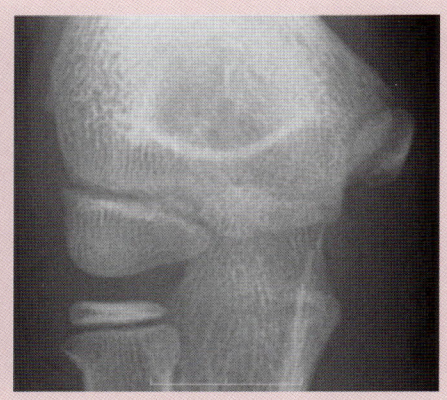

図2　45度屈曲位正面像
単純X線検査では異常を認めない．

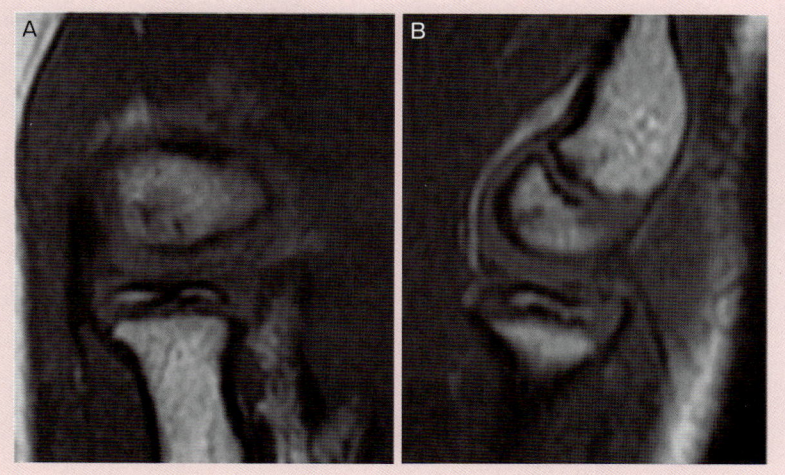

図3　MRI検査
MRIでは前額面（A），矢状面（B）で低輝度像を認める．超早期例では病巣周囲の高輝度変化が少ないことがある．

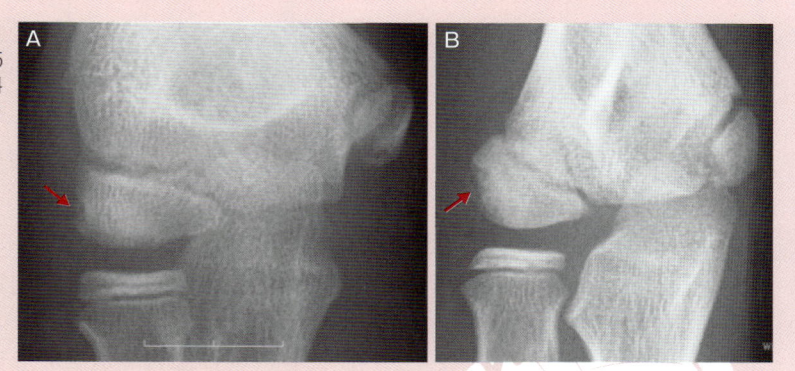

図4　8ヵ月後の単純X線像
8ヵ月後の単純X線検査では，45度屈曲位正面像（A）と30度外旋斜位像（B）で小頭外側に透亮像（→）を認める．

文　献

1）岡田知佐子ほか：上腕骨小頭離断性骨軟骨炎の病変部位と病期の関係—超音波画像検査による検討—．日臨スポーツ医会誌 25：38-44，2017

（柏口新二）

野球肘検診における画像検査選択の指針

1 離断性骨軟骨炎の診断

①症候群としての離断性骨軟骨炎

離断性骨軟骨炎(osteochondritis dissecans：OCD)の発生や病態については議論が多く，いまだコンセンサスが得られていない．いずれの説も一理あり，1つの説で臨床像全体を網羅できない．"いわゆるOCD"はいくつかの病態を含んだ症候群でないかと筆者らは考えている．まず，"いわゆるOCD"には上腕骨小頭の骨軟骨障害と骨軟骨骨折が混在している．骨軟骨骨折は外力によって関節軟骨から骨端軟骨の一部を含めて離断したものである．一気に遊離体になるものもあれば，離断が途中までで止まり慢性の経過をたどるものもある．後者の慢性例と狭義のOCDの区別は画像所見だけでは困難である．また，骨軟骨障害にも局所的な小さな病変(狭義のOCD)とPanner(パンナー)病のような小頭内に広く病変が存在する例がある．さらにはこういった進行性の病変とは明らかに異なり，病変のサイズが不変で1，2年で改善する骨化進行過程のバリエーションといえるような例もある．画像検査の選択もそういった病態があることを念頭に考える必要がある．

②狭義のOCDの病期分類と画像検査

狭義のOCDである局所的な骨軟骨障害の悪化過程は，初期(吸収期)，進行期(分離期)，終末期(遊離期)の3つに大別される(図1)．

これは単純X線検査，CT，MRI，超音波検査などの画像所見と手術の際の所見を合わせてつくった概念的な分類である．初期は透亮像のみで外側期と中央期に分かれるが，表面の関節軟骨は正常である．進行期は典型的な離断像を呈するが，軟骨の亀裂が途中までの前期と関節軟骨の表層まで亀裂が達した後期に分かれる．終末期はいずれも離断骨軟骨片を有するが，母床内に止まる巣内期とほかの場所に遊離した巣外期に分けられる．

これは画像所見と病態を重ね合わせた概念的な分類である．吸収期は小頭の外側に始まる外側期と中央に及んだ中央期に細分できる．単純X線写真で見ると透けて見えることから透亮期といわれている．症例の縦断的観察で，いったん骨化した部分が吸収されて透亮化することが確認されたので吸収期と改めた．分離期は修復機転が旺盛に働いている前期と修復機転が止まりかけた後期に分けられるが，これは概念的な細分で明確な線引きはできない．遊離期は遊離体が母床近辺に存在する巣内期と離れた所に移動した巣外期に細分する．

単純X線(45度屈曲位正面，30度外旋斜位像)と超音波(前，後方走査)，MRI，CTの4つの画像検査を被曝，分解能，簡便度，医療経済の観点から病期ごとに評価したい．現在の単純X線は放射線が透過した跡の像をコンピューターにより明瞭に見えるように処

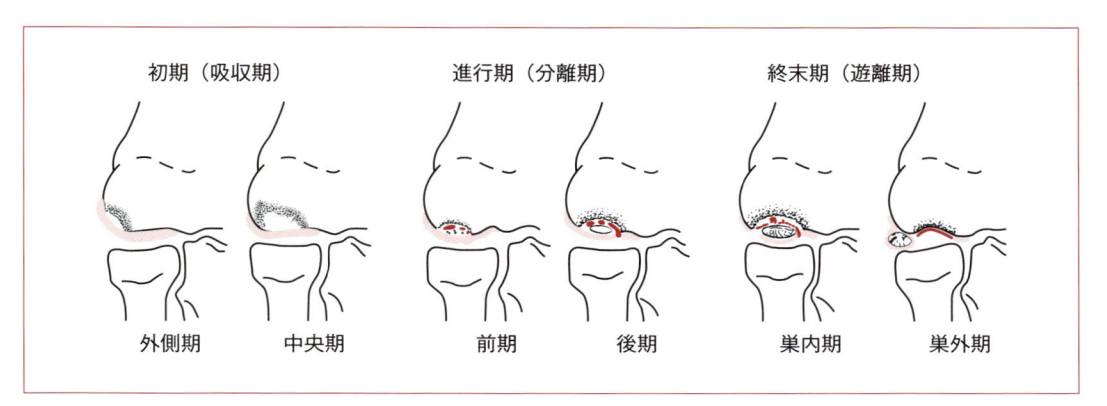

図1　上腕骨小頭のOCDの悪化過程

初期（吸収期）		進行期（分離期）		終末期（遊離期）	
外側期	中央期	前期	後期	巣内期	巣外期

　理されている．したがって，きわめて淡い変化はカットアウトされて消えてしまう．骨塩量が50％くらい低下してはじめて捉えることができるように設定されていることが多い．したがって，「X線検査と超音波検査　どちらが敏感か」(p112)に示した症例のように発生間もないOCDを捉えることは難しく，超音波検査で見つかってから数ヵ月して見えるようになることも珍しくない．CTはもう少し敏感で20％以上の骨塩量低下で捉えることができ，三次元やさまざまな方向の断面で見ることによって詳細に観察することができる．しかし，被曝を考えると検診や定期検査として使うことははばかられる．超音波とMRIは被曝の心配はなく，低侵襲な検査である．

　各メーカーの出している機器の性能説明によると，距離分解能はMRIとCTは0.3 mm，超音波検査は0.2 mmとなっている．最新の超音波では距離分解能が0.12 ～ 0.16 mmで，むしろ画面の鮮明さはモニターの性能によるそうだ．ただ，原理の異なる画像検査装置を数値だけで単純に比較することには無理があり，優劣をつけることの意味は少ない．待ち時間などの検査の受けやすさ（簡便度）からみると，超音波検査と単純X線検査が利便性が高く，ついでCT，MRIの順となる．MRIの画像検査を受けるのに，施設によっては数週間先ということも珍しくない．ただ，単純X線検査では，わずかではあるが被曝の問題がある．超音波検査では目的の部位に正確にプローブを当てる必要があり，検者の技量や経験に結果が左右されることがある．また，超音波はインピーダンスの違いにより画像が構成されるわけだが，OCD発生間もない時期は月単位でインピーダンスの変化が起こることもあり，初回の検査で検出できないことがある．こういった見逃しを防ぐためにも半年に1回の検診を勧めている．医療経済からみると断然にMRIが高額で，CTも比較的高額である．MRIは分離期，特に分離後期の病巣の評価に力を発揮するが，検診でMRIを使うことは学術的な意義はあっても現実問題として障壁が多すぎる．医療経済の観点からみると，超音波と単純X線が安価で検診やフォローアップのツールとしては現実的といえる．各画像検査装置のOCDの病期別の意義についての詳細はここでは述べず，他書を参考にしてほしい[1]．

表1 OCDの病期と画像検査の意義

	初期	分離期	遊離期
単純X線検査 (tangential像)	骨塩量が50%以上低下した変化は捉えることできる	異常の有無は明確にわかるが，読影に熟練を要する	遊離体の位置把握に限界あり
超音波検査	わずかな異常でも正確に把握できる	ダブルラインとして捉えることができる．軟骨下骨が修復すると見えない	離断部の動きを確認動的評価が可能
MRI (3T/1.5T MC)	エコーと同じくらい敏感に病巣を捉える	分界層の状態を輝度変化で捉え，病態把握に役立つ	軟骨性の遊離体を確認できることがある
MPRCT	骨塩量が20%以上低下すれば把握できる	軟骨下骨や分界層の状態を評価可能	遊離体の局在を立体的に把握可能．術膳には必須の検査である

各画像検査の病期別の意義を表にした．初期では超音波，分離期ではMRI，遊離期ではCTが有用である．単純X線検査の特異度は低いが，全病期にわたり病像を捉えられることから，経過観察には有用である．

　以上をまとめると**表1**のようになり，初期例をみつけるには超音波検査，分離期の病態把握には MRI，手術をする遊離期では CT（3D，MPR）が必須の検査となる．比較的簡易に検査できる単純 X 線検査は外来での経過観察に有用である．

🎓 ポイント

OCD は概念的に初期（吸収期），分離期，遊離期に分かれる

各画像検査には一長一短がある

初期例の発見では超音波検査（前，後方走査）が特に有用

分離期の病態評価では MRI が有用

遊離期では 3D や MPRCT が有用

2 　内側上顆障害の診断

　内側上顆の外傷・障害は投球という外力が加わってはじめて発生するもので，小頭のOCD とは病態が異なる．そして内側上顆の裂離骨折や骨端線離開のような外傷と慢性の経過をたどる骨軟骨障害がある．発生頻度の高い「牽引性骨軟骨障害」について病態の概要と画像検査の選択について述べる．

　内側側副靱帯や屈筋群が内側上顆に付着しており，投球時の牽引ストレスによって生じるわけだが，骨化途上の学童期と成人ではこの部位の状態が全く異なる．**図 2** に示したように，成長期では骨化していない軟骨がかなり残っている．その軟骨の中に骨化の中心である骨端核が島のように点在している．そのため，単純 X 線検査でも超音波検査でも骨

図2　肘内側部の内側上顆，滑車
　　　の骨化過程と内側側副靱帯
　　　の関係

ピンクの部分が骨端軟骨で，成長期はX
線には写らない.

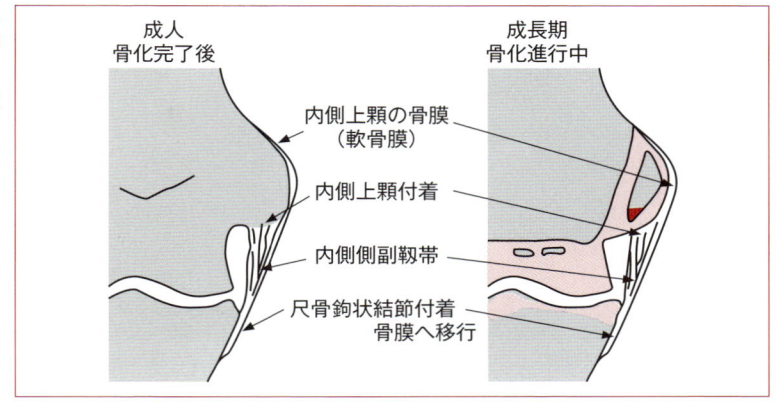

成人
骨化完了後

成長期
骨化進行中

内側上顆の骨膜
（軟骨膜）

内側上顆付着

内側側副靱帯

尺骨鉤状結節付着
骨膜へ移行

図3　単純X線像とMRI画像の比較

単純X線検査でみると内側上顆の下端に骨片があるよう
に見えるが，MRIでみると骨端軟骨の中でわかれて骨化し
ている分節像であることがわかる. 血腫も軟骨膜の破断も
ない.

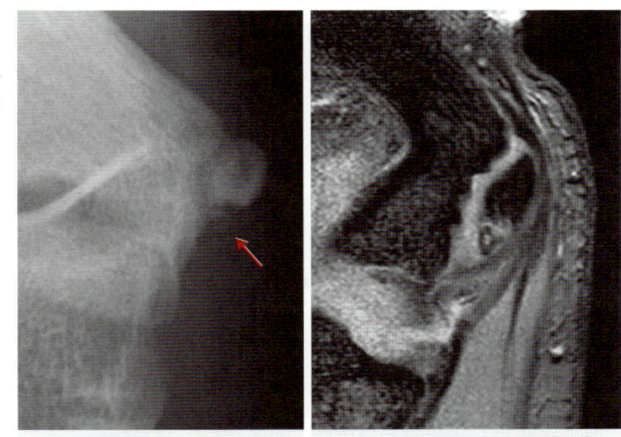

単純X線検査（10歳，投手）　　MRI 1.5T GRE T2*強調画像

化している部分は捉えることができるが，軟骨の部位は視覚で捉えにくい. これを視覚で
捉えるには MRI，特にマイクロコイルを使ったマイクロ MRI がよい（図3）.

　単純 X 線検査で内側上顆障害をみる場合は，小頭の OCD と同じように肘関節を 45 度
屈曲させて撮る tangential view が有用である. 伸転位正面で撮ると病巣が内側上顆の下
前方にあるため後方と重なり正確に捉えることができない（図4）[2]. これは初診時だけで
なく経過をみる場合にも当てはまる. さらに詳しく見たい場合は 3D-CT で観察すると位
置関係がよくわかる[2].

　超音波検査でも内側上顆内の骨端核の分節を捉えることは可能で，詳細は「5. 超音波検
査（エコー検査）の実際」（p52）や渡邊千聡先生の分類を参照すると理解しやすい[3]. 検診で
内側の障害があるかどうかの判断は可能であるが，滑車や内側上顆全体の骨化の状態を捉
えることは難しいので，病期診断や治療経過をみるには単純 X 線検査が必要になる.

　内側上顆障害も以下のような 4 段階があると考えている（図5）. 発生（吸収）期や分節期
は骨端軟骨の細胞レベルでの骨化障害が起こっており，単純 X 線検査では内側上顆下端

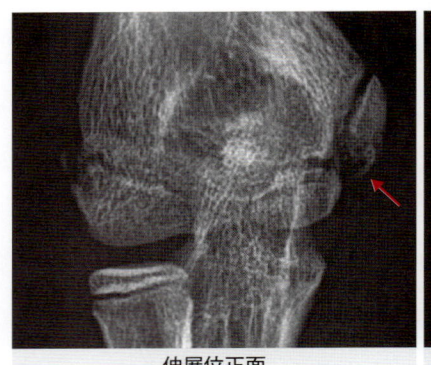
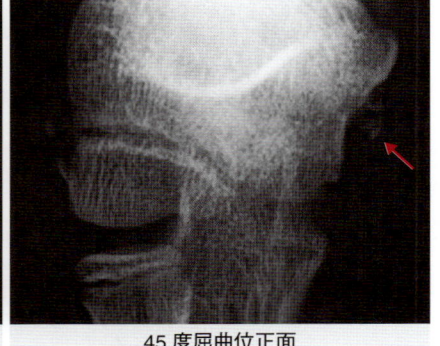

| 伸展位正面 | 45 度屈曲位正面 |

図4　撮影肢位による像の違い
左の伸展位正面像では連続しているように見えるが，右の45度屈曲位正面像では離れて位置して
いることがわかる．これは上腕骨が40 〜 60度前捻しているためである．

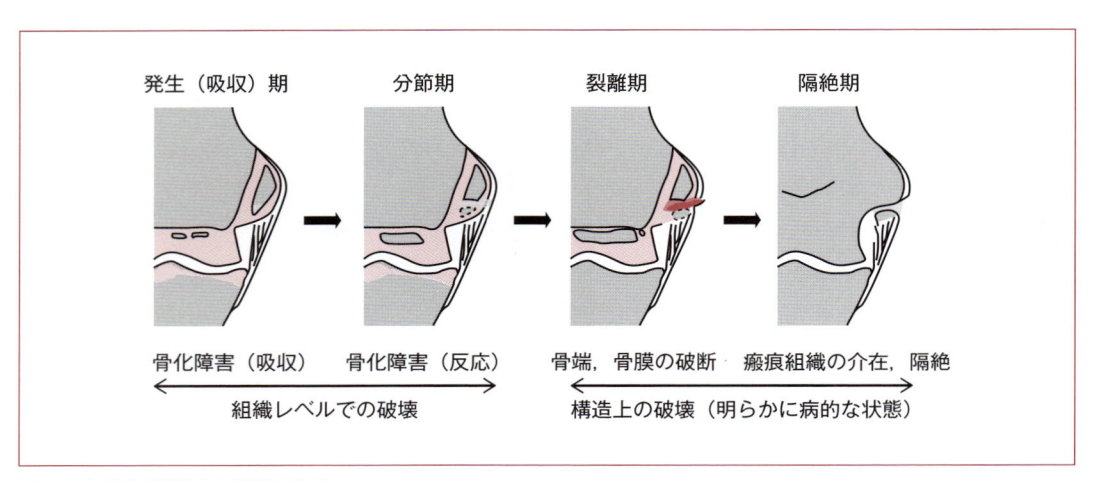

図5　内側上顆障害の悪化過程
発生間もない初期や分節期では時折痛みがあるくらいで病院に来ることは少ない．この時期は組織レベルでみると傷はある
が，障害というより投球に対する適応反応ともとれる．裂離期ははっきりとした投球時の痛み，圧痛，可動域制限があり，
MRIでみると血腫や軟骨膜の破断（図の赤色）がある．これが治癒しなかった場合は離断骨片が線維組織を介して偽関節状態と
なる．

部の透亮像や分節として写る．痛みはあってもわずかで，医療機関を受診することは少な
い．裂離期になると骨端軟骨の組織レベルでの障害が起こり，軟骨や軟骨膜が破断し，時
に出血を伴う．分節期と裂離期はX線像だけでは区別できず，軟骨膜の破断や血腫の有
無をマイクロMRIで判断する．この時期は痛みや可動域制限がはっきりとしてくる．さ
らに外力が加わり続けると小さな骨片（オッシクル）となり，母床との間に線維性瘢痕が介
在して偽関節状態となる．これが隔絶期で時に痛みや不安定性を遺すことがある．
　いずれにしても内側上顆障害は痛みや可動域制限などの症状が出てから医療機関を受診
しても治癒させることができ，OCDに比べて予後がよい．また，肩甲胸郭機能などの身

体機能の改善や投球動作指導で発生そのものを予防することも可能である．したがって，不特定多数の学童選手を診る検診では小頭の OCD の発見に集中し，時間的余裕がなければ内側上顆障害の探索は省いてもよいと思われる．

● ポイント

内側上顆障害は概念的に 4 つの段階に分けることができる

早期から症状（痛みや可動域制限）が出るので見つけやすい

45 度屈曲位正面像が簡便かつ有用

超音波検査でも障害の有無を見つけること可能

詳細な病態評価にはマイクロ MRI が有用

文　献

1) 柏口新二ほか：画像で見る，診る．肘実践講座／よくわかる野球肘　離断性骨軟骨炎，全日本病院出版会，東京，56-124，2013
2) 松浦哲也：肘の内側部障害を画像で見る，診る／単純X線，CTで何を見るか．肘実践講座／よくわかる野球肘　肘の内側部障害—病態と対応—，全日本病院出版会，東京，48-58，2016
3) 渡邊千聡：肘の内側部障害を画像で見る，診る／内側上顆障害の超音波検査(形態と機能診断)．肘実践講座／よくわかる野球肘　肘の内側部障害—病態と対応—，全日本病院出版会，東京，102-109，2016

（柏口新二）

コラム：X線検査と超音波検査　どちらが敏感か

かつて(2011年ごろ)超音波検査装置を使って上腕骨小頭の離断性骨軟骨炎(osteochondritis dissecans：OCD)を発見したというと，必ず「X線検査で確認しましたか？」と質問を受けた．論文の査読結果でも「超音波検査だけでは信憑性に欠ける」という指摘を受けた．X線検査と超音波検査，いったいどちらが検診の画像検査としてすぐれているのだろうか．MRIと単純X線検査の比較ではMRIに軍配が上がっているようだが，検証報告は見当たらない．同様に超音波検査と単純X線検査での比較検討もなされていない．科学的に検証するにはそれぞれの感度，特異度を調査する必要がある．

筆者らは超音波検査で見つけたOCDは必ず単純X線検査でも確認し，経過も追いかけてきたので，両者を比較するとどのような結果になるかおおよそ見当はつく．軍配はどちらにも上がらず，引き分けといったところである．OCDの初期例に限れば超音波検査とMRIが圧倒的に有利だが，治癒機転が働く修復途上の症例では超音波検査はMRIや単純X線検査にかなわない．理由は修復した軟骨下骨が超音波を遮るために下骨の深部を観察できないからである．さらに遊離期になると遊離体の位置や大きさ，病巣の三次元的な広がりを知ることのできるCT検査には到底及ばない．

なぜOCDの初期例では超音波検査が有効かというと，OCDの病態と関係があると思われる．筆者は以下のように推測している．何らかの原因により血流不全が生じ，流域に相当する関節面近傍の骨髄と軟骨下骨終板は骨化が障害される．その結果，同部の骨塩量が減るので超音波が骨髄内まで届くようになり超音波検査で不整像となる(図1)．

一方，単純X線検査ではコントラスト分解能がCTや超音波検査より低く，骨塩量が50％以下にならないと透亮像として捉えられないといわれている．この骨塩量の変化に対する感度の違いが検出力の差として現れているのではないだろうか．以下に代表例を紹介する．

症例は11歳の野球選手である．肘の痛みは全くなく，可動域制限もなく野球ができていた．年末の野球肘検診の超音波検査でOCDと診断され，翌週には近医を受診してX線

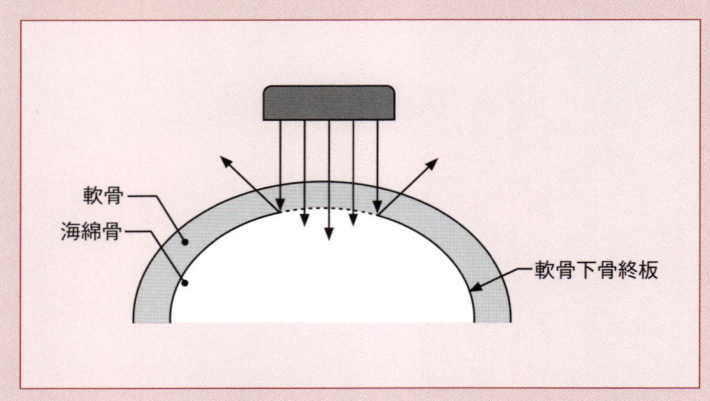

図1　超音波検査の原理
超音波は骨塩量の低下した軟骨下骨終板（軟骨と海綿骨の間にある黒い線）を通過して軟骨下骨深層の骨髄（海綿骨）まで届く．

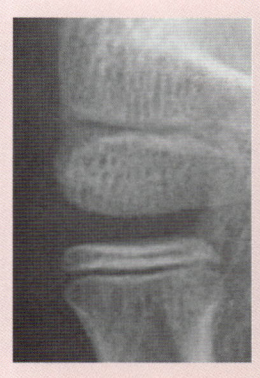
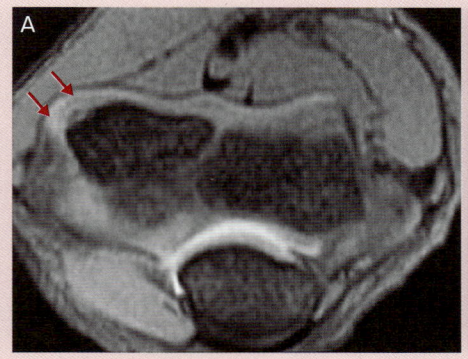
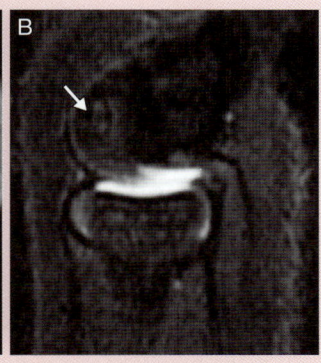

図2　45度屈曲位正面像
透亮像も骨梁の乱れもみられない.

図3　MRI像
MRIでは軸位像(A)で外側辺縁(→)に, 矢状面像(B)で前方寄り(⇨)に異常信号域を認める. 注意しないと見逃してしまいそうだ.

	初診時	3ヵ月後	4ヵ月後
前方長軸			
後方短軸			
後方長軸			

図4　超音波検査の経過
エコー像では前方, 後方ともに初診時から異常がハッキリ確認できる. 3ヵ月後では修復機転が働き, 前方像では異常はハッキリしなくなっている. 後方走査では短軸, 長軸ともに異常を確認できる. 4ヵ月後になると後方走査でも異常がわかりづらくなっている.

検査を受けた. その結果, 異常なしとの診断を受けたようである. チームの指導者の勧めもあり, 精査を希望して1ヵ月後に再診してきた. 確かに45度屈曲位正面像では明らかな異常はみられなかった(**図2**). 患者と家族に納得してもらうためにMRI検査を追加したところ, 軸位像で外側辺縁に, 矢状面像で前方寄りに異常信号域を認めた(**図3**). 保存療法として右患肢に負担をかけないようにして, その後も超音波と単純X線検査で経過を追いかけた(**図4〜6**).

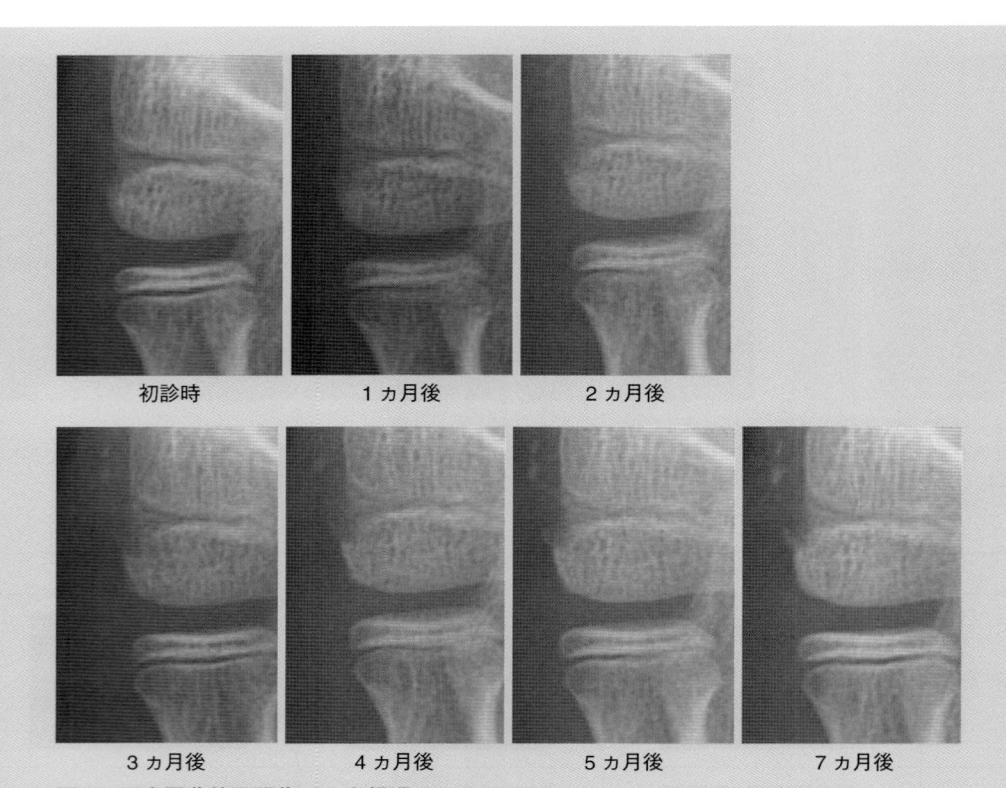

初診時　　　　　　1ヵ月後　　　　　　2ヵ月後

3ヵ月後　　　　　4ヵ月後　　　　　5ヵ月後　　　　　7ヵ月後

図5　45度屈曲位正面像でみた経過
2ヵ月後から小頭外側部に骨梁の乱れが現れ，3ヵ月後から小さな透亮像が見える．

　初診から2ヵ月後の30度外旋斜位像では骨梁の乱れがハッキリと確認できる．超音波検査で異常を確認してから，2ヵ月後に単純X線検査で確認できたことになる．このようにOCDの発生間もない超早期例に関しては，単純X線検査より超音波検査が敏感だといえる．

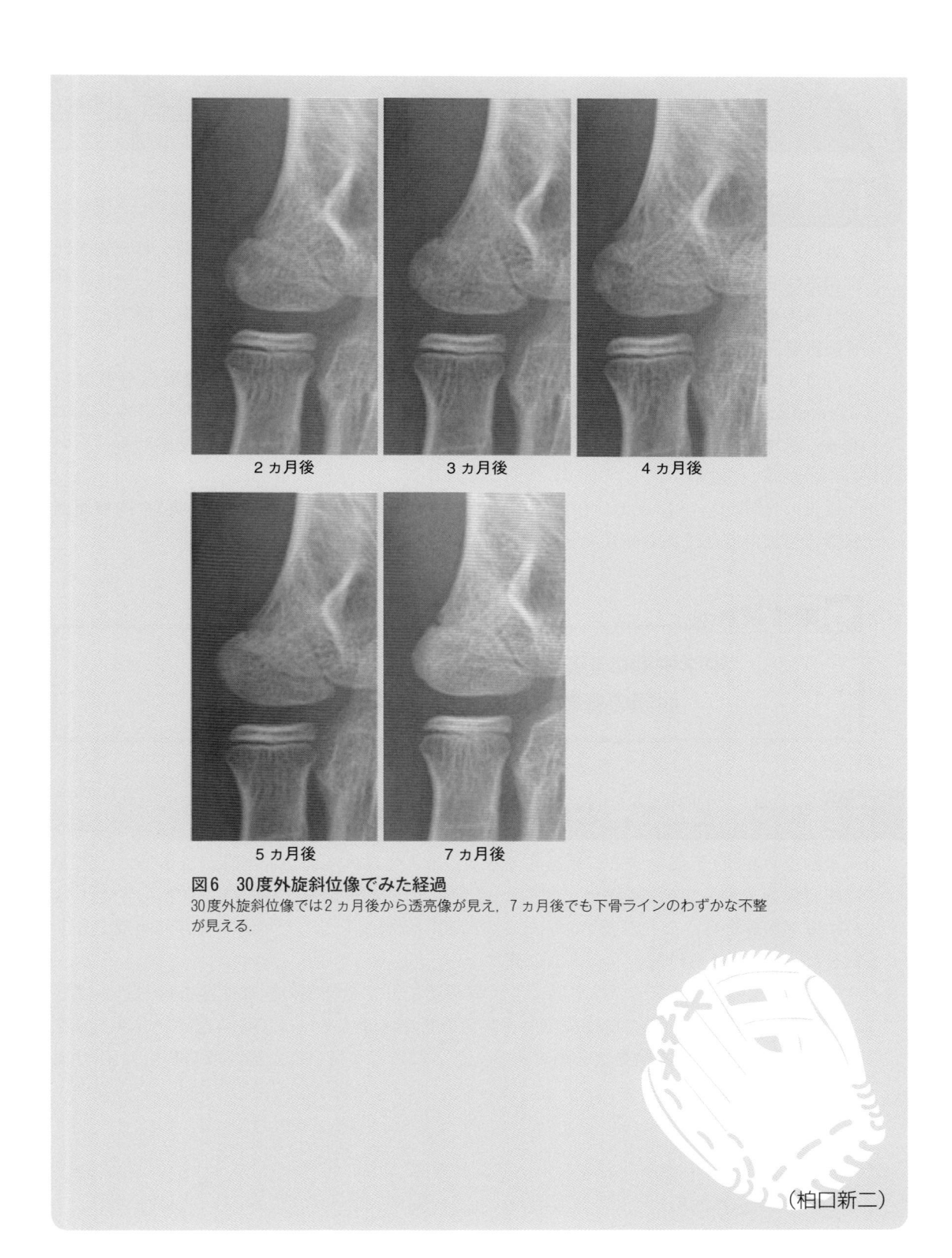

2ヵ月後　　　　　3ヵ月後　　　　　4ヵ月後

5ヵ月後　　　　　7ヵ月後

図6　30度外旋斜位像でみた経過
30度外旋斜位像では2ヵ月後から透亮像が見え，7ヵ月後でも下骨ラインのわずかな不整
が見える．

（柏口新二）

7. 中学生野球選手の検診

1 検診の目標とする障害

　骨の成長という観点からみると，中学生は骨化過程の4段階では固有形期〜骨化完了期に相当する．中学1, 2年生では内側上顆や肘頭の骨化が進行する時期で，この部位の骨軟骨障害を起こしやすい．骨端の分節化や骨化遅延，あるいは骨端線の外傷・障害として骨端線離開や閉鎖遅延，閉鎖不全を起こしやすい（図1）．

　もう1つは小学生期に気づかなかった，あるいは見逃された小頭の離断性骨軟骨炎（osteochondritis dissecans：OCD）である．また滑車のOCDが発生するのもこの年代である．滑車のOCDも症状が少なく，バッティング時にわずかに肘に痛みを感じるくらいのことが多い（図2）．

　成長の比較的早い者では，中学2, 3年生で肘頭の過労性骨障害（疲労骨折）や内側側副靱帯の遠位付着部である鉤状突起結節の障害が起こることもある．

> **🦇 ポイント**
>
> ### 中学生期の野球肘検診は，小頭・滑車のOCDと
> ### 肘頭の骨軟骨障害を見つけるために行う

2 いつ，どこで，どのように行うか

　未治療のOCDを発見することを考えると，新入生は入学前か入学時が望ましい．OCDは超音波検査のみでも診断がつくので，小学生と一緒に行ってもよい．中学入学後は11月に毎年検診を行うことが望ましい．この時期に障害を発見した場合，保存的治療でも手術を行っても，4月以降のシーズンに間に合う．

　場所については，OCDでは現場でも医療機関でも，超音波の検査機器を持ち込めばどこでも可能である．肘頭の骨端線障害や疲労骨折を診断するには超音波だけでは不十分なため，両肘の単純X線検査は必須である．さらに異常が疑われた場合はCTやMRIで精査する必要がある．

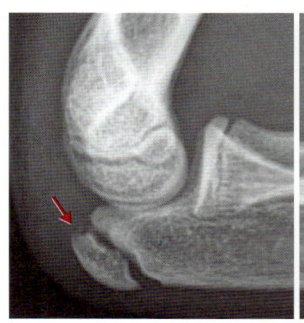
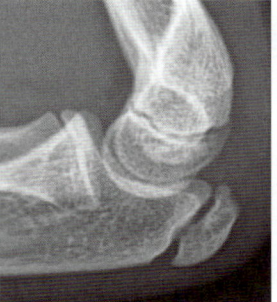

図1　右肘頭尖端部の骨化の遅れ
13歳，投手．ボールリリース後の肘後方の痛みあり．左図の右肘頭尖端部(→)の骨化が遅れているのがわかる．

図2　上腕骨滑車のOCD
13歳，外野手．11歳より小頭のOCDで保存的治療中に小頭と滑車の移行部に骨透亮像が出現し(A)，透亮域は徐々に拡大した(B)．約1年の経過で透亮域は縮小，消失した．

> **ポイント**
>
> ## 中学生の野球肘検診は医療機関で行うことが望ましい
> ## 新入生は入学前後，在校生は11月に行う

3　指導者・保護者の見守り

　この年代の特徴は成長の個体差が著しいことである．早い者と遅い者では最大で3，4年の開きがある．「早いから良い，遅いから悪い」ということではなく，成長の状態に合わせた運動量の設定が必要になる．身体が小さい子や極端なやせや肥満の子では食事をしっかり摂っているか，夜更かししていないかなど，生活指導にも配慮する必要がある．身体所見では，痛いところがないか，肘の曲げ伸ばしに左右差がないか，極端に身体が固くないかなどを定期的に調べて，自己申告させることも必要である．

> **ポイント**
>
> ## 中学生期は成長の個体差が著しく，大人と子どもが混在する

（柏口新二）

1 検診の目標とする障害

　高校生は肘の4段階の骨化過程のなかでみると，固有形期の後半〜骨化完了期である．一部の成長が遅い者は内側上顆や肘頭の骨端線が開存することがあるが，大多数は高校2年生までには骨化が完了する．したがって，個体差や成長の進行度合いを知るうえで，検診や外来初診では両側のX線検査は必須となる．投球側だけの検査では骨端線の閉鎖遅延や閉鎖不全を見逃すことになる．

　この年代の注目すべき障害は，①肘頭の過労性骨障害（図1）や骨軟骨障害（図2），②内側側副靱帯を中心とする内側支持機構の障害，③胸郭出口症候群を含む尺骨神経障害であ

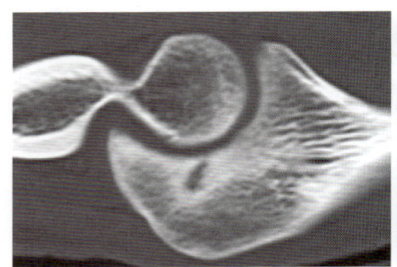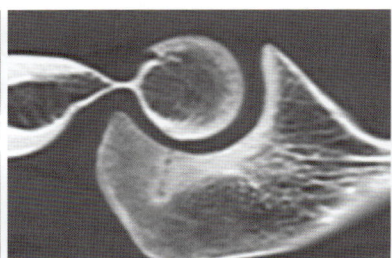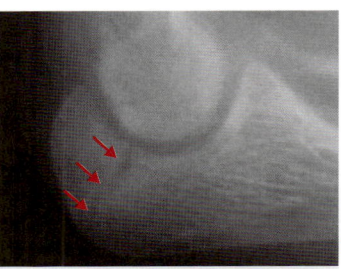

| 関節面側に限局 | 中央まで達する | 反対側に達する |

図1　肘頭の過労性骨障害
さまざまな肘頭の疲労骨折のパターンを示した．関節面側に限局するものや反対側の皮質まで達するものがある．骨折線が途中で停止する例は貫通する例（→）より難治性の傾向がある．

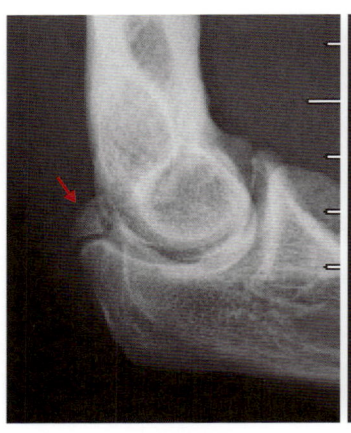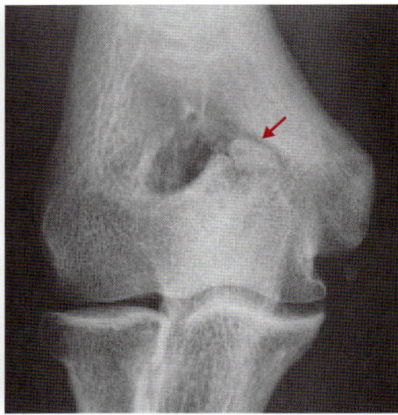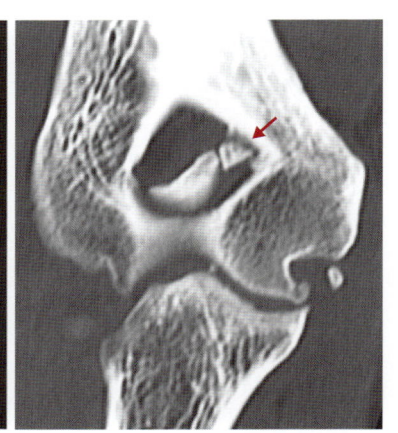

図2　肘頭の骨軟骨障害
18歳，投手．中学生期から投球時（加速後期からボールリリース）の痛みを自覚していたが，我慢できたので医療機関を受診しなかった．肘頭後方内側に大きな離断骨軟骨片（→）を認める．

る．内側支持機構の障害や尺骨神経障害は症状が早期から出ることが多く，症状が出てからでも保存的治療（安静とリハビリテーション）で対応できることから検診の対象にする必要はない．検診の主な対象となる障害は肘頭の過労性骨障害や骨軟骨障害である．また，小学生期に発生した離断性骨軟骨炎（osteochondritis dissecans：OCD）の遺残障害にも注意を払う必要がある．

> **ポイント❾**
>
> ### 高校生の野球肘検診は肘頭の過労性骨障害と
> ### 肘頭尖端の骨軟骨障害を見つけるために行う．

2　いつ，どこで，どのように行うか

　高校生の検診を行う時期として，新入生では入学時，在校生は秋季大会中か直後が勧められる．入学時はレギュラーに定着する前に障害を見つけて対応するためである．在校生は秋季大会中に見つけておくと，手術が必要になった場合でも春季大会に間に合うからである．高校は3年間といっても，実際にメンバーとして活躍できる期間は1〜2年であるので，無駄や後悔を残さないためにも早期発見，早期対応が重要となる．

　検診の場所は大会会場もしくは医療機関になる．人数が多い都道府県では一次検診と二次検診の二段階方式にするとよい．大会現場で行う一次検診は理学検査が中心となり，画像検査はできても超音波だけで不十分である．二次検診の対象は一次検診で異常が疑われた者，投球機会の多い投手，捕手，また現在あるいは過去に1週間以上の痛みがあった者で，医療機関で行う．超音波だけでなく，単純X線写真や必要に応じてCT，MRIで精査も行う．

> **ポイント❿**
>
> ### 高校生の肘検診は入学前後と秋期大会
> ### 検診は二段階方式で，二次検診は医療機関で行う

3　指導者・保護者の見守り

　この年代も成長の個体差が著しく，早い者と遅い者では数年の開きがある．「早いから良い，遅いから悪い」ということではなく，成長の状態に合わせた運動量の設定が必要に

なる．身体の小さい子や極端なやせや肥満の子では食事内容や睡眠時間，さらにスマートフォンの使用状況についての聞き取りなど，生活指導にも配慮する必要がある．身体所見では，痛いところがないか，肘の曲げ伸ばしに左右差がないか，極端に身体が固くないかなどを定期的に調べて，自己申告させることも大切である．

ポイント

成長に個体差がある
生活環境調査と生活指導が重要

（柏口新二）

9. トップレベル選手の身体チェック

トップレベルの定義を「野球で生活をしているプロ・社会人野球選手と将来そのレベルに達する可能性のある大学・高校野球の選手」とする．筆者は社会人・大学・高校の野球チームとこれらのチームからプロ野球に進んだ選手にかかわる経験から，選手にとって価値のある身体チェックとは何かについて全体像を整理しつつ，メディカルチェックの意義と実際について述べる．

1 トップレベル選手に必要な身体チェックの全体像

トップレベル選手の身体チェックをフィジカルチェック（身体機能検査）とメディカルチェック（医学的検査）に分けると理解しやすい．身体機能検査は野球のレベルアップのために強化すべき要素は何かを明らかにするためのもので，パフォーマンス向上のために何をプラスしていけばよいのかをチェックするものである．一方，医学的検査はケガや故障に関する情報の把握で，これは故障によりリタイアしないようにするためのもので，マイナス要素の有無をチェックするものといえる．両者の必要性は年代や選手の特性によって異なり，一般的には年代が上がるほど（25歳以上）医学的検査の重要性が増してくる．なぜならベテラン選手ではある一定以上の体力とパフォーマンスを有しており，故障さえしなければ安定したパフォーマンスを発揮できるからである．これに対して若年選手（20歳以下）では体力およびパフォーマンスは発展途上で，体力の向上がパフォーマンスの向上に結びつくため身体機能検査の重要性は大きくなる．

社会人野球や大学野球選手に身体機能検査を実施しているが（表1），この価値は「身体の状態を把握し野球動作に生かすため」である．また，トップレベル選手の測定結果は高校生以下の選手には目指す指標にもなるため，トップレベル選手の測定は未来を担う選手のことを考えての身体機能検査でもある．なお，身体機能検査の内容は，日常のトレーニングで実践しているものであり，測定とトレーニングを一体化して行うと目標の達成度がわかりやすい．以下，測定内容の意義と野球の投打の基礎能力との関係を示すが，測定結果のコメントは社会人・大学・高校の野球（全国大会に出場）で2015 〜 2017（平成27 〜 29）年に実施した216人のデータをもとにしたものである（検定済）．

フィールドテストは走能力などの基礎的運動能力をみるもので，直線の50 mとベースランニングやシャトルラン（切り返し運動）など野球に必要なスキルとの関係を評価することでトレーニング課題が明確になる．バウンディングの測定値が高い選手は全身バランスにすぐれバネがある証で，球速やスイングスピードとの相関が高い．ウエイトトレーニングの測定は全身連動の筋力の指標となる種目を選択しているが，スクワットやハイクリーンの挙上重量と打球スピードとロングティーの飛距離の相関が高い．ファンクションテス

トは全身連動の柔軟性を評価しているが，20 kgのシャフトを担ぎ四股姿勢をとるハンズアップスクワットは股関節や肩甲胸郭の柔軟性をみるのに適している．上体反らしとブリッジは肩甲胸郭の柔軟性を評価するもので，球速との相関が高い．等速性筋力測定器とウエイトトレーニングの測定値の相関は高いが，これと野球の基礎的能力との相関は見出せない．これらの測定をシーズン終了の11月上旬とシーズン開始の2月下旬に実施している．測定は冬季の間に何をどこまで向上させるのか，体力トレーニングの指針の明確化にも役立つ．

2　医学的検査の意義と内容

　野球選手では肩肘の投球障害が圧倒的に多いため，医学的検査でターゲットとなるのは肩肘が多い．野球の投球障害の特徴は，画像や身体所見の異常がみられても，それが必ずしも責任病巣とならないことである．そのため，投球時痛の有無が競技継続の可否を決める指標となる．医学的検査の意義はケガや故障の発生時に健常時の状態と比較し，痛みの責任病巣は何かを確定するために活かすことにある．野球選手の医学的検査の内容は発症時に医療機関で行う問診，画像検査，身体所見が基本になるので(**表2**)，以下項目ごとに述べる．

①問診

　はじめに問診内容について述べる．トップレベルの選手は痛みを有しながらもプレーを続けているため，慢性の疼痛を抱えていることが多い．そのため，不調時には身体がどのようになるのかを聞き出し，少しでも選手に役立つ情報を提供する姿勢が求められる．

②画像検査

　次に画像検査だが，成人期の投球による肩肘障害の特徴として，画像異常と症状が一致しない点がある．そのため，画像検査を行った時点で責任病巣を確定することができず，症状の経過を観察し手術適応なのかどうかを決めることになる．定期的な医学的検査で画像検査を行っていれば，無症状時と有痛時の違いを比較できるため，痛みの原因を特定で

図1　肘MRI
21歳，プロ野球投手．靱帯変性
なし．

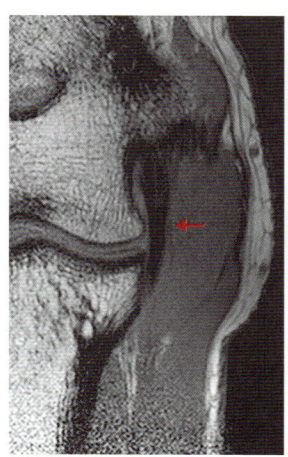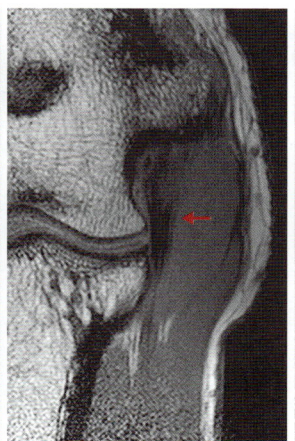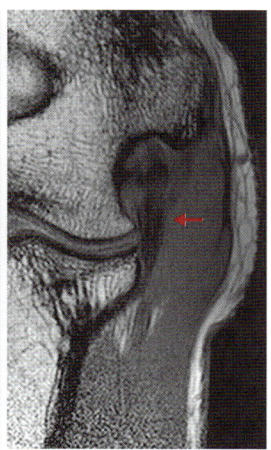

きることがある．画像が同じであれば靱帯や骨などの器質的異常ではなく，身体機能異常の可能性が高いと診断することができる．画像の異常が発症時に新たにみられた場合は解剖学的破綻の可能性が診断でき，治療方針を立てやすくなる．なお，痛みのないときと有痛時の画像が異なって，発症時に画像の異常所見を呈していてもすぐに手術ということではない．普通は画像検査は障害発生時に行うものだが，トップレベルの選手（特に投手）には健常時（痛みがなくコンディションが良好）に画像検査を受けておくことを勧めている．トップレベルの選手では障害される組織は骨軟骨より軟部組織が多いことから，MRI や超音波など軟部組織の状態を把握できる画像検査を優先する．ターゲットとなる障害は何かを考える根拠になるのは，選手生命に影響を及ぼすリスクであり，競技復帰に長期間要する（手術に至る）障害といえる．投球障害で代表的なものとしては，肩では腱板関節面断裂，関節唇損傷があり[1]，肘では内側側副靱帯損傷，肘頭部疲労骨折がある[2]ので，これらを捉えることのできる画像検査が基本となる．図1はプロ野球選手のシーズン中の医学的検査時の MRI 画像だが，専門医から「きれいな画像」といわれ，「安心してプレーできる」と話していた．

　肘内側側副靱帯の手術適応は肘内側の外反動揺性も要因のひとつとなるため，肘内側関節裂隙の開大距離を超音波で計測しておくことも必要である．山崎[3]による無症状のプロ野球選手 50 人の関節裂隙開大距離の超音波による計測では，投球側 4.8 ± 0.8 mm，非投球側 3.5 ± 0.6 mm と投球側の関節裂隙が開いていると報告している．これは投球側の肘の外反動揺性が非投球側に比べ大きいことを示しており，野手に比べ投手で関節裂隙が開くとも報告している．このことから，外反動揺性は投球による適応とも考えられ，投球側の外反動揺性が肘内側部痛の発症原因とはならない．しかし，健常時に関節裂隙の開大距離を計測していなければ，外反動揺性と肘内側部痛の関連はわからないので，医学的検査で関節裂隙の開大距離を計測しておく意義は大きい．

最後は身体所見だが，トップレベルの選手は長く野球を続けることで身体の適応として，著しい左右差や可動域制限など一般的には異常と考えられる身体機能を有することが多い．このような身体機能が適応なのか，異常なのかは，その選手の野球動作に影響を及ぼしているかどうかが判断基準になる．このようなことから，身体機能を考えると，その選手にとって何が動作に影響を及ぼすのかを考慮したうえで評価し，その選手独自の評価基準を創り上げる必要がある．身体所見で何をみるのかだが，肩肘の痛みを訴える投球相は最大外旋から加速する切り返しの局面が多いので，MER テストは必須である[4]．MER テストは投球の最大外旋位（maximum external rotation：MER）で他動的に最終域での痛みやエンドフィールなどをみるものである．MER テストをもとに投球の可否や負荷設定を行うので，健常時の状態は把握しておきたい．MER は肩甲上腕関節外旋，肩甲骨後傾，胸椎伸展などの複合運動で，これらの運動の基盤には胸郭開大運動があるので，胸郭が十分に開いているかどうかに着眼して評価する必要がある．野球選手の身体機能は日々変化するので，可動域だけを評価しても選手にとってはさほど意味はない．トップレベルのチームではトレーナーが常駐しているので，トレーナーに身体機能の変化を確認し，どうなると不調になるのかを聞き出し，その選手に必要な身体機能をみるのがよい．

3 医学的検査の留意点

医学的検査の時期や方法などだが，時期は秋のシーズン終了後の早い時点で行うのが望ましく，その理由は練習（投球）を継続している状態のためである．10 月末にシーズンを終え，12 月に医学的検査を行うと練習を休んでいるため適切な情報を得ることはできない．身体が投球による負荷を受けている状態で行うのがよい．

医療機関にお願いしたいことは，画一的かつ普遍的な画像検査である．トップレベルの選手のケガや故障の発生時には複数の医療機関を受診することが多いが，このときに面倒であると感じるのは，画像検査を医療機関ごとにその都度行う点にある．検査機器や検査技師の違いから統一は難しいとは思うが，選手の立場では画像検査が統一されることが望ましい．MRI では関節内に生理食塩水を入れるのか，マイクロコイルを使用するのかなどの課題がある．トップレベルの野球選手が多く受診する医療機関は限られた数しかないので，これらの医療機関の整形外科医，放射線科医，放射線技師らが集まり，撮像方法を共有化し適切な画像検査のできる医療機関として，野球指導者や選手に情報が広がることを期待したい．

おわりに

筆者は，トップレベルの選手が故郷に戻った際に医療機関で医学的検査を受ける「ふるさと医療」を提唱したい．選手は所属チームで身体チェックなどは行っているが，高校生

まで受診していた地域の"かかりつけ医"で身体を診てもらえば，気兼ねなく相談できるので安心である．その医療機関を受診する地元の高校生にとっては，トップレベルの選手と出会うチャンスでもあり，地域のためにも有意義なことである．

文　献

1）高橋憲正ほか：投球障害肩の診断と治療　手術療法の適応と限界．日整外スポーツ医会誌 34：547，2014
2）山崎哲也ほか：野球肘に対する鏡視下郭清術―複数回手術例の検討―．日整外スポーツ医会誌 34：438，2014
3）山崎哲也：肘の外反動揺性は障害？．肘実践講座　よくわかる野球肘 肘の内側部障害―病態と対応―，山崎哲也ほか編集企画，全日本病院出版会，東京，248-250，2016
4）能勢康史：投球障害からの競技復帰のプロセス～身体機能と投球動作．臨スポーツ医 32（臨時増刊）27-33，2015

（能勢康史）

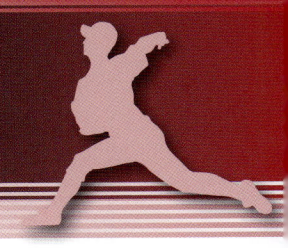

10. 学童期の野球少年の育成と身体機能

1 少年野球選手の育成と野球指導─学童期に身につけてほしいこと

少年野球選手の育成について，目的である人づくり，目標である野球技術や体力，手段である障害予防（野球肘検診）について，それぞれのあり方を中心に整理しつつ，学童期の野球選手に身につけてほしいことについて述べる．本稿は，野球人と医療人が理念を共有して少年野球選手の指導にかかわり，日本野球の未来に少しでも役立てればという思いを込めたものである．

①野球に取り組む目的

プロ野球選手の調査結果によると，指導者からの教えで最も影響を受けたものが「人間性である」と答えていることからも，野球指導で大切なのは尊重の精神，礼儀や規律などであるといえる[1]．また，成長期の指導者の評価は「勝利数」ではなく，「高校以降で活躍できる選手を育てているかどうか」が尺度になるべきである．ただ，将来を考え障害予防を優先しすぎると運動負荷を制限しすぎるために，壁を乗り越える経験が不足し，スポーツに内在する価値の「困難への挑戦」が失われるおそれがある．このようなことを考えると，礼儀や規律などは厳しく指導し，投球以外の運動も積極的に取り入れながら「強い心と体をつくる」という考えが妥当ではないか．指導理念の基本は，成人期では「人づくりと勝利の両立」となるが[2]，成長期では「人づくりと将来活躍できる選手の育成」とすべきである．成長期の骨軟骨障害の予防に配慮しながら，強い心と体をつくるという「野球を通じての人づくり」を理念に，適切な選手育成に取り組む野球人と医療人が増えることを願って止まない．

成長期野球肘の予防は大切であるが，障害予防は目的ではなく手段である．野球に取り組む目的は「人づくり」であり，勝つことを目指す過程で「強い心と体を育む」ことにある．スポーツマンシップのひとつとして「ベストを尽くす」ことがあるが，これは勝つことを目指すからこそ身につく姿勢である．勝つことを目指さなければ，努力を積み重ねたり，苦しい練習に耐えるスポーツの教育的価値を失うことになるので，勝利を目指すことは大切である．「勝利至上主義」と「勝つことを目指す」のは意味が違う．前者は勝つという結果があればほかはどうでもよいという考えで，後者は勝つことを目指す過程で人づくりをするという考えである．競技スポーツのゴール（成果の定義）は「人づくりと勝利の両立」なので，「勝つことだけがすべてではない」という考えのもと，人づくりが勝利につながるように導くことが大切になる．日本は豊かになった代償として，強い心をもった人が減っている．強い心は何かに耐えることで培われるが，豊かすぎる日本の社会では何かに耐えることを忘れてしまっている．このような社会環境のなか，強い心をつくる最後の砦がスポーツであるといえる．障害予防を前面に出しすぎると，スポーツを通じての教育の機会を失

うことになりかねない．

ポイント⑫

競技スポーツのゴールは「人づくりと勝利の両立」

②障害予防と野球肘検診の意義

「障害予防の必要性」だが，それは障害により野球をやめてしまえば人づくりという目的を達成できないので，障害を予防することは必要になる．命を落とせば目的を達成できないのは明らかで，そのためには命を守る必要があるが，命とは生命そのものと選手生命の2つがある．生命そのものを守るための具体的な活動としては「熱中症や心臓振盪対策」であり，選手生命を守るのが「野球肘検診」である．障害により満足に野球ができずに勝つ喜びも経験もできなければ，強い心や体も育むことはできない．このようなことから，障害予防（野球肘検診）が必要なのである．

プロ野球選手の調査で，現役プロ野球選手のなかにも成長期（中学3年生まで）に肘の手術経験のある選手が5人存在していた[1]．成長期に手術経験のある選手のなかには先発投手として活躍している選手もおり，成長期に手術を受けてもプロ野球で活躍できるという明るい情報ではある．なかにはプロ野球選手を目指し，中学生で手術を受け競技復帰まで2年間かけて投手に復帰している選手もいるが，このような対応をしたのでプロ野球で活躍できていると推察される．しかし，成長期に手術経験のある選手5人全員が成人期にも肘痛を発症していることと，なかには不安を抱えながら投球を続けている選手もいる．これらのことから，成長期に手術を受けた選手は成人期に何らかの影響を及ぼしているので，成長期に骨軟骨障害の重症化を防ぐことが必要であるといえる．成長期に手術経験のある5人の選手の小学生期のポジションは全員が投手であり，悪化には投球過多が影響していると推察される．上腕骨小頭離断性骨軟骨炎（osteochond ritis dissecans：OCD）の多発時期は10〜11歳であることと[3]，プロ野球選手の成長期の肘痛発症年齢（内側・後方・外側のすべて）をみても11歳と12歳が多いので，この時期に投球負荷を調整し骨軟骨障害を防ぐ対策が必要となる．成長期の骨軟骨障害の予防の柱は2つあるが，1つは投球数制限で，もう1つは野球肘検診である．投球数制限の具体策としては，試合での投球数制限や連投の禁止などがあり，これらを大会主催者が規制することが最も有効で，近年小学生の大会で全日本軟式野球連盟などがルール化している．また，野球生命に影響することもある上腕骨小頭OCDは初期には無症状であるため，超音波検査で初期の病変を発見する野球検診を受けることが予防策として大切である．

最後に野球肘検診の意義だが，それは無私の心をもった大人が子どもの未来に貢献できることにある．野球を通じての出会いから，子どもの健全育成のために大人が本気になれば未来は明るくなるはずである．

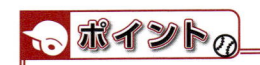

成長期の障害予防には投球数制限と野球肘検診が必要である

③野球選手の成長過程

　野球選手の成長過程を**表1**に示すが，これは各年代で取り組む課題について整理したものである．日本の野球選手は約90％が高校野球で終えることから，高校で力を発揮することを考慮して選手育成に取り組むのがよい．高校で野球ができる期間は2年4ヵ月しかないので，中学生期に野球の基本の習得や体力づくりを行う必要がある．技術練習や体力トレーニングなど強化へ移行する時期の決定が重要であるが，それは中学2年生である．強化開始の時期は骨端線閉鎖の時期で，歴年齢ではなく骨年齢によって負荷を調整するのが理想である．中学2年生からの強化運動では，野球の動作を遂行するため下肢・体幹を連動した全身のトレーニングを自体重で行う，スクワットや手押し車などの運動がよい．バーベルなどの負荷を用いたトレーニングは高校以降がよいが，その理由は力に頼った野球の動作になり，本来中学生期に学習すべき「しなやかな動き」が身につかないためである．

　プロ野球選手がどのような成長過程をたどってきたかを知ることで[1]，少年野球指導のあり方がみえるので，ここではプロ野球選手の成長過程について述べる．プロ野球選手の成長過程は多様で，小学生のころから野球チームに所属し投手のみ経験のある選手や中学生から野球をはじめた選手などさまざまである．プロ野球選手の現在のポジションへの定着と身長の結果では，身長が高く小中学生で投手に定着した選手がプロ野球に入団している傾向があるといえる．しかし，なかには大学で投手に定着し大成した選手や身長が低くてもプロ野球で活躍する投手もおり，成長過程は多様である．注目したいのは，いわゆる遅咲きの選手がプロ野球で活躍していることである．このような選手が存在することを考えると，本格的に野球に取り組み，技術を習得するのは骨端線閉鎖後でも決して遅くはないということがわかる．各学年での体型を**図1**に示すが，小学生ではやせ型（小学生48％）の選手が多く，年代が上がるにつれ筋肉質（小学生3％，高校生31％）になっていくのがわかる．筆者がかかわったトップレベルの投手では高校入学時は大多数が細身であることから，細くて長身で柔軟性のある選手は高校以降に飛躍しトップレベルの選手に成長する可能性は高い．筆者が高校時代にかかわりドラフト1位でプロ野球に入団したK投手（180cm，61kg）とO投手（190cm，63kg）の入学時の身長・体重をみればわかるようにマッチ棒のようであったが，20歳以降は別人のような体型に変化し日本を代表する投手に飛躍している．粘り強く努力することの大切さを，プロ野球現役（2017年時点）で活躍する選手から学んでもらえればと思い以下にコメントを示す．

〈A投手〉ドラフト1位（高校より入団）

・**野球歴**：小学生では内野手，中学生から投手で，中学3年生で開花．小学生のときは水

表1　野球選手の成長過程

- **導入期（小学生）：楽しさ＋礼儀・集団生活**
  →基礎的運動能力向上，手の使い方，軌道イメージ
  づくり
- **基礎期（中学生）：規律＋野球動作の基本**
  →運動能力の向上，正しい基本運動の反復
- **発展期（高校生）：体力＋野球戦術の基本**
  →反復練習に耐える体力，試合での適応力
- **完成期（大学生以降）：高度な技術・戦術習得**
  ＊中学2年生が強化の分岐点

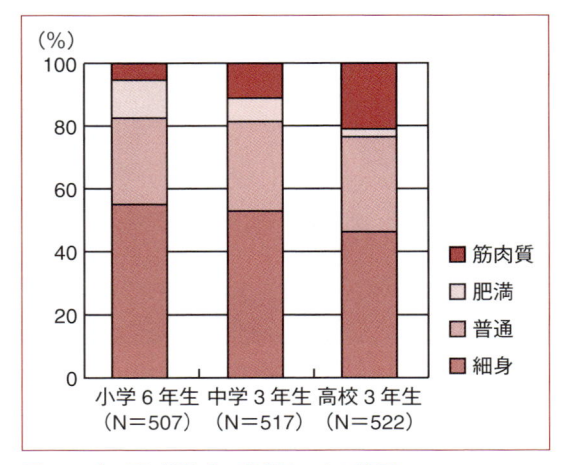

図1　プロ野球選手の各学年での体型
小中学生のときは半数が細身であり，年代が上がるにつれて筋
肉質に変化する選手が増加する.

泳，機械体操，バレーボールを行っていた．身長は小学6年生で158 cm，中学3年生
で178 cm，高校3年生で183 cmで，細身で柔軟性は高かった.

- **子どもに一言**：「小さいときから足は遅くセンスも全くない．中学2年生までは全く注
  目されていませんでした．不器用でセンスがなくても練習量と情熱がそれを上回ってく
  れると思います．どうかやると決めたら自分との約束を守り続けてください．必ず夢は
  かないます」.

〈B投手〉ドラフト1位（大学より入団）

- **野球歴**：小学生ではソフトボール，投手は小学6年生からはじめ高校生までは外野手兼
  任で，大学で開花．身長は小学6年生で160 cm，高校3年生で178 cm，大学生で7
  cm伸び185 cmとなり球速が10 k伸びる.
- **指導者・両親の教え**：「高校で良い指導者に巡り会え，努力と感謝を学びました．両親
  は厳しく，『勉強しろ，毎日素振りしろ』と言われました」.

〈C投手〉ドラフト4位（社会人より入団）

- **野球歴**：小学生，中学生では投手と内野手，高校から本格的に投手．身長は小学6年生
  で140 cm，中学3年生で160 cm，高校3年生で168 cm，プロ入団時170 cm.
- **子どもに一言**：「ただ野球ばかりやっていても上達はないと思うので，勉強も頑張って
  ください．いろいろな人のいうことを聞く，そんな素直な気持ちが上達への近道だと思
  います」.

④学童期に身につけてほしいこと

　野球を続けていく過程で壁にぶつかり，ボールを見たくもないときが必ずある．このと
きに思い出すのが，学童期に大好きな野球を夢中で行っていた純粋な心で，これが野球選
手の原点といえる．学童期には野球は楽しいということを原体験として知ってもらいた

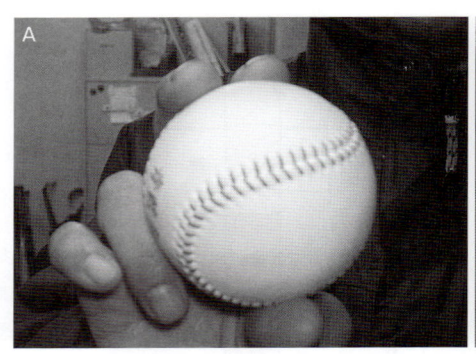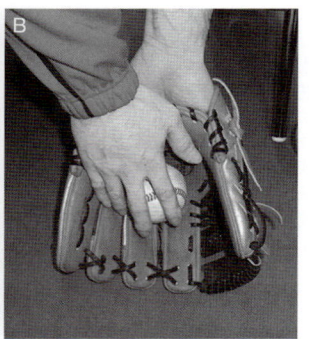

図2　ボールの握りと握り替え
A：ボール握り：示指と中指の間に母指がある.
B：握り替え：ポケットからボールを握るときは5本の指で握る.

い．以下に学童期に身につけておきたい運動能力，手の使い方，軌道イメージづくりについて述べる．

学童期に身につけてほしいことの1つめは基礎的運動能力であり，野球選手として成長していくためには多様な運動経験により基礎的運動能力を養う必要がある．野球センスを身につけるには動きの学習が必要で，さまざまな動きを無意識でもできるようになることが野球センスの土台となる．高校入学時に逆立ちやマット運動が満足にできない選手がいるが，このような選手は野球センスが劣る傾向にある．技術は目で見て正しい動きとは何かを理解し，その動きを身体で表現するが，運動経験が不足すると身体で表現する能力が劣るため，技術を身につけるのが困難になる．指導者から身体の使い方を教わっても，模倣する能力がなければ表現できないので，正しい野球動作を習得するのは難しい．このようなことから，多様な運動経験を積むことは大切なので，学童期は遊びや種々のスポーツを経験し，脳を活性化することが大切である．特に学童期に臨界期となる神経系の運動はこの時期に経験が不足すると後では身につかない．

2つめは手の使い方で，ボールの握り替えやバットの握りなどがあるが，これらは脳がフレッシュな時期に身につけたい課題である．ボールの握り替えは特に重要で，これは高校生以降では習慣化し変えることが難しいので，学童期に身につける必要がある．図2Aが正しいボールの握りで，この握りではボールはフォーシームの縦回転になる．野手は捕球する相手に取りやすいボールを投げることが必要だが，ボールの握りに問題があるとスライダー回転するなど捕球側が取りにくいボールとなる．ボールの握りはグラブの捕球から握り替えが重点課題となるが，ポイントは5本の指で軽く握り（図2B）テイクバックで図2Aのように握り替えることにある．グラブのボールを握る時点で図2Aのように示指と中指で握ろうとすると，握り損なうことが多く正しく握れない．プロ野球や社会人野球など長く野球を続けている選手のなかにも，ボールの握り替えを上手にできない選手がいるので，これは野球をはじめた早い段階で取り組む課題といえる．

3つめは軌道イメージづくりで，学童期にはコントロールに重点をおいて練習をやるべきである．コントロールの安定には感覚が重要で，その基本は軌道イメージにある．トッ

プレベルの投手は「ラインに乗せる」という言葉を使うが，これは描いた軌道（ライン）に ボールを乗せるイメージで投げることで，これがコントロールの基本になる．カーブを投 げて軌道イメージを覚えたというトップレベルの投手が多いことからも，山なりにボール をゴミ箱のような物に投げ入れることを行うのがよい．また，重さの違うボールを投げ， 力の加減を学習することもコントロールの安定に役立つ．ピッチングなど同じ運動を繰り 返すだけではなく，種々の運動を経験し力の加減を学習することが学童期には重要にな る．なお，学童期の投手では体幹の強さ（太さ）とコントロールの安定度が関係あるが，学 童期に体幹を鍛えるのではなく，脳の感覚でコントロールを向上させることに重きをおく べきである．

おわりに

子どもの将来の夢を奪わないためにも傷害（外傷と傷害）予防が必要であることは間違い ないが，傷害予防だけを考えるのではなく，選手の成長をトータルで考える必要がある． 強化と傷害予防のどちらにも偏りすぎることなく，選手の健全な育成を考え大人が責任を もって子どもの未来のために向き合うことが大切ではないかと筆者は考えている．

（能勢康史）

2 体力チェックの項目

野球肘検診は，主として肘関節の OCD の早期発見を目的に実施されている．OCD は 9 ～ 12 歳に好発する病態であることを考慮すると，その早期発見には学童期の野球少年を 対象とした野球肘検診が必須である．近年では，野球肘検診が全国的に広まり，各地で肘 の超音波検査以外にも，下肢体幹筋力，上肢筋力，敏捷性，柔軟性，関節弛緩性など，さ まざまな身体機能面を測定する取り組みが実施されている．しかし，学童期の野球少年を 主たる対象とする野球肘検診は，高校生以上を対象とする，いわゆるメディカルチェック とは一線を画する形で実施されることが望ましい．それはなぜか．学童期の子どもは心身 ともに「未熟」で「成長過程」にあり，この時期に多発するスポーツ障害では，柔軟性の低下 を主因とした骨端軟骨部の障害が多くみられるためである．また，子どもの発育はすべて の要因が同時期に一様に向上することはなく，それぞれに最も発育する時期があり，運動 機能の発達もそれぞれに応じて異なる．よって，学童期を対象とする身体機能評価では， 全身の柔軟性に主眼をおいた評価が必要となる．

以下に，子どもの発達・発育に関する知見と，投球動作に必要な柔軟性の評価項目を紹 介する．

①子どもの身体の発達・発育

50 cm 前後で出生した子どもの身長は，4 ～ 5 歳で 2 倍の 100 cm 程度となり，その後 も学童期には 1 年間に 5 ～ 6 cm の安定した成長がみられる．骨や筋肉の発達には，性ホ

ルモンの働きが強い影響を与えている．男性ホルモン（アンドロゲン）は副腎や睾丸で合成されるホルモンで，筋肉や骨の蛋白質の合成を促進する．男性ホルモンは男性，女性ホルモンは女性でしか分泌されない，というものではなく，副腎由来の男性ホルモンと女性ホルモンは男女ともに分泌され，10歳ころまでは男女ともにほぼ同程度の量が分泌され，分泌量は年を経るごとに増加する．

　思春期には男女ともに男性ホルモンの分泌が多くなり，男子ではその増加が著しくなる．この時期には，女子では10〜11歳ころに平均7 cm/年，男子では12〜13歳ころに平均8 cm/年の，発育スパートといわれる急速な身長の伸びがみられる（図3）[4]．この男性ホルモンの影響により，発育スパート期には男女ともに筋肉の発達が盛んになり，運動遂行能力にも著しい向上がみられるようになるが，男性ホルモンの分泌量の差によって，男性は筋肉質な身体がつくられ，筋力や瞬発力などに男女差が生じるようになる．また，高校生期になるとその差が顕著になるが，その理由としては，女性は筋力の発達を抑制する働きのある女性ホルモンの分泌が盛んになり，筋力の向上が頭打ちになるためである．発育スパート期を終えると，再び身長の伸びが緩やかになり，やがて成長が止まる．

　身長の伸びは先天的要因のほかに，栄養や生活様式，運動，睡眠などの後天的要因が関係する．そのなかでも，運動は骨密度を増し，骨の皮質の厚さを増加させる効果があるが，子どもに対する過度な運動負荷は「骨の製造工場」ともいうべき成長軟骨層に負担をかけるおそれがある．また，筋よりも骨の成長が先行するために，筋は引っ張られて一時的に筋の緊張が増す．筋の緊張が増すと，骨端という成長軟骨に加わる牽引ストレスが増大し，成長期スポーツ障害の大半を占める骨端線障害の原因となる．

②身体の各組織，能力別の発達・発育

　スキャモンは臓器や器官の発達の様子を，身長などの全身的形態，呼吸器，骨格系，などの一般型と，リンパ節や腸管リンパ組織などのリンパ系型，脳や脊髄などの神経型，睾丸や子宮などの生殖型の4本の曲線によって，出生時から20歳までの全増加量に対する割合で示した（図4）[4]．このなかで，運動にかかわる要素として，脳・脊髄などの神経型と筋・骨格などの一般型の発育パターンを理解することが必要となる．

a. 神経型の発育

　神経系の発育は，7歳までに成人のおおよそ95%の大きさにまで達するとされる．神経系の発達に伴い，幼児期から10歳ころまでに，五感と呼ばれる視覚や聴覚，嗅覚などの感覚のほかに，神経・筋コントロール能力や平衡感覚，身体の位置感覚，運動感覚などが急速に発達し，12〜13歳までにほぼ成人の水準に近づく．この時期に覚えた自転車の乗り方やスキーの滑り方など，バランス能力や運動のタイミング，リズム感などが要求される感覚的（無意識的）な動きは，その経験が生涯にわたって影響を及ぼすといわれている．

　また，6〜12歳にかけて，外部刺激に対する反応時間が著しく短縮される．反応時間は，大まかに「動作開始の合図から実際に動作が開始されるまでに要する時間（動作開始時間）」と，神経系からの刺激が筋まで伝達され「筋肉が活動して動作が起こる時間（筋収縮時間）」

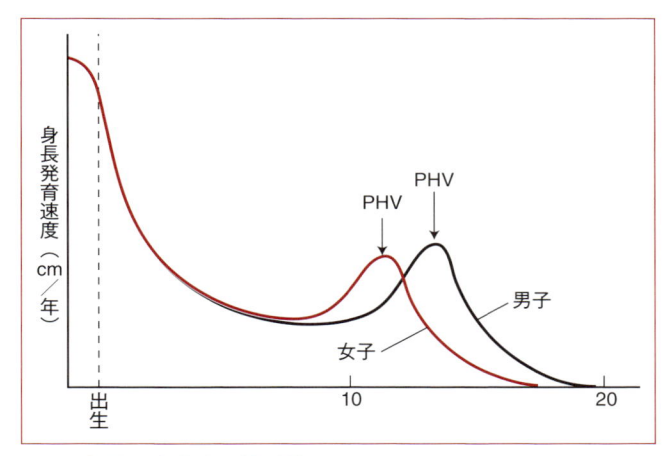

図3 身長発育速度の性別差
PHV：最大身長発育速度
（文献4）より引用）

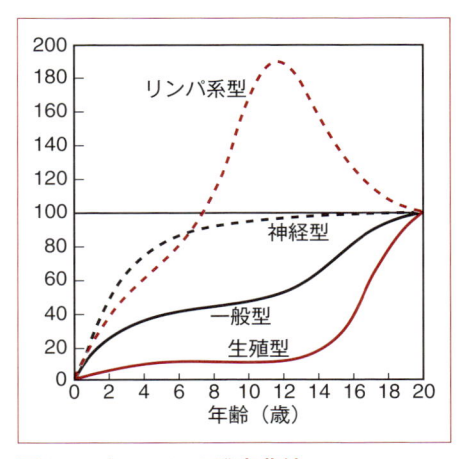

図4 スキャモンの発育曲線
（文献4）より引用）

に分けられるが，この時期の反応時間の短縮は筋収縮時間の短縮ではなく，動作開始時間が著しく短縮されることが特徴である．この動作開始時間の短縮には，神経の刺激伝達速度の向上，動きに対する判断力や集中力などの心理的な要因の向上が大きく関係している．

b. 筋・筋力の発達

ヒトの身体には，大まかに分けると速筋線維と遅筋線維という2種類の筋線維が存在する．速筋線維は収縮速度が速く力も大きいため，素早く瞬発力を求められる動きのときに活動する筋だが，疲れやすいという特徴がある．遅筋線維は収縮速度が遅く力も小さいが疲れにくいために，ゆっくりとした動作や姿勢の保持の際に主に活動する．動きの速さや強さ，持続時間の違いによってそれぞれの筋線維がその働きを担っているが，その筋線維の割合は遺伝的にほぼ決まっており，後天的には変化しにくいとされる．また，筋線維の数は誕生以後，あまり変化がなく，1本1本の筋線維が長くなることと太くなる（肥大する）ことによって筋力の発達が生じる．

筋力は，幼児期や小学生期には緩やかに増加し，中学生・高校生期の発育スパート期になると急激に増加する．発育スパート期以前には速筋線維に目立った発達がみられず，幼児期や小学生期の緩やかな筋力の増加は，主として遅筋線維の発達によるものである．発育スパート期以降には，遅筋線維の発達に加えて男性ホルモン量の増加に伴う速筋線維の発達がみられ，急激な筋力の増加が生じる．

c. 持久力の発達

一般的に「スタミナ」や「持久力」と呼ばれる，「どれだけ運動を維持できるか」という能力は，1分間に体内に取り込むことができる酸素の最大量を示す「最大酸素摂取量」といわれる値で示される．この最大酸素摂取量は発育スパート期以前にはほとんど変化しないが，男女ともに発育スパート期以降に急激な増大がみられるようになる．男子では高校3年生

ころまでに年次的な増加を示すが，女子では高校生期になると最大酸素摂取能力に関する発達がみられなくなるといわれている．

③年代別の発達・発育要素

　子どもの発達・発育を考えるうえで，人間の成長過程をよく理解し，課題となる動きに「吸収しやすい時期」と「吸収しにくい時期」があることを知っておく必要がある（図5）[5]．

a．5，6歳から8歳ころ「運動を好きになってもらう時期」「基本的な運動を覚える時期」

　前述したように，この年齢の子どもは神経系の発育が盛んである．これは人間の成長のなかで一度だけ訪れる貴重な時期である．ヒトは図6のような基礎的運動パターンをもっているが，6〜7歳ころまでに80種を超えるすべての基礎的運動パターンが習得されるといわれている．いわゆる「身のこなしのよさ」は，この時期にさまざまな動きを経験することで，脳の中の神経回路，さらに身体の中の神経回路がさまざまな形で張り巡らされ，強化されることでさまざまな運動パターンを習得した結果である．そのため，この時期の運動発達にとっては，いかに多くの種類の運動を経験するかが重要といえる．

b．9歳から12歳ころ「動きを覚える時期（動作のイメージづくり）」「発育スパート期に備える時期」

　この年齢段階は「ゴールデンエイジ」と呼ばれ，動きの目的に合わせて自らの身体を巧みに動かし，身体の個々の動きをコントロールできるようになる．さらに，新しい動きを何度か見ただけですぐに身につけることができる「即座の習得」という特徴がある．まさに子どもにとって動きを習得するのに最高の時期とされる．ただし，この土台となるのは，それ以前の段階で基礎的運動パターンを身につけていることが前提であり，この時期の子どもは，動作を言葉で概念的に捉えることは難しいため，言葉で指導された動作を再現することが難しい．個々の関節の動きを指導するのではなく，実際に動いて見せながら動きをマネさせるなどして，「動きのイメージ」をつくることが必要である．

　また，この時期の後半には発育スパート期を迎える子どもが出てくるため，骨端軟骨部の障害を抱える子どもも増える．発育スパート期を迎えるための準備として，筋の柔軟性を高めるようなストレッチの方法をあらかじめ覚え，習慣づけることが大切である．

c．中学生期以降「スタミナづくりが有効な時期」「より速く，より強くなる時期」

　中学生期になると，本格的な発育スパート期を迎えて男性ホルモンの分泌が盛んになり，全身持久力の向上，骨格の成長，速筋線維を中心とした筋力の向上が期待される時期となる．また，動きを習得する際に，動く前に頭で考え，理論的・言語的に捉えようとする傾向が強くなり，ゴールデンエイジ期にみられていた「即座の習得」と呼ばれる特徴がみられなくなる．

　この時期には「全身持久力」に主眼をおいたトレーニングがよいとされる．速筋線維を中心とした筋力の向上もあり，動作のスピードやパワーの向上も望める時期だが，この時期の子どもは発育スパート期であり，骨の成長が著しい時期にもあたるため，高重量の筋力トレーニングはケガや故障を引き起こす原因ともなる．本格的な筋力トレーニングの準備

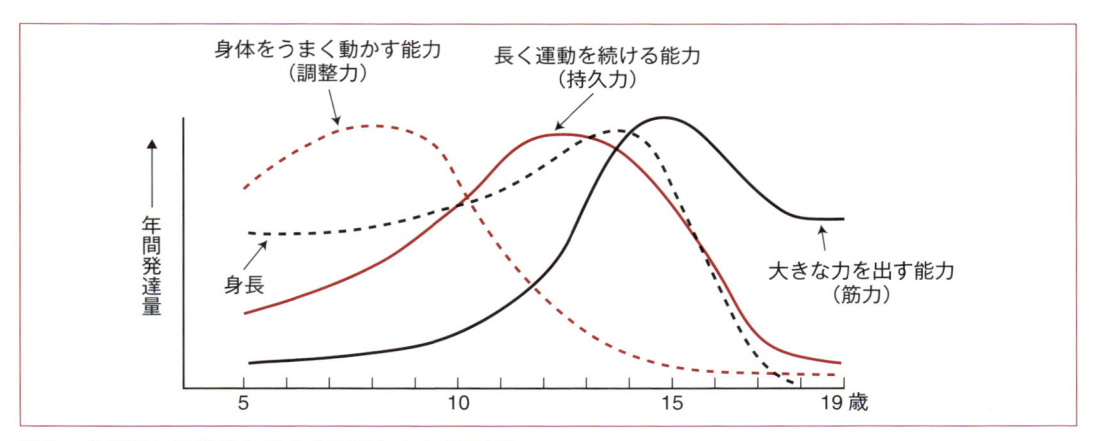

図5　成長期と各種体力の向上に適した年齢範囲
（文献5）より引用）

**図6　基礎的運動パターン
　　の例**

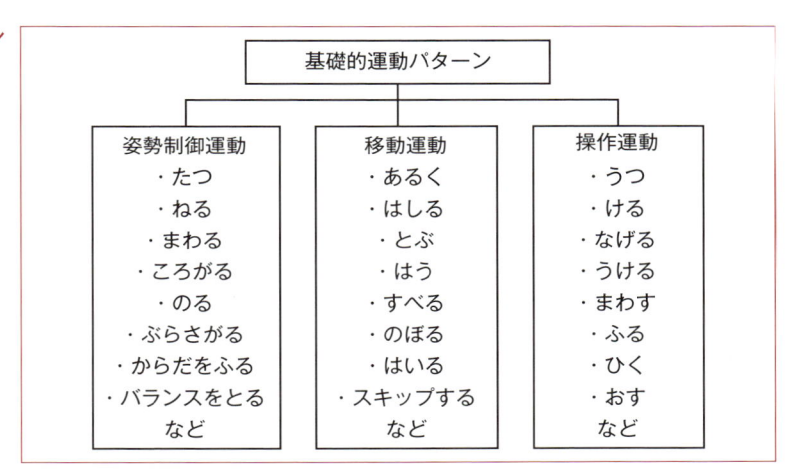

段階として，自重での正しいフォームでの筋力トレーニングの実施が望まれる．

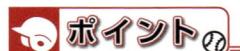 **ポイント**

スポーツ指導は子どもの発達，発育の過程を考慮する

④学童期の野球少年に適した身体機能評価項目

　理想的な投球動作としては，下肢を中心に生み出された運動エネルギーを連鎖的・効率的にボールに伝えることとされる．ただし前述したように，エネルギーを生み出す筋の発達が未成熟な学童期のプレーヤーに対して，筋力的な側面からの身体機能評価を実施する

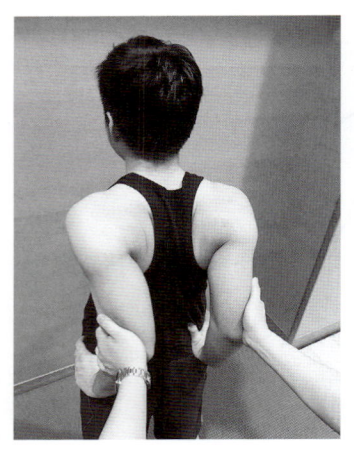

図7 肘–肘距離
腰に手を添えて両肘を身体の後方で合わせ、その距離を測定する。肩甲上腕関節の前方組織の柔軟性に加え、前胸部・胸郭の柔軟性を評価できる。

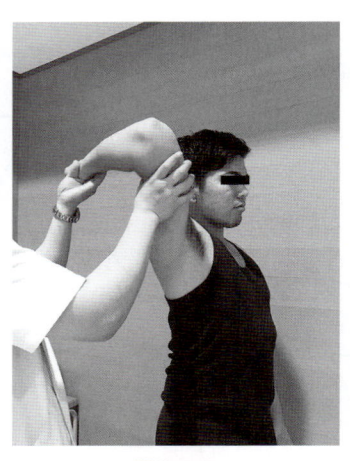

図8 MER機能評価
投球時のMER肢位をとり、胸椎伸展、胸郭開大、肩甲上腕関節の外旋角度を測定する。肩甲上腕関節の柔軟性とともに肩甲胸郭全体の柔軟性が評価できる。

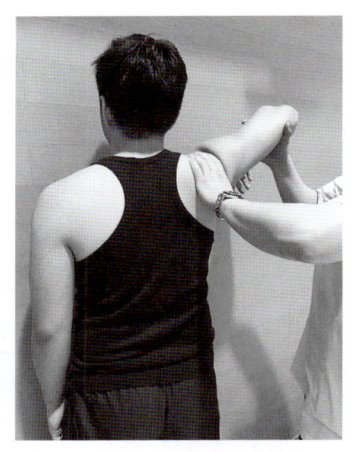

図9 テイクバック機能評価
肩甲骨を押さえた状態で他動的に肩関節を外転させ、どの程度肘を持ち上げられるかを測定する。肩甲上腕関節の柔軟性を評価できる。

ことはその世代の身体的特徴を捉えることには適さない。また、筋力面での発達が未熟な学童期のプレーヤーでは、肘下がりや体幹側屈の増大などの下肢からの運動連鎖が破綻した、非効率的な投球動作となっている場合が多い。学童期のプレーヤーを評価する場合には、そのような非効率的な動作であっても、脆弱部位である骨軟骨部にできるだけ負担が少なくなるような、全身の柔軟性を備えていることが望ましい。また、投球動作は単関節運動ではなく、下肢体幹からの連動した動きが求められる全身の複合関節運動であることから、医療機関などで一般的に実施される単関節の柔軟性の評価だけではなく、より動作に即した複合関節運動を用いて多関節を含む柔軟性評価がなされる必要がある。特に投球動作内での上肢への依存度が高くなっている学童期の年代に対しては、肩甲胸郭を含む、上肢帯の柔軟性を評価することが望ましい。以下に投球動作に必要な複合関節運動の機能評価の例をあげる。

図7 ~ 10 の方法は、肩甲上腕関節前方の柔軟性に加え、前胸部・胸郭の柔軟性を評価することができる。図11, 12 の方法は、主として胸郭の柔軟性を評価できる。図13 ~ 16 は主として下肢の柔軟性を評価できる。いずれの評価方法も全体的な評価結果だけでなく、どこの部位に柔軟性があり、どこの部位の柔軟性が乏しい状態なのかを評価し、治療的介入を行う場合には、併せてその選手の投球動作にはどこの柔軟性がより必要なのかを推察し、ストレッチなどを指導していくことが肝要となる。

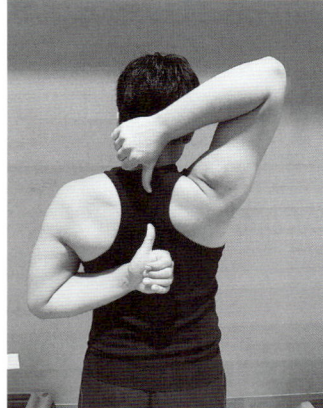
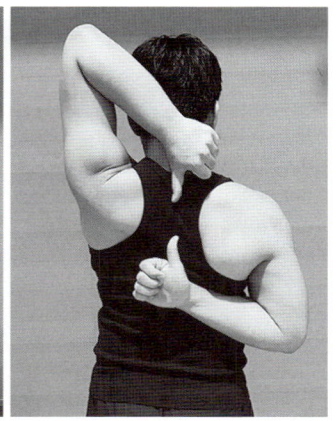

図10 指椎間距離
上下から両側の上肢を背中で合わせるように近づけ，指の位置を測定する．肩甲上腕関節の柔軟性とともに肩甲胸郭全体の柔軟性を評価できる．

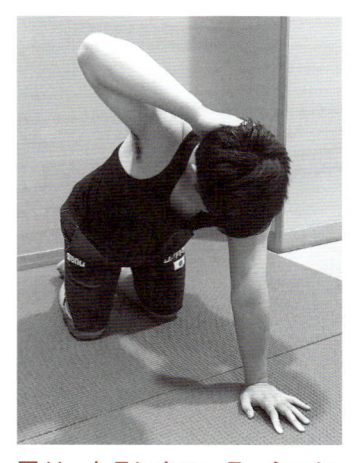

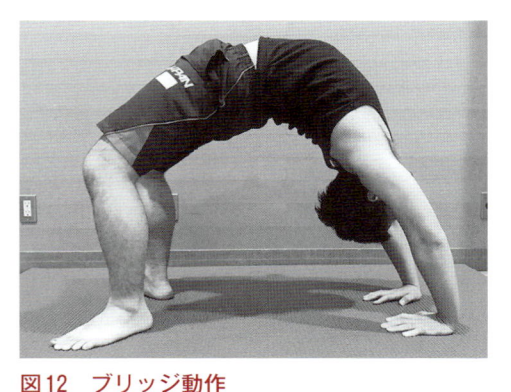

図12 ブリッジ動作
ブリッジ動作をした際の手と足の距離や，その肢位をとった際に観察できる分節的な脊柱伸展の程度を測定する．股関節伸展，脊柱伸展，胸郭開大，肩甲上腕関節の柔軟性を評価できる．

図11 トランクローテーション
四つ這い位で片方の手を後頭部に置き，体幹を回旋させた際の前腕と床のなす角度を測定する．肩甲骨後傾＋内転の可動性とともに脊柱回旋と胸郭開大の柔軟性が評価できる．

🔘 **ポイント** ⚾

スポーツ選手の身体機能の評価は，単関節の機能評価ではなく
多関節の複合運動・連鎖として評価するとよい

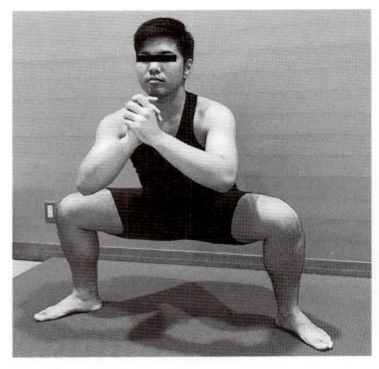

図13 腰割り動作
脚を肩幅より広く開き，骨盤を立てた状態，下腿が垂直になった状態を維持したまま腰を落とし，臀部と床の距離を測定する．股関節周囲の柔軟性とともに筋力を評価できる．

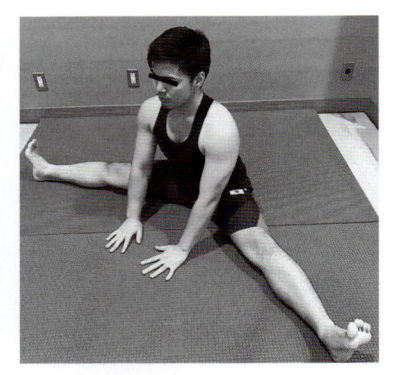

図14 開脚
床に座り，膝を伸展，骨盤を立てたまま，どれだけ開脚できるかを測定する．股関節周囲の柔軟性を評価できる．

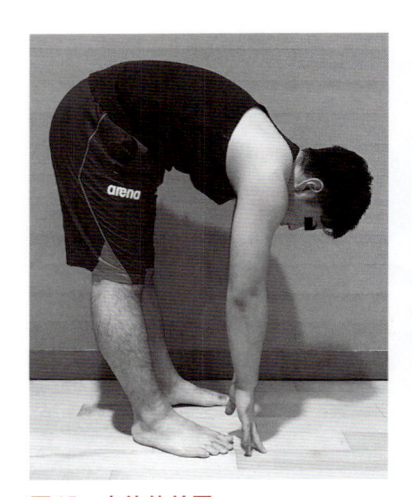

図15 立位体前屈
膝を伸ばした状態で前屈させ，指と床の距離を測定する．股関節，脊柱の柔軟性を評価できる．

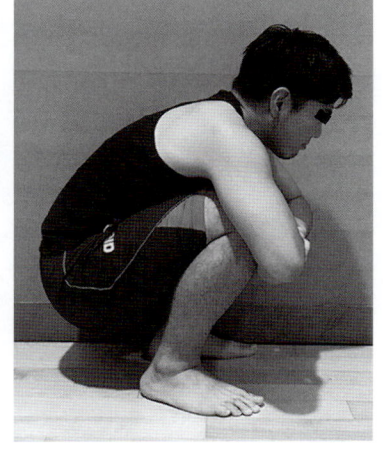

図16 しゃがみ動作
足をそろえ，踵を床につけたまま，しゃがみ込むことができるかを評価する．足関節，股関節周囲，脊柱の柔軟性，体幹筋の固定性を評価できる．

⑤学童期の野球少年を対象にするうえでの留意点

　学童期においては，身体の発達・発育に関する個体差が著しく，注意が必要である．暦年齢と身体の発達段階に関しては，8〜15歳くらいにかけての子どもを比較した場合，プラスマイナス3歳の年齢差が生じることが多くあるといわれている．その子どもの発達・発育段階を適正に見極めて対応することが必要である．

（濱中康治）

3 ストレッチの実際

①ストレッチ方法の選択

　ストレッチは，反動をつけずゆっくりと筋を伸張するスタティック・ストレッチ（static stretching，静的ストレッチ），動的に行うダイナミック・ストレッチ（dynamic stretching，動的ストレッチ）に大別される．さらに反動を利用して筋を伸張するバリスティック・ストレッチ（ballistic stretching）や固有受容器を刺激し神経筋機構の反応を促通するPNFストレッチ（proprioceptive neuromuscular facilitation stretching，徒手抵抗ストレッチ）などもある[10]．スポーツ領域においては，障害の予防とパフォーマンスの向上とが同時に求められるため，プレーヤー個々の筋緊張の状態を十分に把握し，緊張を低下させたほうがよい筋と緊張を高める必要がある筋を評価し，目的に沿ったストレッチを使い分ける．

　ストレッチを行う目的には，①障害の予防，②パフォーマンスの向上，③筋肉痛の軽減，④ウォーミングアップなどがあり，学童期のプレーヤーに対するストレッチの主な目的は①障害の予防である．静的ストレッチは，①筋緊張の低下・筋伸張性の改善，②関節可動域の拡大，③末梢血液循環の改善，④リラクゼーションなどに効果があり，障害予防につながる．また，静的ストレッチは，1人で実施できる手軽で簡単な方法が多く安全性が高いため，学童期のプレーヤーに適したストレッチである．

> **ポイント**
>
> ### ストレッチには静的ストレッチと動的ストレッチがある
> ### 学童期は障害予防を目的に，静的ストレッチを中心に行う

---

②どのように伸ばすか

　静的ストレッチは，施行時間については20〜30秒程度が効果的とされ，障害予防には30秒行うことが推奨されている（図17）[11]．しかし，学童期は集中力が持続できないため，「30秒」と指導しても継続できないことが多い．Boyceらは，15秒の静的ストレッチを10回行った結果，5回目まで関節可動域は有意に増加し，最も増加したのは1回目であると報告している（図18）[12]．つまり15秒程度の静的ストレッチでも十分に効果が期待できる．子どもたちには15〜20秒を目安として「ゆっくり10数える」ように指導する．高学年には，日々のコンディショニングには15秒程度行い，筋緊張が高い場合は30秒程度，4〜5セット行うなど状況に応じた指導を行う．

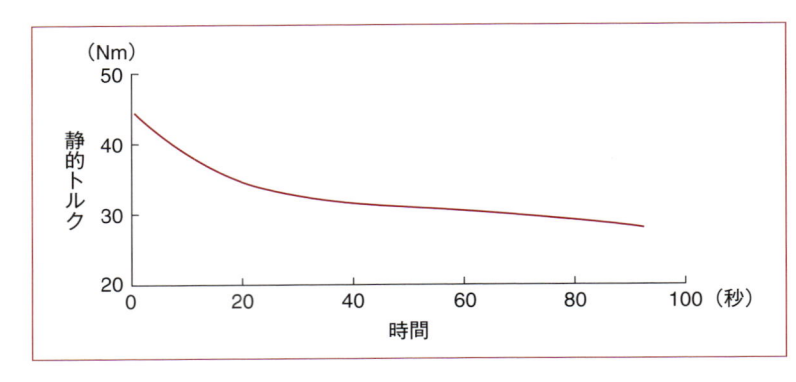

図17　静的ストレッチ時間と静的トルクの変化
時間経過とともに静的トルクは減弱する. 20 ～ 30秒までの変化が大きいが, 15秒程度でも効果は認められる. (文献11)より引用改変)

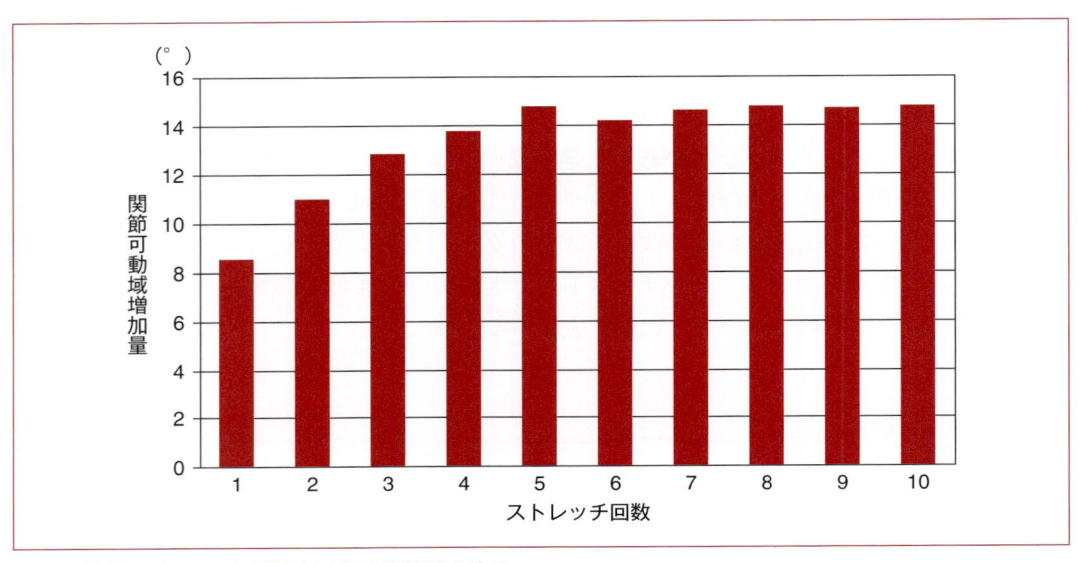

図18　静的ストレッチの回数と関節可動域の変化
15秒間の静的ストレッチを施行. 5回目まで関節可動域が増加している. 1回目の変化が最も大きい. (文献12)より引用改変)

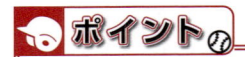 **ポイント⑪**

ストレッチはゆっくり 10 数えて, 伸ばす

③伸ばす強度

　静的ストレッチの強度は, 筋伸張時に最終可動域付近に発生する最終域感(エンドフィール)を1つの目安として決定する. 静的ストレッチは, 持続的に伸張された筋・腱からのⅠb信号によって, 脊髄前角細胞の興奮性を抑制し, 伸張された筋の筋緊張を低下させる作用がある(**図19**)[13]. 最終域感よりさらに強く筋を伸張すると痛みが発生し, 防御性収縮を助長するため, 筋緊張低下あるいは可動性の改善が困難となる. 実際の指導では,

140

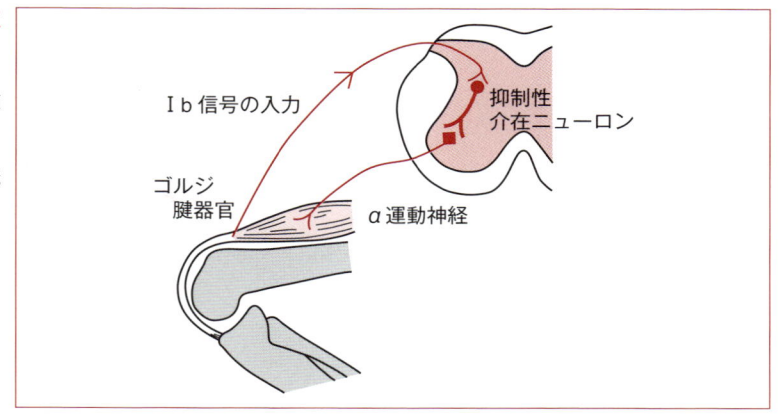

図19　静的ストレッチの神経生理学的な効果
伸張された筋・腱のゴルジ腱器官から信号が脊髄に入力される．信号は脊髄内で抑制性介在ニューロンを介して，伸張された筋の前角細胞を抑制する．その結果，伸張された筋の筋緊張は低下する．
（文献13）より引用改変）

（図中ラベル）Ⅰb信号の入力／抑制性介在ニューロン／ゴルジ腱器官／α運動神経

型だけ真似するのではなく目的の筋が伸張されるのを本人に感じさせることが最も重要である．「顔をしかめない程度」「痛くない程度」に対象となる筋を伸ばすことを指導する．

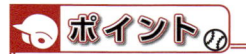

顔をしかめない程度に伸ばす

④静的ストッレッチを行うタイミング

　静的ストレッチ直後は一時的な筋力低下が生じる（**図20**）[14]．静的ストレッチによって生じた筋力低下は，おおむね1～2分の安静時間で回復するため[15]，過敏になる必要はないが，パフォーマンスに対するマイナス効果があることは考慮する必要がある．逆に動的ストレッチ施行後のスプリントタイムの短縮[16]や，筋力の増加[17]が報告されている．練習・試合前にウォームアップとして静的ストレッチを施行する際は，15秒程度に留め，動的ストレッチと組み合わせるなどパフォーマンスの低下に留意する．また，筋は筋温が上がった状態で緩みやすくなるため，ウォーキングやジョギングが終わった後や，入浴後に静的ストレッチを行うよう指導する．

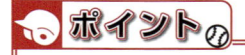

静的ストレッチは身体が温まってから行う

⑤競技特性に応じた対応

　柔軟性のきわめて高いバレリーナでは一般人と比較し，有意に股関節伸展・内転筋力が低いという報告[18]もあり，過度なストレッチは長期的にも筋力低下が生じる危険性がある．野球では，クラシックバレエや新体操のような柔軟性が必要ではないため，過度なス

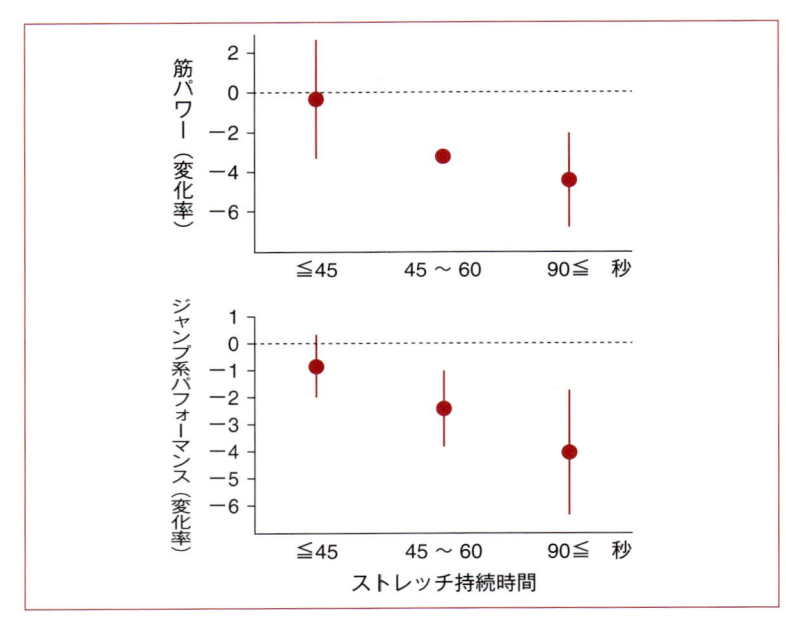

図20 ストレッチ持続時間と直後のパフォーマンスとの関係

ストレッチの持続時間が長くなるほど, パフォーマンスは低下する.
（文献14）より引用改変）

トレッチを行う必要はない. 投球動作では, 股関節内転筋や胸郭の開大の柔軟性が必要である. また, 同じように投球動作を行っても, 筋の緊張が高まりやすいプレーヤーがいる. 競技特性や個々の状況に応じたストレッチ指導が必要である.

ポイント

競技特性や個人の特性を考慮したストレッチ指導を行う

⑥成長に応じた対応

　定型的ないくつかのストレッチだけで障害を予防しようとしても効果は薄く, 競技種目やプレーヤーの特性に合わせたストレッチを行うことが大切である. 学童期に重要なことは心身の成長に応じた対応をすることである（図21）. 次に, 低学年, 高学年の野球プレーヤーの特性と静的ストレッチの対象を示す（図22）.

a. 低学年

　低学年は単一の競技（野球）への集中以前の段階であり, 投球により身体が硬くなることは少ない. 将来にわたり柔軟性が必要な部位への静的ストレッチの習慣づけが重要である. すぐれた投手に共通する要素として, 「腰割り動作」と「胸郭の開大」の柔軟性がすぐれている点があげられる. 「腰割り動作」は股関節内転筋の柔軟性が必要であるため低学年から静的ストレッチを指導する（図23）. 「胸郭の開大」は腹部・前胸部・肩周囲などの筋の柔軟性が必要である. 低学年ではブリッジングなどわかりやすい方法が受け入れやすいの

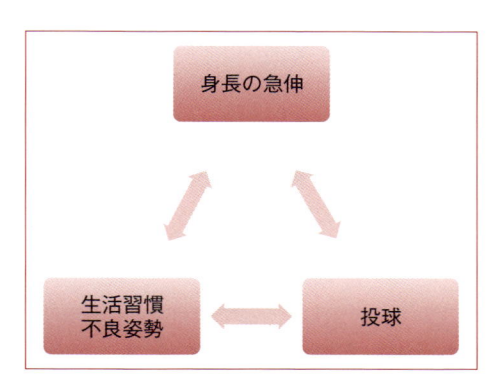

図21 学童期のプレーヤーにおける柔軟性低下の原因
投球負荷のみに目を向けるのではなく，学童期の特徴や生活習慣など多角的な視点をもつ.

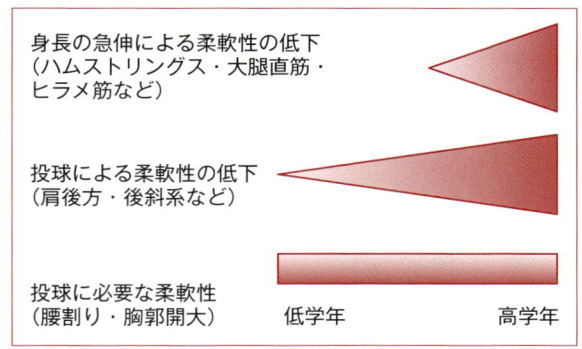

図22 成長段階別のアプローチの目安
成長段階によりアプローチの着眼点も変化する.

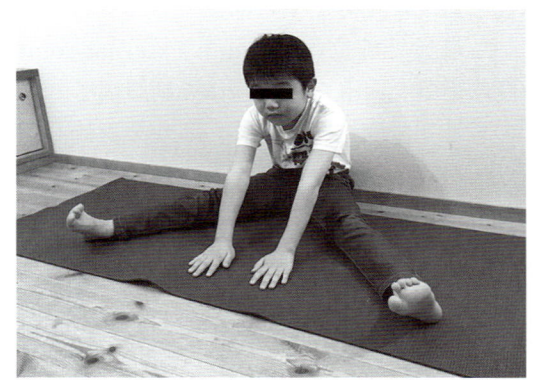

図23 低学年のプレーヤーに対するアプローチ例
股関節内転筋の静的ストレッチ.

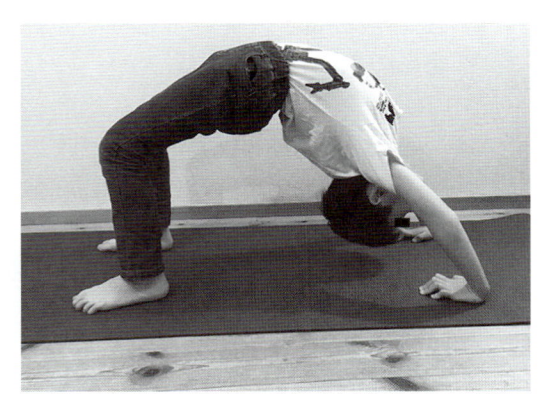

図24 低学年のプレーヤーに対するアプローチ例
腹部・前胸部・肩周囲などの筋の柔軟性の向上を図る.

で指導する（図24）．また，この時期は集中力や理解力が乏しく，指導するストレッチは1つか2つに絞る必要がある.

b. 高学年

　高学年は，成長によって筋緊張が亢進した部位，投球によって筋緊張が亢進した部位などを評価し，個々の特徴に応じた指導がより重要となる.

　高学年となると，第二次成長期を迎え身長の急伸期（グロース・スパート）が訪れる．筋の長さは起始と停止の骨の位置により決められるので，筋緊張は骨格発育に依存する．身長の急伸期は骨の成長が先行し，筋が引き伸ばされ筋の長さも増加する．その際，筋の組織形成が追いつかず，一時的に筋は張力の高い状態となる．小学校高学年ころにはじまる身長の急伸期にはスポーツ活動の有無にかかわらず，身体が硬くなりやすい時期である．特に下肢は，骨の成長が体幹や上肢と比べ旺盛であるため柔軟性の低下が生じやすい．ハムストリングスや大腿直筋，大内転筋など自然長の長い筋の柔軟性が低下しやすくなる.

また，特定の競技（野球）へ集中して取り組む時期に入ってくるため，投球負荷により柔軟性が低下する部位への対応が必要となる．肩後方，前腕屈筋群，側腹部，肋間，股関節外旋筋などへの対応が必要である．個々の投球動作の特徴や身体的な特性により個別の対応がより重要となる．集中力・理解力もついてくる時期である．ストレッチ指導は，はじめは1つか2つに絞り，必要に応じて指導内容を追加，補正する．

成長段階によってストレッチの内容を追加，補正する

⑦静的ストレッチの実際

a. 肩後方のストレッチ（図 25）

　肩後方の軟部組織は投球負荷により柔軟性の低下が生じやすい部位である．肩後方の軟部組織の柔軟性の低下は，テイクバックから最大外旋位（maximum external rotation：MER），ボールリリースに至るまで，どの投球相でも円滑な投球動作の制限因子となりうる．肩後方の軟部組織の柔軟性の低下がどの投球相で問題となっているかを評価し，ストレッチ後に再評価を行う（図 26）．

　広く行われているスリーパーストレッチ（sleeper stretch）で伸張感が得られない場合がある．このような場合は，軸圧をかける方法，壁で肩甲骨を固定する方法，自重で伸張させる方法などを試して，反応がよい方法を選択する．

　また，もともと肩の緩みのあるプレーヤーに過度な肩後方のストレッチを行うと，パフォーマンスの低下が生じ，障害を引き起こすこともある．そのプレーヤーに適した「硬さや緩さ」があるということを忘れてはならない．

b. 胸郭のストレッチ（図 27）

　投球動作のなかで MER 付近は肩肘に負荷がかかり障害が生じやすい．MER は胸郭の開大，肩甲骨の後傾，上腕骨の外旋などが複合した動作である．特に胸郭の開大が制限されると，肩肘への負荷の増大につながる．近年はスマートフォンや携帯型ゲーム機の普及により，胸椎の後彎が増強した姿勢（猫背）になっていることが多い（図 28）．その結果，胸郭の開大機能が制限され，投球障害が生じることもある．胸郭の開大は，腹斜筋・肋間筋・前胸部などのタイトネスが制限因子となるため，各部位ごとに伸張性の評価を行う．ストレッチ前後に MER 位での胸郭開大機能の評価を行い柔軟性の指標とする（図 29）．

c. 体幹後面から臀部のストレッチ（図 30 〜 32）

　背部（体幹後面）の筋群や臀部の筋群は，ボールリリースからフォロースルーにかけ遠心性に強く働くため，柔軟性の低下が生じやすい．体幹後面の筋群の筋緊張が亢進することにより，体幹の側屈・回旋や，肩甲骨の下制・前傾・外転などのアライメント異常が生じ，肩甲骨や上肢の動きが阻害される（図 33）．また，ステップ側の股関節外旋筋の柔軟

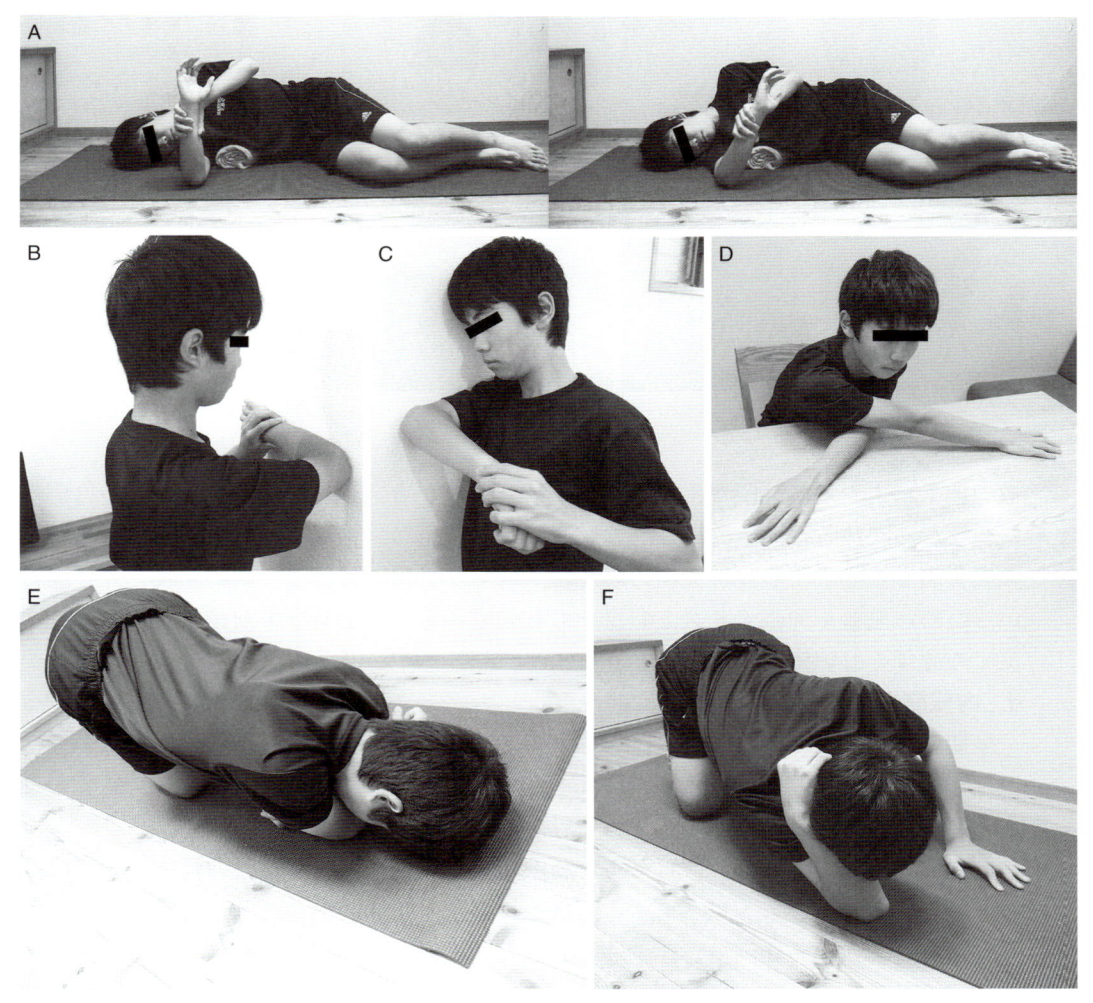

図25　肩後方のストレッチ
A：肩後方スリーパーストレッチ（sleeper stretch）．肩甲骨をタオルなどで固定し，対側の手で内旋させる．
B：軸圧をかけ固定し，対側の手で内旋させる．
C：壁で肩甲骨を固定し，対側の手で内旋させる．
D：手をテーブルに固定し，体幹を同側に回旋する．
E：軽度水平内転位で，肩周囲の力を抜く．
F：肘を固定し，体幹を尾側に移す．

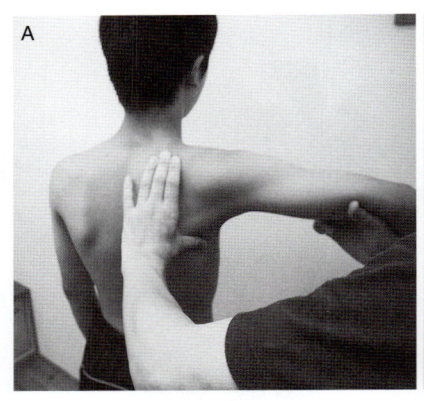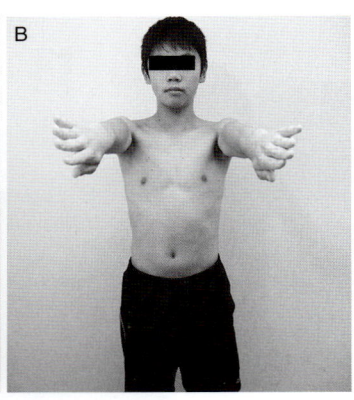

性の低下により内旋制限が生じ，ボールリリースからフォロースルーで肩肘の負荷の増大につながる．体幹後面・臀部の筋の制限因子を特定し，個別のストレッチを行う．投球側の広背筋を中心とする体幹後面の筋から，ステップ側の臀部まで胸腰筋膜を介し連結しているため，全体を伸張するストレッチも有効である．ストレッチ前後に，フォロースルー位での評価を行い指標とする（図34）．

d.　内転筋のストレッチ（図35）

早期コッキング以降，フットプラントまで股関節は外転していくが，内転筋の柔軟性が低下していると，膝が内側に入るknee-inの状態となるほか，身体の開きが早くなるなど，下肢からの力の伝達が阻害され肩肘への負荷が増大する．

また，骨盤の円滑なコントロールが制限され，腰割り位での骨盤の軽度前傾位保持が困難となる．内転筋をストレッチする際は，骨盤を前傾位に保つことが重要である．腰割りを内転筋の柔軟性の評価指標とする（図36）．

e.　前腕屈筋群のストレッチ（図37）

前腕屈筋群は，投球時の外反ストレスに抗して働くため，柔軟性の低下が生じやすい．前腕屈筋群の柔軟性の低下により，前腕の回内・回外や，肘の伸展制限が生じて，MERやボールリリースで肩や肘の負担が増える．日々のコンディショニングとしてストレッチ指導を行う．

f.　身長の急伸期に必要な骨盤帯・下肢のストレッチ（図38 ～ 42）

身長の急伸期特有の骨盤帯・下肢を中心とした筋緊張の亢進により，立位アライメントが崩れて投球障害につながることも多い．股関節・体幹の運動に影響を与える仙腸関節はこの時期から一種の癒合関節に漸次変化するため[19]，骨盤のニュートラルポジションを保つことは重要である（図43）[17]．そのため骨盤に付着する筋群の柔軟性を保つことが必要となる．身長の急伸期のアライメント不良は，生涯を通じて影響が出ることもある．FFD（finger floor distance：指先と床の距離），HBD（heel buttock distance：臀部と踵の距離），しゃがみ込みを評価指標とし各部位のストレッチを行う（図44 ～ 46）．

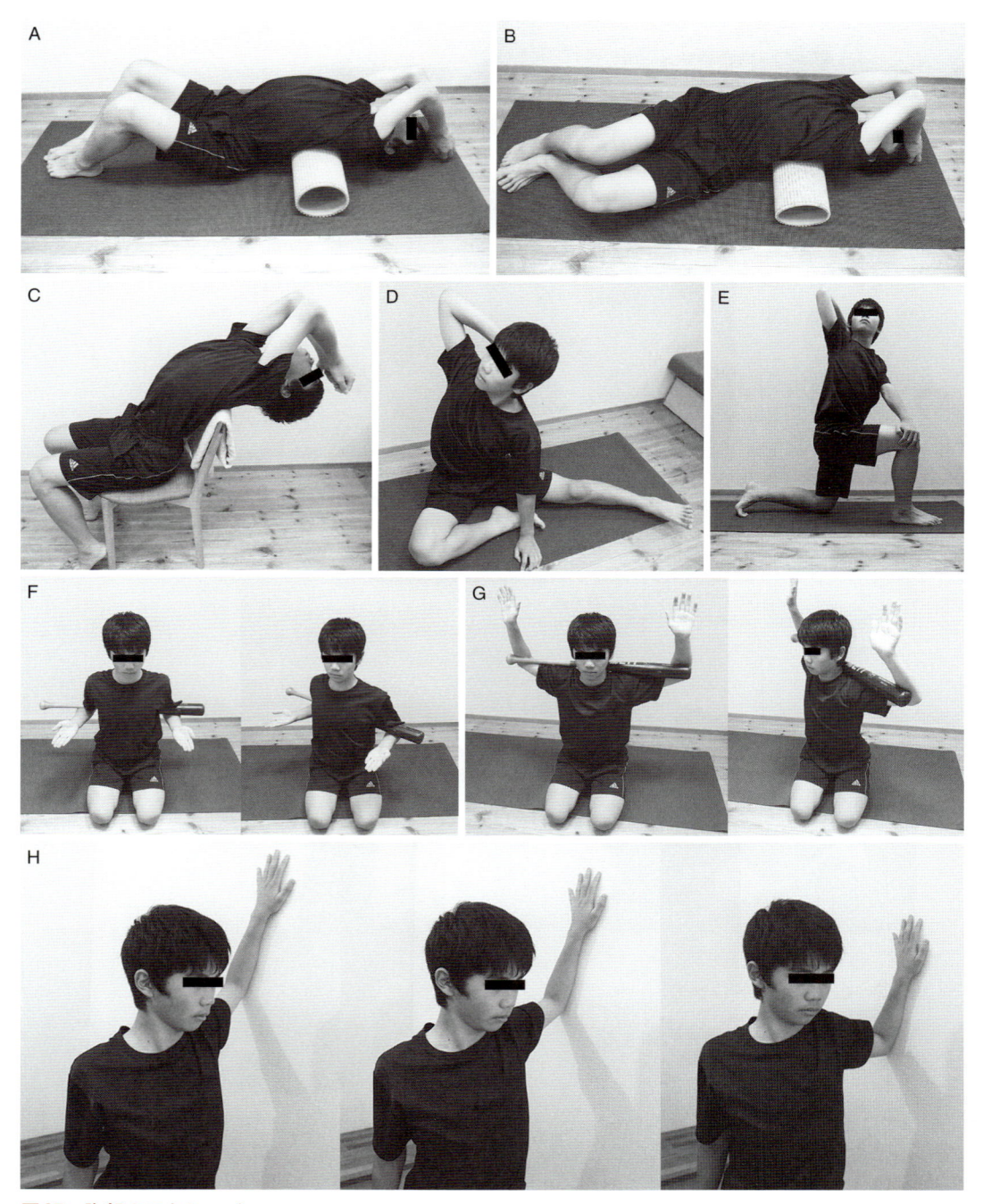

図27　胸郭のストレッチ

A：胸郭開大．ストレッチポールや枕などを利用する．腰椎の過度な伸展に注意する．
B：胸郭開大＋体幹回旋．胸郭を開大した位置で下部体幹を回旋する．
C：胸郭開大．椅子を利用し胸郭を開大させる．
D：側胸部，側腹部．骨盤を軽度前傾位に保ち，顔を天井に向ける．
E：側胸部，側腹部．伸張側の膝を屈曲し骨盤を固定する．
F：胸郭開大＋体幹回旋（テイクバックに対応）．バットを用い胸郭を開大し，肩甲骨内転位で体幹を回旋させる．
G：胸郭開大＋体幹回旋（MERに対応）．バットを使用しMER位とし，体幹の回旋を促す．
H：前胸部．大胸筋の各線維ごとに伸張する．

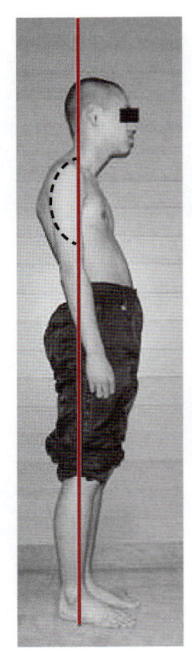

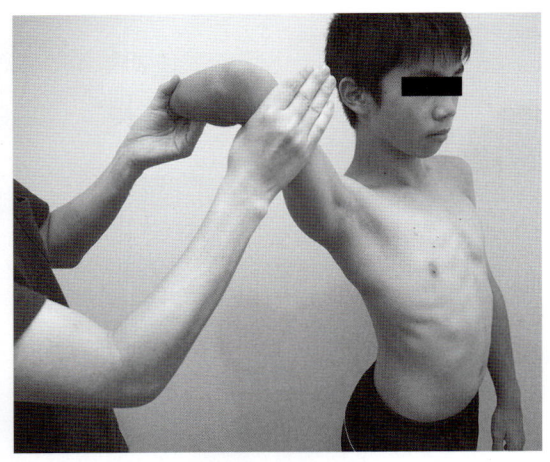

図29 胸郭開大の評価
MER位での胸郭の動きを評価する.

図28 胸椎の後彎が増強した姿勢
近年増加している不良姿勢で，胸郭の開
大機能の制限因子となりうる.

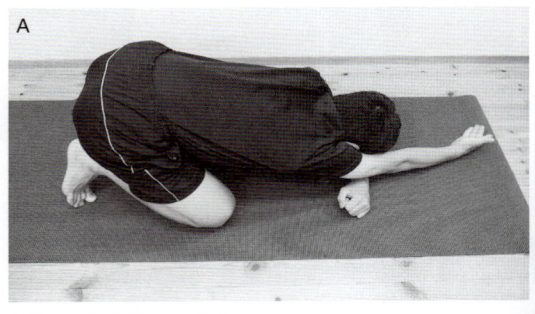

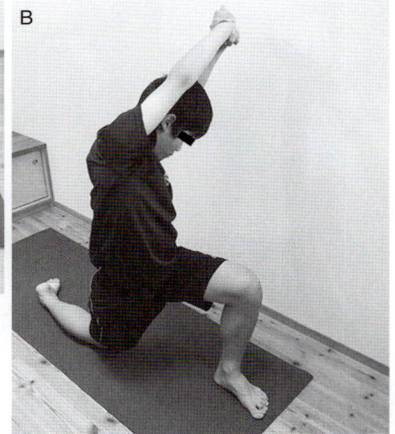

図30 広背筋のストレッチ
A：手を固定し，体幹を尾側に引く.
B：対側の股関節を屈曲し骨盤を固定する.

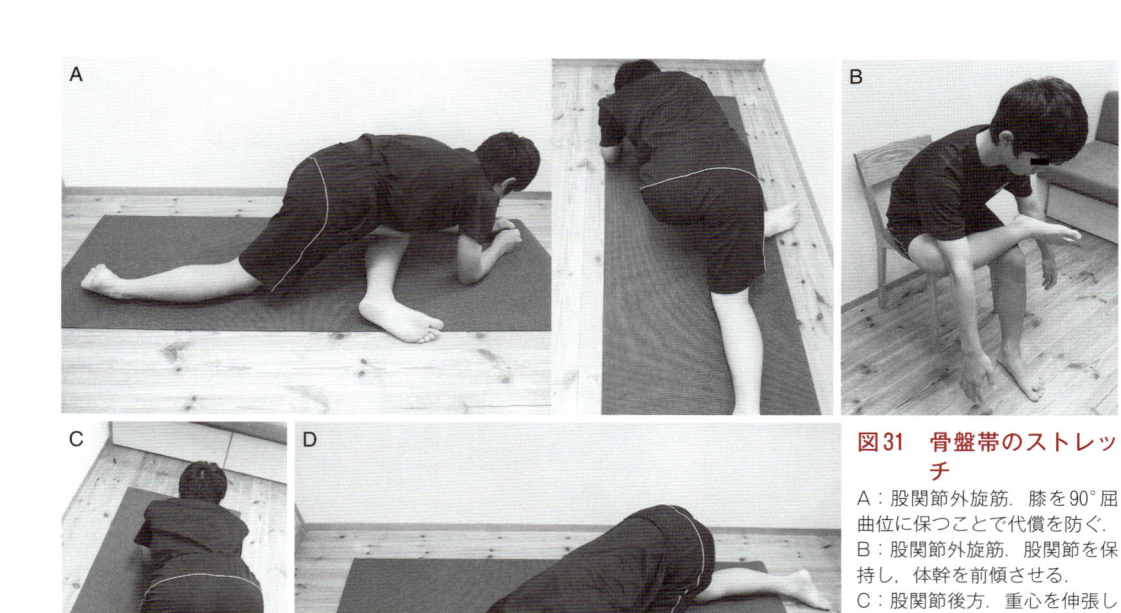

図31　骨盤帯のストレッチ
A：股関節外旋筋．膝を90°屈曲位に保つことで代償を防ぐ．
B：股関節外旋筋．股関節を保持し，体幹を前傾させる．
C：股関節後方．重心を伸張したい方向に移し脱力する．
D：後斜系（股関節外旋筋＋肩後方筋群）手を固定し重心を尾側へ落とす．

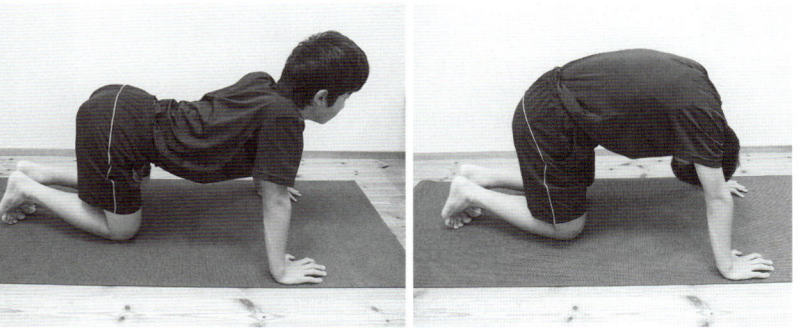

図32　骨盤帯，肩甲胸郭のストレッチ
脊柱を最大屈曲，伸展させる．

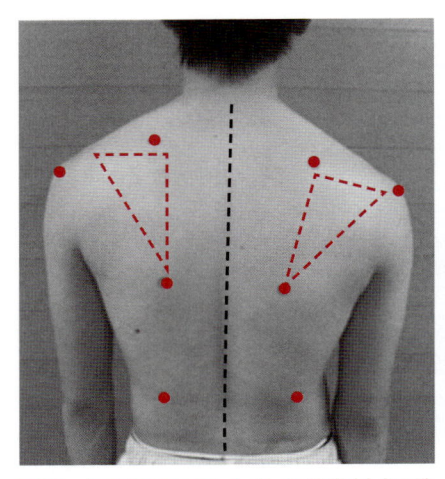

図33 肩甲骨のアライメント異常（右投げ）
体幹：右側屈・左回旋位.
肩甲骨：外転・前傾・下制・下方回旋位.

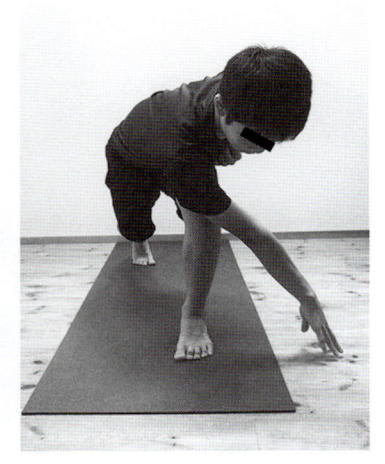

図34 フォロースルー位での評価
ステップ側の股関節内旋, 後斜系の柔軟性を評価する.
フォロースルー位で投球側の手の位置を確認する.

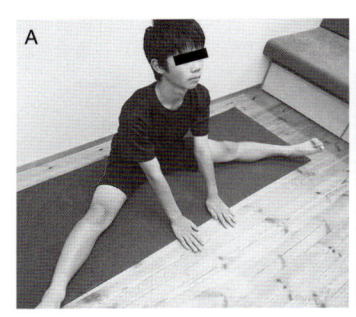
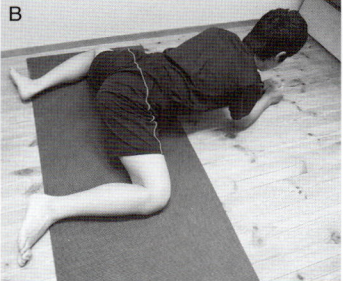

図35 骨盤帯（主に内転筋）のストレッチ
A：骨盤を直立させるよう意識する.
B：四つ這いで骨盤を前傾した位置で内転筋の柔軟性を図る.

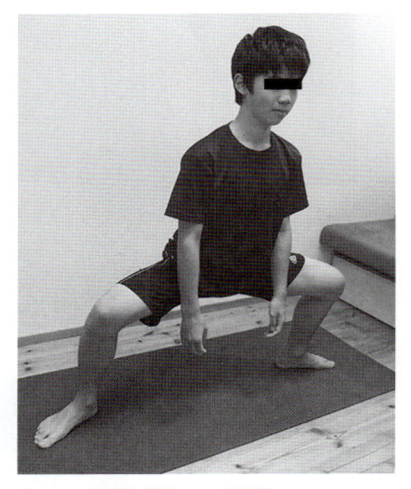

図36 腰割り位での評価
knee-inや骨盤後傾などの代償に注意する.

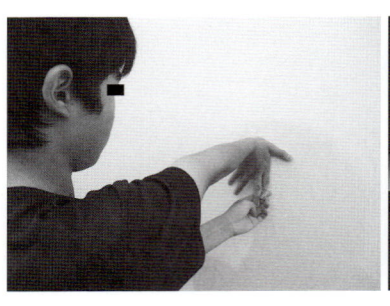
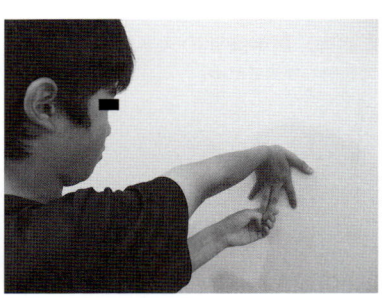

図37 前腕屈筋群のストレッチ
2, 3指を伸張する.

図38　臀筋群のストレッチ
A：背筋を伸ばし胸を膝に近づける.
B：大臀筋の各線維方向に伸張する.

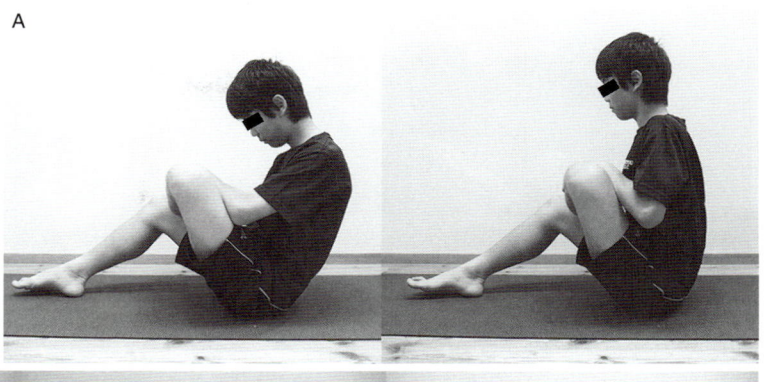

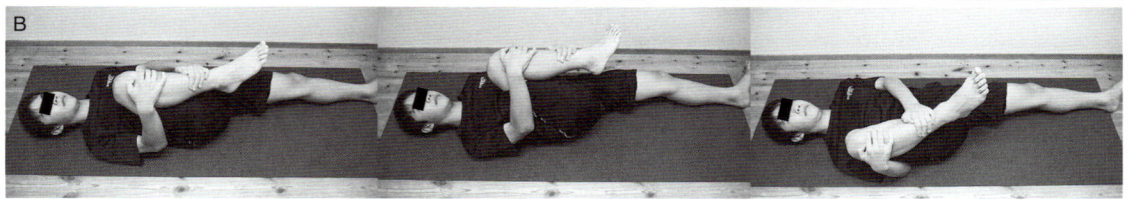

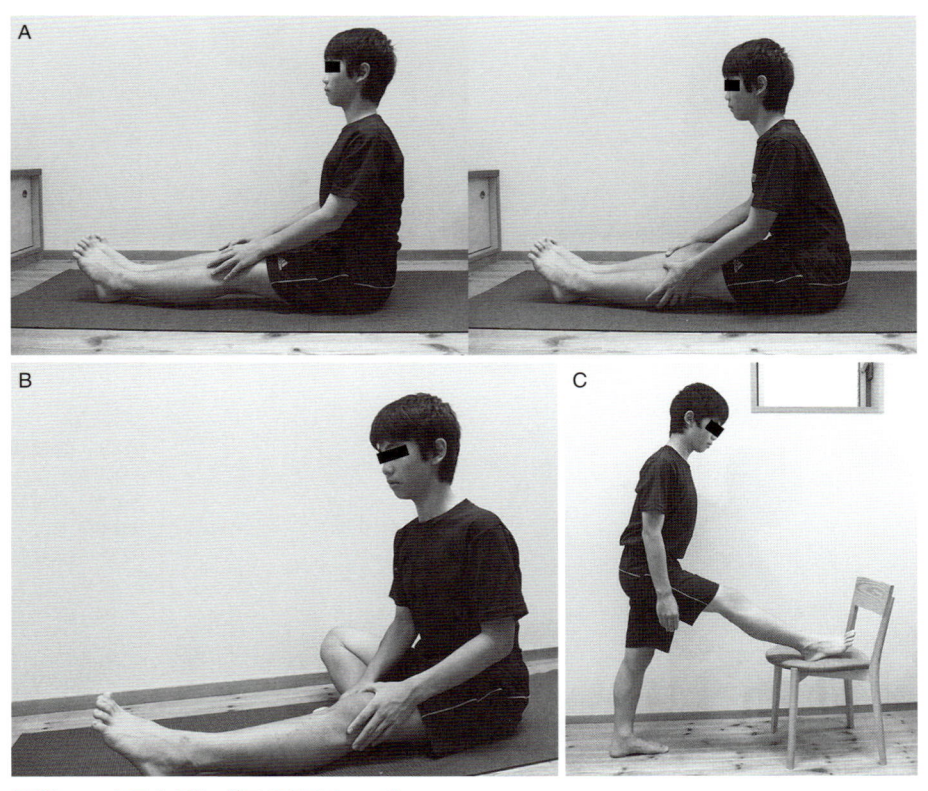

図39　ハムストリングスのストレッチ
A：体幹の伸展位を保持したまま前傾する.
B：体幹の伸展位を保持したまま前傾する.
C：椅子や段差を使用した方法.

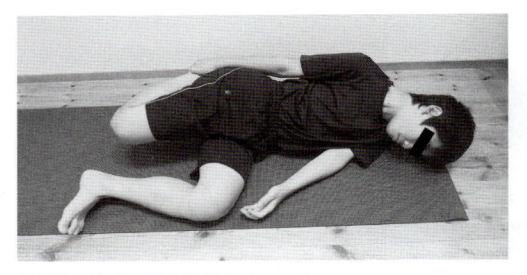

図40　大腿直筋のストレッチ
対側の股関節を屈曲し骨盤を固定する.

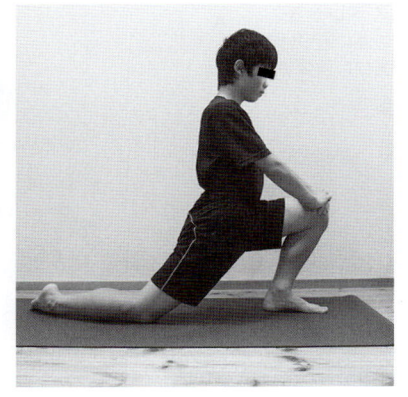

図41　腸腰筋のストレッチ
骨盤を対側へ回旋させる.

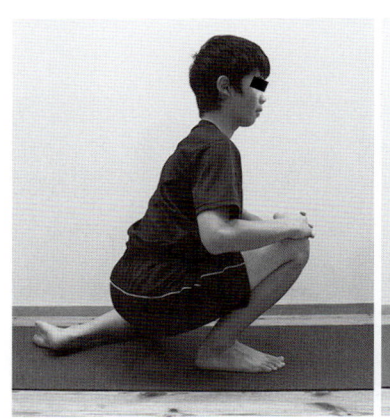 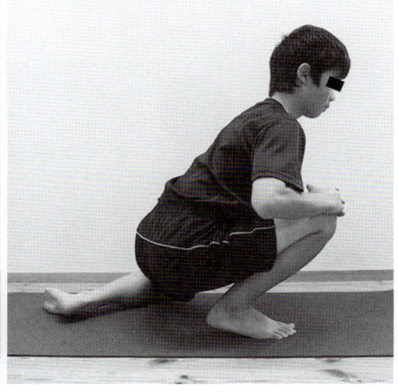

図42　ヒラメ筋のストレッチ
膝の上に重心を乗せる.

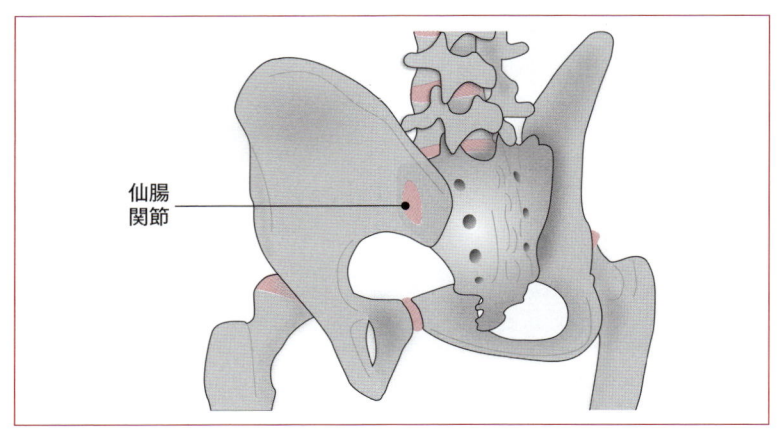

図43　仙腸関節
小児：可動性が比較的高い.
思春期〜青年期：一種の癒合関節に漸次変化する.
（文献19）より引用改変）

仙腸
関節

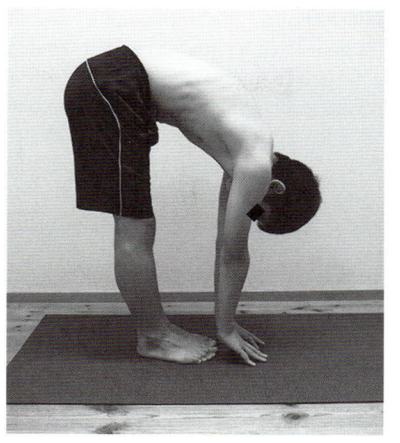

図44　骨盤帯と下肢後面の評価
FFD（指先と床の距離）を評価．大腿後面筋
群・骨盤帯・脊柱の柔軟性の指標となる．

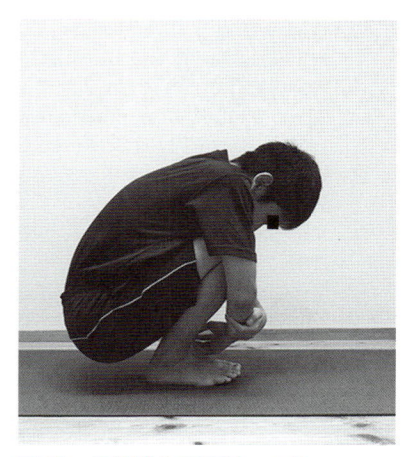

図46　骨盤帯と足関節の評価
しゃがみ込みの評価．骨盤帯・足関節・
脊柱の柔軟性の指標となる．

図45　大腿前面の評価
HBD（臀部と踵の距離）を評価．大腿
前面の筋の柔軟性の指標となる．

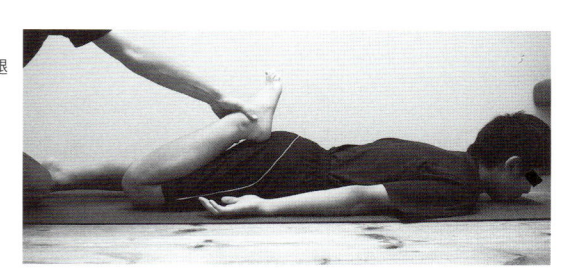

（梅村　悟）

文　献

1) 能勢康史：プロ野球選手の育成過程の調査について―成長期野球肘と手術経験―．日整外スポーツ医会誌 33：27-31，2013
2) 能勢康史：指導者に学ぶ勝利の哲学と人づくり―スポーツの価値と日本の未来．トレーニングジャーナル（6），2008
3) 松浦哲也ほか：小頭骨端核の成長過程からみた肘離断性骨軟骨炎．日肘関節会誌 18：S5，2011
4) 日本体育協会編：公認スポーツ指導者養成テキスト　共通科目Ⅰ，日本体育協会，東京，124-130，2005
5) 高石昌弘ほか：からだの発達―身体発達学へのアプローチ―，大修館書店，東京，1981
6) 柏口新二：子どものスポーツ障害　こう防ぐ，こう治す，主婦と生活社，東京，58，2008
7) 岩瀬毅信ほか編：肘実践講座　よくわかる野球肘　離断性骨軟骨炎，全日本病院出版会，東京，2013
8) 山崎哲也ほか編集企画：肘実践講座　よくわかる野球肘　肘の内側部障害―病態と対応―，全日本病院出版会，東京，2016
9) 柏口新二：無刀流整形外科―メスのいらない運動器治療，日本医事新報社，東京，2017
10) 鈴木重行ほか：ストレッチングの科学，鈴木重行編，三輪書店，東京，2013
11) Magnusson, SP et al：Viscoelastic stress relaxation during static stretch in human skeletal muscle in the absence of EMG activity. Scand J Med Sci Sports 6：323-328, 1996

12) Boyce, D et al：Determining the minimal number of cyclic passive stretch repetitions recommended for an acute increase in an indirect measure of hamstring length. Physiother Theory Pract 24：113-120, 2008

13) 今井覚志ほか：スタティックストレッチングの効果．臨スポーツ医 32：446-451，2015

14) Simic, L et al：Does pre-exereise static stretching inhibit maximal muscular performance? A meta-analytical review. Scand J Med Sci Sports 23：131-148，2013

15) 有吉晃平ほか：スタティックストレッチングによって生じる筋力低下とその回復時間．日臨スポーツ医会誌 24：220-225，2016

16) Van Gelder, LH et al：The effect of acute stretching on agility performance. J Strength Cond Res 25：3014-3021, 2011

17) Yamaguchi, T et al：Effects of static stretching for 30 seconds and dynamic stretching on leg extension power. J Strength Cond Res 19：677-683, 2005

18) Bennell, K et al：Hip and ankle range of motion and hip muscle strength in young female ballet dancers and controls. Br J Sports Med 33：340-346, 1999

19) Neumann, DA：筋骨格系のキネシオロジー，第2版．嶋田智明ほか監訳，医歯薬出版，東京，398，2012

コラム：野球肘検診と野球検診

　投稿論文や雑誌で"野球肘検診"と"野球検診"のどちらも目にするが，この2つは同じなのか，それとも違うのか．大方の場合は肘を省略しただけで野球肘検診のつもりで使っているようである．私自身混同して使っていた時期がある．しかし，厳密な定義に従うと両者は異なる．両者を英語表記すると，野球肘検診は screening of throwing elbow injuries（baseball elbow）で，野球検診は medical checkup for baseball players である．野球の投球動作に関連して生じる肘関節の障害を"野球肘（baseball elbow）"というなら，"野球肘検診"は"野球肘"があるかないかの選別である．"野球検診"は正しくは"野球健診"，すなわち"野球選手のための健康診断"である．肘以外にも肩，腰，膝，踵など運動器全般の異常有無を調べる．野球以外でも検診は行われており，"サッカー検診"や"バレーボール検診"などがあるが，正しくは検診ではなく健診である．サッカーをする少年少女の運動器に何か異常がないかを調べるので健診（健康診断）である．ただし，Osgood-Schlatter（オスグッド・シュラッター）病などの特定の障害を探すのであれば，検診になる．

　本来は検診か健診かは目的によって決めるべきであるが，対象の数，検者の数，時間によって自ずとどちらかに決まる．対象が数十人で検査のための十分な時間とマンパワーがあるなら"野球健診"を行うことができ，さらに身体機能検査やストレッチ指導も追加するとより親切である．一方，限られた時間で数百人の対象を少数の検者が診なければならない場合は，目標となる障害を1つ，2つに絞って行わざるをえない．その地域の状況に応じて検診をするか，健診をするかを決めるとよいかと思う．

（柏口新二）

11. グラウンドや家庭でできる セルフチェック

離断性骨軟骨炎（osteochondritis dissecans：OCD）の早期発見のためには，検診は最低でも年に1回，できれば半年に1回の頻度で行うことが望ましい．さらに熱心な指導者や保護者になると「普段から気をつけることはないか」と質問する．筆者がそのときにいつも追加することは，セルフチェックとストレッチ，そして熱中症予防である．ストレッチは「10．学童期の野球少年の育成と身体機能」（p126）で詳述したので，本稿では学童期の選手に対するセルフチェックについて述べる．

1　子どもの身体の変化を見逃さない

定期的に競技レベルのスポーツをしている子どもの身体には，主に2つの変化が現れる．1つは肘などの「関節の可動域の変化」，もう1つは投球や走塁などの「身体動作の変化」である．関節の可動域の見方は「4．学童期野球選手の検診」（p18）ですでに詳述されているので省略するが，わずかな可動域制限でも骨に異常がないか精査することを勧める．特に曲げ伸ばしの最終段階で痛みがあるときは精査の対象になる．

身体動作の見方では普段から選手の動作を見ておくことが必要で，普段の動作と比べてどうかを判断することが大切である．例えば必要以上に身体を倒して投げているとか，球威が落ちた，コントロールが定まらないなどの場合は身体機能をチェックする必要がある．肩や背中の筋肉が異常に張っていたり，ストレッチ不足で臀部や大腿裏面が張っていたりなどの黄色信号が見つかることが多い．子どもはスターティングメンバーから外れたくないために我慢したり，チーム事情を考えて痛くても練習を休まなかったりする．

もう1つ忘れてならないことが熱中症である．急激に気温が上がる春先や猛暑の続く夏場は特に注意する．夏休みの林間学校や家族旅行などで睡眠不足があると，危険性はさらに高まる．子どもと高齢者は脱水を起こしやすいことを忘れてはならない．

> **ポイント**
>
> 肘の可動域制限と疼痛
> 投球動作の変化
> 熱中症の危険

2　誰に相談するか

　異常に気づいたときはどうしたらよいのか．関節の可動域制限や疼痛では関節内の問題が疑われるので，X線検査などの画像検査が必要となる．そのため，医療機関を受診することを第一とし，その際には小児整形やスポーツ障害を専門とする経験ある医師にかかることを勧める．障害を見つけるためのX線検査や超音波検査が必要で，わずかな異常でも見逃してはならないからだ．

　身体の張りや固さの場合は医療機関でも接骨院や鍼灸院でもよい．ただし，スポーツ障害についての十分な研修を積み，多くの治療経験がある施設に限る．偏った知識や経験にもかかわらず，言葉巧みに営業活動をする「紛い物」があるので注意が必要である．評判だけでは判断が難しく，一般の人は本物と偽物を見抜くことは困難である．

> **ポイント**
>
> ### 障害の有無判定は専門医療機関へ
> ### 身体のコンディショニングは信頼のできる医師や理学療法士，
> ### トレーナーに相談する

（柏口新二）

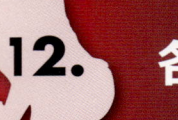

12. 各地の検診活動

1 京都府での取り組み

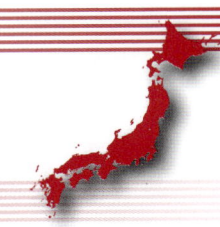

①いつから検診を始めたか

京都府での検診の始まりは，地域によって異なる．1994年に福知山市医師会により地域の学童を対象に野球肩肘検診が開始された．京都市内では2008（平成20）年から中学生，そして京都府全体の高校生を対象として検診が開始され，2011（平成23）年からは京都市の小学生が開始され，2012（平成24）年からは京丹後市の小中学生，2013（平成25）年からは舞鶴市で小中学生，2014（平成26）年から山城地域の小学生，2015（平成27）年から南丹地域の小中学生の検診が開始された．以後，京都府の全地域で検診が継続されている．

②検診の対象と規模

対象は小学生，中学生，高校生で，2016（平成28）年では計4,180人であった．

③検診を実施する時期と頻度

1人の選手が受ける検診の回数は原則1年に1回である．小学生は9地区に分かれており，各地区で実施している（表1）．中学生，高校生はシーズンオフに行っている．

④対象とする障害

検診でターゲットとしている疾患は，WHOの勧告「望ましいスクリーニングテストのあり方」（表2）[1]に照らし合わせると，学童期ではOCDが最も当てはまるため，OCDを最も重要視している．一方，中学生ではOCDに加えて肘頭障害，上腕骨近位骨端線障害が増加し，高校生では投球障害肩や胸郭出口症候群が増加するため，対象年齢によって対象とする障害は変化する．

⑤求めに応じて肘以外も診ることがあるか

肩の診察は全選手に行っており，足部障害，膝周囲の骨端症，腰椎分離症も症状があれば診察し，治療を要する選手には病院受診を勧めている．

表1 京都府における2016年野球肘検診の対象者数

地域		小学生	中学生	高校生
丹後地域		390人	118人	236人
中丹地域	舞鶴市	269人	77人	
	福知山市	254人		
	綾部市	148人		
南丹地域		297人	101人	
京都市	北地区	665人	120人	
	西地区	460人		
	東南地区	526人		
山城地域		501人		
合計		3,528人	416人	236人

小学生・中学生・高校生を合わせると，計4,180人であった．

表2 望ましいスクリーニングテストのあり方（WHOの勧告）

1. 患者のQOL改善に役立つ．
2. 異常が発見された場合に有効な治療手段がある．
3. 無症状期に異常を検出できる．
4. 発症後に治療するよりも無症状期に治療したほうがすぐれた結果が得られる．
5. 実用的な検査法がある．
6. 異常の発生頻度からみてスクリーニング検査の費用負担を正当化できる．

（文献1）より引用改変）

⑥主体となる機関と代表者

NPO法人京都運動器障害予防研究会　代表者　立入克敏

国立病院機構京都医療センター整形外科　代表者　中川泰彰

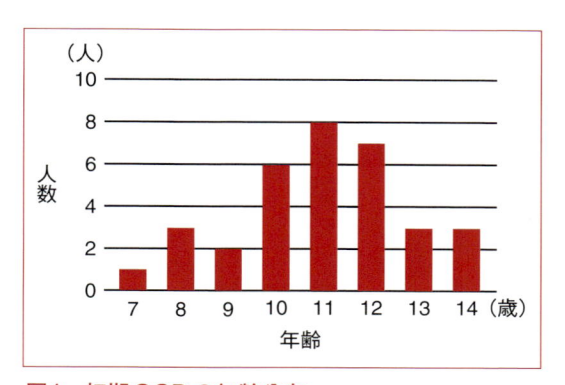

図1　初期OCDの年齢分布
初期OCDの平均年齢は11.0歳で，11歳を中心に幅広く分布している．

⑦運営について

検診の主催は基本的に野球連盟（学童：京都軟式野球連盟，中学生：京都府中学校体育連盟軟式野球専門委員会，高校生：京都府高校野球連盟）で，われわれは依頼を受けて実施している．最近は地域の体育館や病院内などの屋内で検診を行うことが多いが，野球場やグラウンドで実施した例もあった．野球教室が併設されている場合は，野球の技術指導は連盟・指導者が，超音波検査や診察は医師・検査技師が，可動域・体力チェックやコンディショニング指導は理学療法士・トレーナーが行うというように，多職種が連携して行っている．

検診の費用は継続性の観点から赤字での活動は不可能であるが，選手側の負担は最小限に抑えたいという考えのもと地域ごとに設定されている．地域ごとに検診規模が一定ではなく，会場費や人件費などが異なるため，おおむね1,000～2,000円となっている．

⑧OCDの発生率

検診（2008～2014年）の結果，4,099人中，OCDは105人（2.6%）であった．OCDの病期は初期が31.4%，進行期が33.3%，術後も含めた終末期が35.2%であった．初期例の平均年齢は11.0歳であったが，7～14歳までの広い年齢層に分散していた（**図1**）．小学6年生の検診までは異常を指摘されず，中学1年生の検診ではじめて初期OCDを指摘された例も少なからず存在した．

⑨検診結果のフィードバック方法

検診後の対応としては，学童期に超音波で小頭の画像異常を検出した場合は「肘に問題あり（Elbow at Risk）」と捉えて，理学所見にかかわらず病院受診を勧めてい

る．また，病院受診が必要な場合は，検診当日に別室あるいはパーテーションで区切ったスペースで本人と保護者・指導者に検診結果を口頭で説明している．

⑩治療をいつ，どこで行うか

治療は保護者や指導者と相談し，アクセス面など通院の利便性を考慮したうえで，障害の重症度によって専門の医療機関を紹介している．

⑪各地の独自性

最近のトピックスとして，2015年から京都軟式少年野球連盟が主要大会に出場する条件として学童の野球肘検診を義務化〔2017（平成29）年度から小学3～6年生が対象〕とし，野球手帳の運用も開始された[2]．以後，京都市内を中心に検診受診者が大幅に増加した．

⑫実施，運営にあたっての問題点

OCDを早期発見する検診は二次予防であるが，内側部障害などでは一次予防が今後の課題である．京都府A市の指導者・選手に野球肘に関する教育研修を実施した前向き研究の結果，肘肩痛を自覚する選手が減少した[3]．この結果から，指導者・選手が障害予防の知識を身につけ，オーバーユースやマルユースをスポーツ現場で改善することが肘肩障害全般の一次予防につながると考えている．

文献

1）Whitby, LG：Screening of disease：Definitions and criteria. Lancet 2：819-822, 1974
2）向井章悟ほか：野球検診の義務化，有料化という二大課題への試み．日臨スポーツ医会誌23：5234，2015
3）木田圭重ほか：少年野球選手・指導者に対する教育研修の投球障害肘抑制効果．日整外スポーツ医会誌36：124-129，2016

（木田圭重）

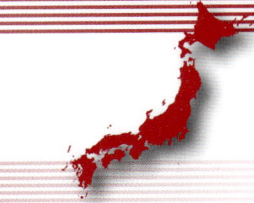

①いつから検診を始めたか

　2006(平成18)年

②検診の対象と規模

　小学生(軟式，硬式)，中学生を対象に新潟県内7市町村で毎年実施，2006年に67人，2016(平成28)年には1,696人実施

③検診を実施する時期と頻度

　主に冬期に1回

④対象とする障害

　主な目的はOCDの早期発見．検診時に肘内側，後方の症状がある場合には二次検診の対象とする．

⑤求めに応じて肘以外も診ることがあるか

　必要があれば医事相談として対応している．

⑥運営について

職種：医師，理学療法士，検査技師，トレーナー，学生ほか

費用：検診費用無料，野球連盟からの補助や臨床整形外科医会からの寄付を運営資金としている．

場所：野球場，体育館などで，地域によって決定

保健所への届け出の有無：なし(検診費がなく相談会との位置づけとしているため)

協力・支援してくれる組織団体：新潟県青少年野球団体協議会臨床整形外科医会，新潟県臨床整形外科医会

⑦OCDの発生率

　10年間の平均は1.5%

⑧検診結果のフィードバック方法

　検診時にチーム関係者と保護者に直接的に説明し，異常がある場合は最寄りの整形外科に受診を促す．データは野球障害ケア新潟ネットワークで管理している．

⑨治療をいつ，どこで行うか

　特に指定なく，最寄りの整形外科機関に早期に受診して治療開始する．

⑩各地の独自性

　2011(平成23)年にすべての野球団体が結集して新潟県青少年野球団体協議会を設立した．

　2012(平成24)年から「野球手帳」を作成し全県に配布した．

　2016(平成28)年から新潟メソッドを作成してさらなる啓発を実施している(図1)．

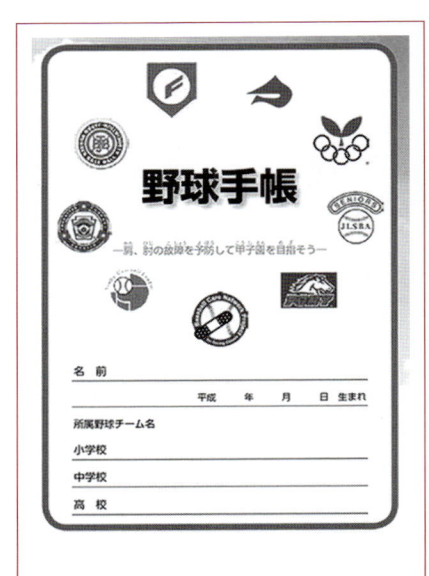

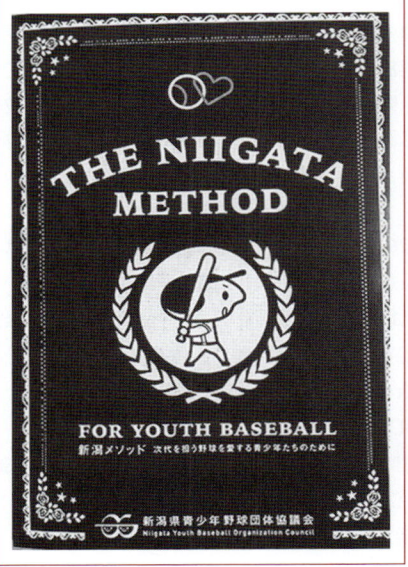

図1　野球手帳と新潟メソッド

⑪実施，運営にあたっての問題点

　検診費用の確保，ボランティアの参加．

(山本智章・木島秀人・望月友晴)

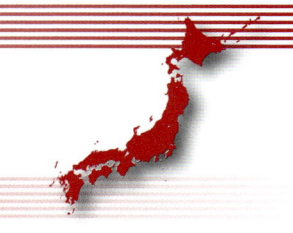

3 北海道での取り組み

広大な北海道での検診活動は，札幌という都市部で行うものとその他の地方で行うものを分けて考える必要がある．

①いつから検診を始めたか

<札幌>2010（平成22）年　　<その他の地方>2012（平成24）年

②検診の対象と規模

<札幌>対象は小学校4〜6年生と中学生，150人程度から始まり，現在大規模検診で約600人＋イベント検診で約200人

<地方>対象は札幌と同様，各地域で60人ずつ程度

③検診を実施する時期と頻度

札幌，地方ともにオフシーズンに年1回を基本としながら，2016（平成28）年から日本ハムファイターズの試合開催に合わせて，検診と練習見学，試合観戦をセットにしたイベントを試行している．

④対象とする障害

札幌，地方ともにOCD発見を主として，内側上顆障害，投球による肩障害，腰椎分離症，オスグッド・シュラッター病などスポーツ傷害全般のスクリーニングを行っている．

⑤求めに応じて肘以外も診ることがあるか

札幌，地方ともに肘以外も診ている．

⑥主体となる機関と代表者

<札幌>NPO法人北海道野球協議会　代表者　柳俊之

<地方>スポキチクリニック　代表者　伊藤雄人

⑦運営について

<札幌>

職種と人数：医師，理学療法士，放射線技師，臨床検査技師，学生，各連盟の理事など総勢約100人

費用：1人1,000円を受診者自身が負担

場所：札幌ドーム内の施設のほか，公共施設

保健所への届け出の有無：なし

協力・支援してくれる組織団体：札幌市少年軟式野球連盟，北海道日本ハムファイターズ

<地方>

職種と人数：医師，理学療法士，各連盟の理事など各地域10人程度

費用：1人1,000円を受診者自身が負担するのが基本

場所：地域の病院や体育館などの公共施設

保健所への届け出の有無：なし

協力・支援してくれる組織団体：北海道軟式野球連盟

⑧OCDの発生率

札幌，地方ともに検診開始当初は5%前後で，現在は2%前後

⑨検診結果のフィードバック方法

札幌，地方ともに検診当日に保護者または指導者に直接行っている．

検診結果は主催者が保管している．札幌では検診結果は2015（平成27）年から完全デジタルデータ化している．

⑩治療をいつ，どこで行うか

<札幌>検診に参加した医師のいる医療機関を二次検診として推奨している．

<地方>地域の信頼できる整形外科医と連携し，受診を勧めている．

⑪各地の独自性

<札幌>小児科医による先天性心臓疾患の超音波によるスクリーニングを行っている．

<旭川>ブリッジや逆立ち，スクワット動作など基本運動動作のチェックを行っている．

<富良野>基本運動動作のチェックに加え，検診手帳を作成し，1部300円で購入してもらっている．

<厚岸，中標津，釧路町>垂直跳び，リバウンドジャンプ，反復横跳び，20ｍ走，プロアジリティなどのパフォーマンステストを行っている．

⑫実施，運営にあたっての問題点

<札幌>大規模検診での待ち時間の発生など時間の効率化に改善の余地がある．現状ではきめ細やかなフィードバックが困難であるため，検診手帳の活用を考えている．大規模ではあるが札幌市の少年野球人口を考えるとまだまだ受診率を上げていきたい．推奨以外の医療機関を二次検診病院に選択されると連携が十分にとれないため，検診後のフォローが十分にできていない．

<地方>二次検診病院の確保，連携．広い北海道の全域をカバーするには至っていない．

（伊藤雄人）

当院所在地である八戸市は，青森県南太平洋に面し岩手県境に位置する．両県太平洋沿岸部を中心に，単独の医療機関として野球肘検診活動を行っている（図1）．

①いつから検診を始めたか

平成21（2009）年より八戸市内学童を中心とした三八野球肘検診を開始．その後，ほかの地域からの要望もあり，対象とする地域を徐々に拡大し，現在では6地域で検診を実施している．

②検診の対象と規模

対象は小学生（希望があれば中学生まで）で，ポジションなどでの制限はせず，希望者全員に行う．地域ごとに50～200人ほどの小規模で実施．

③検診を実施する時期と頻度

対象地域での検診は年1回の実施を基本としている．時期はそれぞれの地域の事情に合わせているが，10～1月のオフシーズンに集中する．また，姫神杯野球肘検診（盛岡）と釜石野球肘検診は地元大会中に行っている．

④対象とする障害

OCDを対象とし，同時に肘内側上顆障害のチェックも行っている．

⑤求めに応じて肘以外も診ることがあるか

原則として肘以外は対応していない．しかし小規模検診であるため，時間に余裕があるときは医療相談として対応している．

⑥主体となる機関と代表者

なかざわスポーツクリニック　代表者　中澤成史

⑦運営について

職種と人数：医師，理学療法士，作業療法士，看護師，放射線技師など10人程度

費用：1人500円～2,000円（実施地域による）

場所：当院，各地体育館，公共施設など

保健所への届け出の有無：岩手県での実施については届け出あり

協力・支援してくれる組織団体：運営は，当院外部活動部門が八戸市スポーツ少年団，久慈市・釜石市体育協会などと協力しながら実施している．

⑧OCDの発生率

疑い例を含めると，3～4%程度になる．

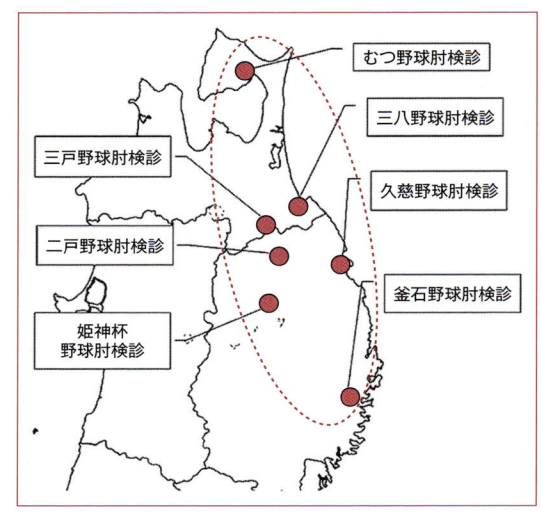

図1　青森県・岩手県野球肘検診MAP

⑨検診結果のフィードバック方法

フィードバックは，検診当日に保護者または指導者同伴のもと，1人ずつ検診結果報告書を手渡し説明している．

⑩治療をいつ，どこで行うか

青森県内では当院を基本とし，岩手，秋田，宮城県内の連携している医師に紹介している．

⑪各地の独自性

野球のためのストレッチ，トレーニング指導の実施．指導者，保護者との座談会など．

⑫実施，運営にあたっての問題点

指導者，保護者によって，理解度や姿勢に大きな差があり，いまだ検診に参加していないチームや子どもが多く存在している．

また，二次検診先として，野球肘障害に精通し，子どもたちに寄り添う治療が提供できる医療機関を確保することは，地方における医療事情のなかでは難しい．

（中澤成史・金田和麻）

5 宮城県での取り組み

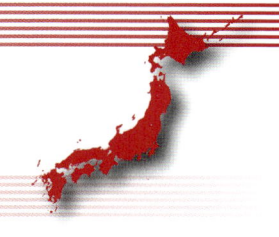

①いつから検診を始めたか

2010(平成22)年度に高校単独チームから開始し，大規模な検診(小中学生)は2011(平成23)年度から開始した．

②検診の対象と規模

現在の対象は，大規模なものは楽天ベースボールスクール生仙台校生約500人，仙台市スポーツ少年団(小学4～6年生約1,000人)全員，仙台市中学体育連盟(野球)約100人である．チームや小規模団体ごとによる個別対応は10チーム以上で合計人数は500人程度になる．

③検診を実施する時期と頻度

冬のシーズンオフ期，年に1回(高校生は新入生を対象に春にも実施)

④対象とする障害

検診のスクリーニングとしてはOCDならびに投球障害肩および肘(内側上顆障害)，腰椎分離症である．

⑤求めに応じて肘以外を診ることがあるか

アンケートや口頭で疼痛箇所があれば部位を問わずスポーツ障害全般に対応する．

⑥主体となる機関と代表者

現在は，特定非営利活動法人(以下，NPO法人)スポーツ医科学ネットワークが主体となり検診活動を行っている．法人の代表者は，理事長 永元英明(栗原中央病院整形外科，ベガルタ仙台チームドクター)，副理事 黒川大介(JCHO仙台病院整形外科)が務めている．

⑦運営について

職種と人数：NPO法人には医師5人，理学療法士6人，作業療法士1人が在籍している．実際に検診に参加する医師は約10人，理学療法士約30人，トレーナー約5人，学生約5人，事務2人などだが，検診の規模などにより変更している．

費用：小学生に関しては所属チームや連盟での例がほとんどで，通常は1人あたり500円の選手負担で設定している．

場所：グラウンドや室内練習場など所属チームの施設，もしくは公民館などで行っている．

保健所への届け出の有無：なし

協力・支援してくれる組織団体：楽天アカデミー，仙台市スポーツ少年団 野球部会など

⑧OCDの発生率

小中学生に関しては，検診当初から2～3%前後で推移している．

⑨検診結果のフィードバック方法

スクリーニングの結果は検診時に伝えている．詳細な計測を行った項目に関しては，後日平均値などを計算して結果報告を行っている．検診結果は，小学生では保護者(不在時には指導者)に，中学生以上は本人および指導者に伝えている．検診結果のデータ保管はNPO法人で管理している．

⑩治療をいつ，どこで行うか

基本的に受診施設は指定していないが，検診スタッフの施設は診療情報提供書に明記している．これまで受診していた医療機関があれば，そちらの施設に引き続き通うように説明している．

⑪各地の独自性

OCDに限らず，スポーツ障害が重症化する前に適切な医療を受けてもらうために，医療とスポーツ現場の相互理解が必要と考えている．また，OCDの早期発見のためには，検診へ参加する選手の増加を図ることが必要である．実際の検診ではOCD以外の選手がほとんどであり，こうした選手にも検診を受けるメリットがあれば，継続的に受診する選手も増加すると考える．われわれが行った野球選手へのアンケートによると，医療機関に対して治療のみならずスポーツ障害予防の知識や野球技術と障害への対応を求めていた．このため，少しでもわれわれの知識がスポーツ現場に還元できるように，検診時に選手に障害予防のためのトレーニングやストレッチ指導を行い，指導者や中学生以上の選手にはスポーツ障害の講義などを行っている．

⑫実施，運営にあたっての問題点

問題点としては，検診依頼を受ける団体が増えてきたことへの対応があげられる．依頼団体が増え，検診を行う数も増えることになり，行う側の負担の増加につながり，費用や方法の見直しが必要となりつつある．また，宮城県の特徴として，仙台以外には専門性の高いスポーツ障害に対応できる医療機関が少なく，検診後のフォローアップが問題点としてあげられる．

(黒川大介)

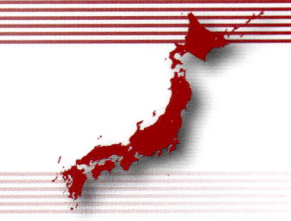
①いつから検診を始めたか

2010（平成22）年

②検診の対象と規模

対象は宮崎県軟式野球連盟に所属する小学生の希望者．初年度は218人，2017（平成29）年現在は500〜600人

③検診を実施する時期と頻度

冬のシーズンオフ（12月の日曜日），年1回

④対象とする障害

OCD，内側上顆障害，上腕骨近位骨端線離開，腰椎分離症など．

⑤求めに応じて肘以外も診ることがあるか

ある．症状に応じて二次検診でX線写真を撮ることもあるが，OCDの発見が目的であるので一次検診時に口頭での指導で対応することが多い．

⑥主体となる機関と代表者

宮崎大学整形外科　帖佐悦男

⑦運営について

職種と人数：毎年変化があるが，おおよそ医師20人，看護師7人，理学療法士30人，事務10人，学生30人程度
費用：500,000円．全額宮崎大学整形外科の研究費で負担している．内訳は通信費，スタッフ交通費（1人5,000円），諸経費
場所：宮崎大学外来棟，リハビリ室，講義棟
保健所への届け出の有無：病院での開催なので行っていない
協力，支援してくれる組織団体：宮崎県軟式野球連盟

⑧OCDの発生率

2010年：2.8％，2011年：3.6％，2012年：3.4％，2013年：3.1％，2014年：2.6％，2015年：2.4％，2016年：2.0％であった．徐々に減少している．

⑨検診結果のフィードバック法

本人，保護者，指導者に検診当日に過去の検診結果をビデオで伝え，その際の検診結果は後日冊子にしてチームの代表者に送付している．二次検診を当日行うので異常者には検診結果を当日伝えている．検診結果のデータは，宮崎大学整形外科研究室で保管している．

⑩治療をいつ，どこで行うか

基本的に宮崎大学整形外科で行っている．遠方で希望があるときはできる限り関連医療機関を紹介している．

過去に治療方針に相違があり不運な結果となった例があったので，近年は参考ということで宮崎大学の治療方針を紹介状に同封している．

⑪各地の独自性（検診手帳の交付など）

医療機関への来院形式で，当日二次検診を行うやり方を独自に行ってきた．1日に500人程度の検診を行うため100人ずつ1時間ほどずらして来院してもらい，コンディショニング指導を行った後，一次検診，関節可動域，超音波検査の3グループに分け巡回する方法で検診している．一次検診，超音波検査で異常者がいた場合はできるだけ当日に二次検診を同施設で行っている．二次検診受診率は毎年100％近くになる．また，フィードバックのため，検診が必要な理由や野球肘についてのビデオを作成し，本人には当日のオリエンテーション時に，保護者，指導者には待合時に見てもらっている．検診を受けることにメリットを感じてもらうため，障害予防に必要なコンディショニング指導を行っている．全体の検診の結果は集計後，後日，代表者へ送付している．

⑫実施，運営にあたっての問題点

(1)スタッフの確保：現在はボランティアスタッフによる協力で行っているが，規模の拡大に伴い崇高なモチベーションのみでは継続は厳しいと考える．謝金の検討が必要な時期にきていると考える．また，少ないスタッフでできるOCDの検出に特化した検診システムの作成を検討する必要がある．

(2)費用：現時点では宮崎大学整形外科の研究費で行っているが今後は参加者負担を検討したい．

(3)不慣れなスタッフによる見落としの存在：検診前のスタッフ教育の徹底，ダブルチェックが必要と考える．今後，見落としに対して訴訟が生じた場合の対応策について学会レベルでの検討が必要と考える．

(4)遠隔地からの参加者の負担：現在，宮崎市のみで年に1回開催している．各地域での開催が理想である．体制の整備が必要と考える．

(5)検診後のフォローアップ：検診で発見しても適切なフォローアップがなされず不運な結果となった例が存在する．地域医師との治療方針の共有や治療方針のガイドラインの作成が必要である．

（石田康行・帖佐悦男）

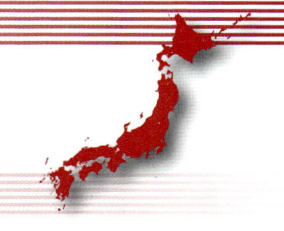

①いつから検診を始めたか

　2013(平成25)年

②検診の対象と規模

　原則として横浜市少年野球連盟に所属している約2,500人の小学校5，6年生

③検診を実施の時期と頻度

　12月か1月の休祭日に横浜市を5ブロック，5日に分けて年に1回実施

④対象とする障害

　OCD，内側上顆障害，後方障害

⑤求めに応じて肘以外も診ることがあるか

　理学所見担当医師が臨機応変に対応する．

⑥主体となる機関と代表者

　横浜野球肘検診推進協議会　代表者　岩間徹

⑦運営について

職種と人数：医師約40人，理学療法士約60人，少年野球連盟関係者約60人，市体育協会職員約30人

費用：3つの医療団体からの寄付と参加者自身が検診料として500円を自己負担

場所：横浜市各区のスポーツセンター

保健所届け出の有無：市への1日診療所開設願いと許可を申請している．

協力，支援してくれる組織団体：神奈川県臨床整形外科医会，横浜市臨床整形外科医会，横浜スポーツ医会，横浜市医師会，横浜市少年野球連盟学童部，横浜市体育協会，横浜市スポーツ医科学センター，横浜南共済病院，横浜総合病院，昭和大学藤が丘病院など

⑧OCDの発生率

　2013年2.8%，2014年2.0%，2015年2.3%，2016年(現在)2.0%

⑨検診結果のフィードバック方法

・いつ伝えるか：後日

・誰に伝えるか：指導者と保護者

・データの保管場所：横浜野球肘検診推進協議会事務局（岩間整形外科内）

⑩治療をいつ，どこで行うか

　後日に原則的には横浜野球肘検診推進協議会関係医療機関を受診する．

⑪各地の独自性

・医療と現場のコンセンサスを目的に設立した横浜野球肘検診推進協議会が主催

・二次検診受診先の推薦（医療機関リストの配布）

・独自で作成したベースボールハンドブックを用いた講習会を開催

・野球肘検診にスポーツリズムトレーニングの指導を導入

⑫実施，運営にあたっての問題点

　マンパワーの獲得，超音波診断装置の確保，思いの継承．

　　　　　　　　　　　　　　　　　　（岩間　徹）

8 東京都での取り組み
―自費診療としての検診

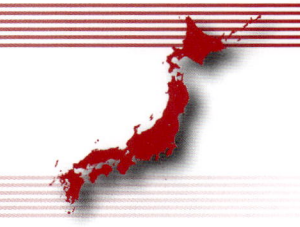

①いつから検診を始めたか

2010(平成22)年から自費診療として開始した.

②検診の対象と規模

野球などを行っている10～12歳の小学生を対象に予約制で実施.

医師2人および検査技師2人が担当していた当初は1日の予約は50人までとしていたが,その後医師および検査技師が1人ずつとなり,予約は最大20人までとしている.

③検診を実施する時期と頻度

毎月1回　平日の18時～

④対象とする障害

OCDの早期発見を主目的としているが,内側上顆障害,その他の障害も診る.

⑤求めに応じて肘以外も診ることがあるか

希望があれば肩,腰部,膝,足部なども診る.

⑥主体となる機関と代表者

JCHO東京新宿メディカルセンター　スポーツ健康医学実践センター　代表者　岡田知佐子

⑦運営について

職種と人数:医師1～2人,理学療法士2～4人,検査技師1～2人,事務1人

費用:保険外診療で2,500円

場所:JCHO東京新宿メディカルセンター健康管理センター(検診部門)

保健所への届け出の有無:なし

協力・支援してくれる組織団体:なし

⑧OCDの発生率

2017年3月現在,2.3%

⑨検診結果のフィードバック方法

その場で保護者に直接行う.検診結果はエコー画像も含めて個人の電子カルテに入力する.さらに電子カルテシステム上のウェブサイトに肘検診ファイルを作成して結果を入力し,保存している.

⑩治療をいつ,どこで行うか

その場で診療情報提供書を作成し,早めに近隣または希望する医療機関での受診,また通院可能であればJCHO東京新宿メディカルセンターの受診を勧めて,その場でスポーツ外来を予約する.多くはJCHO東京新宿メディカルセンターで治療を行っている.

⑪各地の独自性

通年にわたって月1回の定期開催をしているため,利用者が希望する時期に検診が受けられる.11歳前後のOCDを発症しやすい年齢の子どもには半年に1回の検診を推奨している.

⑫実施,運営にあたっての問題点

自費診療は容易には受け入れられにくく,障害予防の意識が高い人しか受診しないと思われ,利用者数は多くはない.都市部の広域をカバーする検診体制はできていない.

(岡田知佐子)

9 千葉県での取り組み

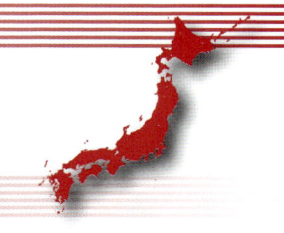

①いつから検診を始めたか

2012(平成24)年12月

②検診の対象と規模

主に小学校高学年(5，6年生)を対象とする．連盟主催の検診では連盟所属の5，6年生全員を対象としている．地区により一部小学校低学年や中学生も混じる．

規模は初年度(2012年)221人，2016(平成28)年は1,794人と年々増えている．

③検診を実施する時期と頻度

冬のシーズンオフ(12～3月)がメインだが，主催連盟により春期開催地区もある．頻度は年1回．

④対象とする障害

OCDを主な対象としている．症状の強い内側上顆障害も二次検診を促す．また地区により腰・膝・足部もチェックしている．

⑤求めに応じて肘以外も診ることがあるか

希望があった場合にはその都度応じて診る．

⑥主体となる機関と代表者

千葉肘ネット(一般社団法人) 代表者 落合信靖(千葉大学整形外科)

⑦運営について

職種と人数：医師10人，理学療法士100人，トレーナー30人，学生20人

費用：1人500円を参加者が負担

場所：主催連盟，地区によって異なる．小学校体育館・グラウンド，公共施設(公民館，体育館)，医療機関など

保健所への届け出の有無：なし

協力・支援してくれる組織団体：少年野球連盟主催で行っている地域では，検診会場の確保，検診者への昼食の提供，チームへの情報伝達などの協力あり〔各地域の少年野球連盟が所属するチームの指導者に検診日の伝達や，参加の促しなどを行っている．地方自治体，日本高等学校野球連盟(高野連)などの協力は現在のところなし〕

⑧OCDの発生率

初年度(2012年)は3.2%，その後は減少傾向で2～3%を推移し，2016年は2.1%

⑨検診結果のフィードバック方法

検診時に参加者にフィードバックする．エコー上OCDを疑う場合は当日，本人，保護者または指導者に説明し二次検診先を提示した診療情報提供書を渡す．また理学検査上の改善ポイントはその場で理学療法士から本人に伝える．

データはそれぞれ地区の担当者が保管している．

⑩治療をいつ，どこで行うか

各地区で二次検診対象医療機関を指定(基本的に検診に参加している医師の所属する医療機関が含まれる)，検診時に診療情報提供書を作成し対象者に渡している．検診者自らその後の治療を行うこともある．

⑪各地の独自性

参加者全員に検診手帳を配布している．

⑫実施，運営にあたっての問題点

・現在ほぼ業者からの協力に依存しているため，今後継続するにあたり超音波診断装置の確保が問題となる
・遠隔地での実施および信頼できる二次検診先の確保
・協力・支援団体(高野連など，自治体)の確保

(木島丈博)

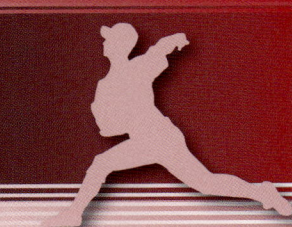

13. 野球肘検診の過去，現在そして未来へ

1 野球肘検診の始まり

　最初から「子どもを障害から守ること」を御旗に掲げて野球肘検診を始めたわけではない．当初は野球による肩や肘の障害の実態を知るための学術調査として行われ，予防活動というより学問的研究の要素が強かった．1970年代になるとテレビ放映の影響で子どもたちに野球やバレーボールをさせる保護者が多くなった．高度経済成長で生活に多少の余裕が出て，ユニホームやグローブ，そしてスパイクと，衣装や道具を大人と同じように揃え，毎週末には大会が開催された．加熱した野球人気に伴い，肘に傷害を抱えて整形外科外来を訪れる子どもが増えていった．1980年代になると，学会でも野球による肘の障害が多く報告されるようになった[1~3]．徳島大学整形外科でも和田　昇，久下　章両先生が1979（昭和54）年に県下の少年野球大会で調査を行い，肘の痛みや変形のため顔に手が届かない子どもが存在することがわかった．当時の井形高明教授が興味を示し，教室の事業として本格的に調査に乗り出すこととなった．1981（昭和56）年より県下の少年野球選手が集う野球大会の現場に赴いて，岩瀬毅信先生を中心に教室員が野球選手の肘を診察した．野球肘検診といっても，肘だけではなく，要望があれば肩，腰，膝などのほかの部位も診察した．肩は上腕骨近位の骨端線障害（いわゆる離開），腰では腰椎分離症と終板障害，膝では伸展機構障害（分裂膝蓋骨，Osgood-Schlatter病，Sinding Larsen-Johansson病）などを発見し，治療した．

　野球肘検診の実際は，本書でも松浦が述べているとおりである．現在との違いは超音波を使わないことで，問診と理学検査のみで内側上顆障害と離断性骨軟骨炎（osteochondritis dissecans：OCD）を見つけていた．内側に痛みを経験した選手，投手や捕手を二次検診対象とした．野球肘検診を開始してから3年くらいは現場での検診受診率は50％前後であった．指導者も保護者も検診を受けると野球を止めさせられると思っていたようだ．テント張りの仮設診療所の前を「あそこに行くなって監督に言われただろ．行ったら野球できなくなるぞ」と囁きながら子どもたちが通りすぎて行った．検診を受けても野球を継続できること，逆に痛かった肘が治ったことなどを伝え聞いて少しずつ受診者が増えた．検診活動は徐々に保護者や大会主催者には理解されていったが，指導者にはなかなか受け入れてもらえなかった．そこで岩瀬は，休日には各チームの練習や試合に顔を出し，指導者と交流する地道な活動を続け，1人，2人と理解者を増やしていった．

　調査対象人数が3,000人以上となり，障害のおおよその実態がわかってきた．実態調査としては目的を達したので，検診の中止を井形教授に進言したところ，「いや今止めてはならない．これからも続けてください」と継続を指示された．教室の事業といっても5年もすると多くの教室員は離れ，実際に従事している医師は2人ほどで，多くは検診当日の

手伝いだけだった．しかし，検診前の準備や検診後のデータ収集と報告を含めると半年を費やす大仕事である．すべての受診者のX線写真を見落としがないように細心の注意を払って確認し，全員の結果をチームの指導者に文書で伝えた．日常診療や手術もあり，当時を振り返ると野球肘三昧の生活であった．

1994（平成6）年から柏口がリーダーを引き継ぎ，検診を行うようになった．このころに県下の理学療法士，柔道整復士やスポーツインストラクター有志が集まり，トレーナー協会が設立された．彼らと医療福祉学校の学生の協力を得て，少人数の医師でも検診を運営できる体制ができた．しかし，この時期に経済的な理由で運営の危機に遭遇した．検診の開始当初から13年間は必要経費をすべて教室の研究費で賄い，二次検診の診察やX線検査も無料で行っていた．県内での検診の認知度も上がり受診率も高くなり二次検診の費用が負担となってきた．そのため受益者負担を提案し，1996（平成8）年より二次検診を保険診療とした．しかし，それまで二次検診の受診率は70％前後であったが，保険診療とした途端33.5％にまで落ち込んだ．「ただやから受けよったんよ．お金がいるなら，仕事を休んでまで病院へ連れて行けへん．別に今は痛がってないんよ」という保護者の声が多かった．新聞やテレビ，ラジオなどのメディアを通じて検診の目的と必要性を呼びかけたが，二次検診の受診者は一向に増えなかった．逆に一次検診の受診者は90％にまで増えたため，二次検診受診率は20％にまで落ち込んだ年もあった．異常があった人の自宅に直接電話をかけて受診を促したりしても30％がやっとで，長く低迷が続いた．

この"しんどい仕事"を10年，20年と続けたことによって何が変わったか．検診を始めて10年くらいの間は，検診を続けて，投球数を制限すれば内側上顆障害のようにOCDは予防できるものと信じていた．ところが検診を何年続けても減ることはなく，2％前後の一定の割合で発生し続けた．検診はOCDの予防として意味がないのかと真剣に思うようになった．さらに10年近く続けた2000（平成12）年ころになって，外来で診るOCDの臨床像が変わってきたことに気づいた．1980年代には顔に手が届かないような重症例が多く，可動域を改善する授動術や関節面を再建する形成術を行うことが多かった．1990年代半ばからは保存的治療で治りきらずに残った離断骨軟骨片を鏡視下にとる郭清術が多くなり，2000年をすぎてからは骨軟骨移植術の適応が激減していた．間違いなく約20年で重症例が減っていた．発生こそ予防できないが，保存的に治癒したり悪化を食い止めたりと，二次予防としての意義は十分に果たせていたのだ．

2　現行の野球肘検診

2000年には検診の運営を大学の整形外科教室から徳島みらいネットワークというNPOに移し，独立した形態とした．柏口が診療活動の中心を東京に移すこともあり，2005（平成17）年から検診のリーダーを松浦哲也先生にバトンタッチした．このころから他府県からの医療関係者の見学が増えた．秋田の皆川洋至先生の勧めで2007（平成19）年から超音

波検査装置を試すようになった．超音波で早期の OCD を発見できることがわかり，2010（平成 22）年からはすべての対象者に行うようになった．超音波の導入前後で OCD の発見数が倍以上になった．言い換えればこれまでの検診では半数以上を見過ごしていたことになり，背筋が凍る思いがした．また，小頭の骨化にバリエーションがあること，Panner 病も一定の頻度で存在することなどもわかった．発生要因についての新たな知見として最も意義深いことは，「投球機会の多さと OCD 発生は無関係である」ということだ[4]．投手，捕手に多く発生することはなく，始めたばかりの選手でも発生する．ただし，OCD があることを知らずに投げ続けると悪化する．そのため，投手や捕手に重症例が多く目立つこともわかった．

　超音波検査の導入により，積年の課題であった二次検診受診率にも光明が射した．検診の現場で異常像を見せて説明できることから少しずつ受診率が上がり始め，2010 年にはようやく 50％に達した．2011（平成 23）年から松浦は，超音波検査で異常が見つかった子どもと保護者にマンツーマンで説明し，二次検診の受診を促すようにしたところ，受診率は 96％にまで一気に上昇した．説明する相手は父親や指導者よりも母親がよいことがわかった．まさに「母性は山をも動かす」である．

3　将来の野球肘検診のあり方

　この 10 年で野球肘検診は各地で開催されるようになった．特に東日本での普及は著しく，開催されていない県を数えるほうが早いくらいである．まだ取り組みが遅れている地域として北信越，山陰，中国・四国地方があげられる．また意外に思われるだろうが，関西での検診の普及も低迷している．この地域は土地柄難しい問題があり，一部の野球関係者の協力が得られないためである．東京では別の理由で大規模検診を行うことができない．大学が多く，リーダーシップの争奪戦が生じるためである．東京で実施するには国や都のトップダウンの指示が必要になる．大都市のモデルとして先陣を切ったのが横浜市である．複数の大学，医師会が野球肘検診推進協議会を設立し，相談，協力しながら進めている．しかし，対象者数に対して参加する医療関係者が少ないため，実際の対象者の 3,4 割しか検診できていない．大学や医師会の連携がよく，多くの対象を検診できている地域は京都府と新潟県である．特に新潟は検診手帳や新潟メソッドという予防・強化法を提案し，県野球連盟と連携できている．

　大きな県の抱える問題は対象人数が多いことと，面積が広く地域が離れていることである．検診を継続するときに問題となるのはマンパワーの確保で，始めた年は多くの関係者が集まるが，3 年もすると数人に限定される．検診を継続するには情熱と覚悟が必要であるが，これをすべての医師に求めることは無理だろう．むしろ理学療法士やトレーナーが主力となり，学生やボランティアに手伝ってもらう体制を整えることが賢明である．

　各地に検診が広がると内容や形態も少しずつ変化している．よく工夫された例もあれ

ば，欲張って多くを求めすぎた例もある．そのなかのいくつかの問題事例をあげる．

　一例目は検診対象数が多いので，痛みや可動域制限などをもつ有症状者だけに絞って行うという方式である．統計的に比較すると，有症状者に絞って検診を行うと OCD を発見する効率がよいというのである．有症状者に絞って検診すれば OCD が発見しやすいのは当然である．しかしこの方式で見つかる OCD は早期例ではなく，発生して半年以上経過した進行期例がほとんどである．早期例は無症状であり，超音波検査か MRI でしか見つけ出すことはできない．まさに 10 年前の徳島と同じで，半数以上を見逃している．検診は発生の可能性がある対象者すべてに行うスクリーニングで，効率化を求めるあまりにサンプリング検査になってはいけない．先人の足跡に学び，未来に進むべき道を探っていただきたい．

　二例目は検診の質の低下である．検診をする前に十分に研修を受けずに参加する人がいて，理学所見のとり方が雑で可動域や圧痛点を正確にとれていない．超音波の扱いも雑で，初期の病変がある小頭外側を丁寧に見ない，なかには前方走査だけで後方走査を省くケースもあった．超音波検査では後方走査，特に短軸像は病期を知るうえでも最も重要な検査である[5]．これを省くようでは超早期例を発見できるはずがない．経験者を招いて研修するとともに，新旧のスタッフ間の"風通しのよい連携"が求められる．

　三例目は理学療法士やトレーナーだけで行う検診である．よく勉強した優秀な理学療法士やトレーナーはいるが，異常の最終判断は必ず医師が行う必要がある．これは法律に抵触する事例で，保健所の許可がおりず，今後この地域で検診を開催できなくなるおそれがあるので注意してほしい．検診と治療は連続しているので，善意の活動といえども医療機関抜きの検診は決して行ってはならない．

　検診にかかわるさまざまな問題として，検診を継続するための経済的基盤や環境の問題もある．経済的基盤としては国や自治体から支援を求めるだけでなく，個人や企業有志からの寄付によるファンドが現実的である．また，ふるさと納税制度のように免税対象になると集まりやすくなるだろう．しかし，社会全体の教育的観点からも受益者負担は導入すべきであろう．ハード面の環境整備では，夏の炎天下や冬の寒さの影響を受けずに検診できる検診車輌の導入が望まれる．また，ソフト面の環境整備では，国や自治体は前例がないというだけの理由で検診開催を制限するのではなく，むしろ開催を支援するように制度を整えてもらいたい．わが国の将来を担う子どもの健康を守るために，子どもファースト，現場ファーストの目線で取り組んでいただくことを切に希望する．

まとめ

①検診で OCD の発生は予防できないが，悪化は予防できる．
②超音波検査は早期の OCD 発見に役立つ．
③野球肘検診で異常が見つかった場合，結果説明は母親に行う．
④野球肘検診は，発生の可能性がある対象者すべてに行う．
⑤野球肘検診の結果判定は，経験豊富な医師が責任をもって行う．

④野球肘検診は，発生の可能性がある対象者すべてに行う．

⑤野球肘検診の結果判定は，経験豊富な医師が責任をもって行う．

⑥野球肘検診を継続するためには，受益者負担などの経済的基盤の確立，さらにハード，ソフト両面の環境整備が必要である．

文　献

1）高槻先歩：中学部員における肘関節障害について．臨整形外11：649-658，1976
2）高槻先歩ほか：小学生の野球における肘関節障害について．臨整形外21：559-567，1978
3）柏木大治：野球における肘関節障害について―特に少年野球選手の肘の変化を中心に―．整形外科30：611-621，1979
4）松浦哲也：肘離断性骨軟骨炎の実態と対応．無刀流整形外科，日本医事新報社，東京，170-178，2017
5）岡田知佐子ほか：上腕骨小頭離断性骨軟骨炎の病変部位と病期の関係―超音波画像検査による検討―．日臨スポーツ医会誌25：38-44，2017

（柏口新二）

索 引

検印省略

野球肘検診ガイドブック

定価（本体 3,500円＋税）

2018年5月16日　第1版　第1刷発行

編　者　　松浦 哲也・柏口 新二・能勢 康史
発行者　　浅井 麻紀
発行所　　株式会社 文 光 堂
　　　　　〒113-0033　東京都文京区本郷7-2-7
　　　　　TEL　(03)3813 - 5478 (営業)
　　　　　　　　(03)3813 - 5411 (編集)

© 松浦哲也・柏口新二・能勢康史, 2018　　　　　印刷・製本：壮光舎印刷

乱丁, 落丁の際はお取り替えいたします.

ISBN978-4-8306-5186-1　　　　　　　　Printed in Japan